全国高等医学院校教材
供临床医学、预防医学、医学检验技术、口腔医学、医学影像学、中医学、护理学等专业用

人际交往与医患沟通

主　审　周　毅　申群太
主　编　阳丽霞　陈永衡
副主编　许　迪　刘　丽　何　思
编　者　（以姓氏笔画排序）

邓宏军（南华大学附属二医院）　　朱正萍（长沙医学院）
刘　丽（长沙医学院）　　　　　　刘志航（长沙医学院）
刘花艳（湖南省儿童医院）　　　　许　迪（湘潭大学）
阳丽霞（长沙医学院）　　　　　　杨　赟（长沙医学院）
何　思（长沙医学院）　　　　　　张中喜（长沙医学院）
张敬芳（长沙医学院）　　　　　　陈永衡（长沙医学院）
陈若松（湖南工业大学）　　　　　易　霞（长沙医学院）
郝　一（长沙医学院）　　　　　　胡小花（长沙医学院）
袁　丹（长沙医学院）　　　　　　徐赛群（长沙医学院）
唐　嵘（长沙医学院）　　　　　　唐玉麟（长沙医学院）
彭　瑶（长沙市口腔医院）　　　　曾　洁（长沙医学院）
廖鸿纯（长沙医学院）

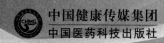

中国健康传媒集团
中国医药科技出版社

内容提要

本教材结合本科院校医学教育标准、人才培养目标、课程教学目标等编写完成。以立德树人为指导思想，注重加强医德医风教育，引导学生始终把人民群众生命安全和身体健康放在首位，尊重患者，善于沟通，提升综合素养和人文修养，提升依法应对重大突发公共卫生事件的能力。教材内容由人际交往与医患沟通两部分组成，涵盖了了解自己、情绪与情商、人际交往与沟通、医患关系、医患沟通、医患纠纷以及相关法律条文七个部分，涉及到学生的日常生活、学习工作等方方面面。

本教材可供临床医学、预防医学、医学检验技术、口腔医学、医学影像学、中医学、护理学等专业学生使用，同时也可作为从事医学教育的教师和卫生工作者阅读和参考。

图书在版编目（CIP）数据

人际交往与医患沟通/阳丽霞，陈永衡主编.—北京：中国医药科技出版社，2024.3
ISBN 978-7-5214-4455-1

Ⅰ.①人… Ⅱ.①阳… ②陈… Ⅲ.①医患关系-医学院校-教材 Ⅳ.①R197.323.4

中国国家版本馆CIP数据核字（2024）第020865号

美术编辑 陈君杞
版式设计 友全图文

出版	中国健康传媒集团丨中国医药科技出版社
地址	北京市海淀区文慧园北路甲22号
邮编	100082
电话	发行：010-62227427 邮购：010-62236938
网址	www.cmstp.com
规格	787×1092mm 1/16
印张	11 1/2
字数	252千字
版次	2024年3月第1版
印次	2024年3月第1次印刷
印刷	北京京华铭诚工贸有限公司
经销	全国各地新华书店
书号	ISBN 978-7-5214-4455-1
定价	49.00元

版权所有　盗版必究
举报电话：010-62228771
本社图书如存在印装质量问题请与本社联系调换

获取新书信息、投稿、为图书纠错，请扫码联系我们。

前言
PREFACE

培养良好的交往与沟通能力不仅是大学生活的需要，更是适应社会的需要。良好的交往与沟通能力为大学生完成学业创造良好的环境，毕业后可尽快融入社会。医患沟通是人际沟通中的一种，随着医患关系日趋紧张，提高在校大学生医患沟通能力显得越来越重要。加强医学生医患沟通能力的培养，引导医学生建立稳定和谐的医患关系，减少医疗纠纷的发生，已经成为我国目前医学教育的一项严峻而又刻不容缓的重要课题。《人际交往与医患沟通》全书分为六章及附录。第一章——了解自己，运用自我理论基础剖析自我的技巧，清楚自己所处人生阶段并能合理调节自我的技巧，正确认识自我、积极悦纳自我、客观评价自我的技巧。第二章——情绪与情商，能够运用自我觉知、自我调节、自我激励、同理心的策略，明确自己的价值观和目标。第三章——人际交往与沟通，学习人际交往的理论基础，培养积极倾听，学会沟通，提高人际交往能力和人际吸引力。第四章——医患关系，学习医患关系的基本内涵及模式，明白医患关系的现状，培养和谐的医患关系。第五章——医患沟通，学习医患沟通的含义及原则，掌握医患沟通的基本技能，培养尊重爱护患者的责任感和"大爱无疆"的医者精神。第六章——医患纠纷，学习医患纠纷的定义、医患纠纷的分类及区别、医疗纠纷处理原则、医患纠纷误区、最新医疗事故处理条例，列举大量的临床医患纠纷案例，启发学生从中吸取教训。

附录：中华人民共和国医师法，医疗事故处理条例，医疗纠纷预防和处理条例，医疗机构管理条例，中华人民共和国民法典（医疗部分：医疗损害责任）。帮助学生学法、知法、不犯法。

本书编写内容独具特色：将人际交往与医患沟通融为一体，内容多样化，是大学生人文素质教育的重要内容。教学案例丰富，提高学生的法律意识和执业医师考试能力，提高学生对医患纠纷的认识，增强学生的学习兴趣、分析和思维能力。

本书可供临床医学、预防医学、医学检验技术、口腔医学、医学影像学、中医学、护理学等专业学生使用；同时也可作为从事医学教育的教师及卫生工作者的参考用书。

本书的编写凝集了各位编委的辛勤劳动和智慧，有各位同行专家的指导和帮助，承蒙主审周毅教授（湖南师范大学医学院）和申群太教授（中南大学）的修改和审查，在此表示衷心的感谢！

本书经过多年实践、反复审校和修订，为了进一步提高本书的质量，以供再版时修改，诚恳地希望各位读者、专家提出宝贵意见。

阳丽霞
2024年1月

目录 CONTENTS

第一章 了解自己 / 1
第一节 人的发展阶段 ······ 1
第二节 大学阶段发展问题剖析 ······ 5
第三节 正确认识自己,悦纳自己 ······ 9

第二章 情绪与情商 / 19
第一节 情商概述 ······ 19
第二节 自我觉知 ······ 20
第三节 自我调节 ······ 23
第四节 自我激励 ······ 27
第五节 同理心和社交技能 ······ 33

第三章 人际交往与沟通 / 44
第一节 人际交往 ······ 44
第二节 人际沟通 ······ 56
第三节 人际交往气质美 ······ 60
第四节 行为美 ······ 64
第五节 培养幽默感 ······ 71

第四章 医患关系 / 76
第一节 医患关系的模式 ······ 76
第二节 构建和谐医患关系 ······ 79

第五章 医患沟通 / 86
第一节 医患沟通的概述 ······ 86
第二节 医患沟通的原则 ······ 89
第三节 医患沟通的时间及形式 ······ 93
第四节 医患沟通的基本策略 ······ 95

第六章　医患纠纷　/ 103

　　第一节　医疗纠纷与医疗事故 …………………………………… 103
　　第二节　常见医疗纠纷的处理 …………………………………… 105
　　第三节　医疗纠纷案例分析 ……………………………………… 119

附录　/ 145

参考文献　/ 177

第一章　了解自己

> **教学目标**
>
> **知识：** 自我概念的理论基础；不同人生阶段的特征；当代大学生的发展特点；正确认识自我的内涵，正确认识自我的途径。
>
> **技能：** 运用自我理论基础剖析自我的技巧；清楚自己所处人生阶段并能合理调节自我的技能；正确认识自我、积极悦纳自我、客观评价自我的技能。
>
> **情感：** 树立正确的三观，促进自我接纳，提高自信心。

第一节　人的发展阶段

一、自我意识

（一）自我意识的概念

自我意识是一个人对自己以及与他人关系的认知。具体表现包括对自己相貌、身高、性格、能力的认识，与他人相处的融洽程度以及在他人心目中的地位的认识和评价等。

（二）自我意识的分类

1. 生理自我、社会自我和心理自我　按照内容分类，自我意识分为生理自我、社会自我和心理自我。

生理自我是指个体对自己的生理和躯体状态的认知和领悟。生理自我具有先天性，在3岁时基本形成，如对个人的外表、性别、身高的意识等。大多数情况下，我们只能欣然接受这种自身条件却难以改变。同时，生理自我也在逐渐与他人互动和学习中形成，在这个过程中，我们逐渐学会了区分自我以及非我，并且认识到个体的生存和发展受制于本身的躯体和生理状况。而在青春期，由于生理的二次发育，个体对生理自我有了新的认识。例如，青春期的女生，大多会对自己的身材、相貌倾注更多的关注力，而此阶段的男生会对自己的身高和体格状况格外关注。

社会自我是指个体与外在环境和事物互动过程中，对自身以及其关系的认知，如个体的社会关系、对权利与义务的意识、对地位与角色的意识等。从3岁到青春期是个体实现社会自我最关键的阶段。比如，在这期间，儿童喜欢角色扮演游戏，通过游戏体验可以加速社会自我的形成。而且，除了家庭之外，儿童需要融入学校生活，学校的社会化过程，是个体自我意识形成的重要阶段，儿童在家庭中往往是处于中心地位。但在学校，所有儿童都处于同等的地位，为了适应学校生活，个体的社会自我逐渐形成。

心理自我是指个体对自己内在心理活动、人格特征和心理素质的感知、体验和意愿等。从青春期到成年期，个体的心理自我逐渐完善。我们通过经历成功和挫折、恋爱和失恋等来评价和体验心理自我。大学生逐渐学会独立地认识外部世界，产生稳定的个人价值体系，不断追求理想自我，从而突破自我，成为更好的自己。

2.自我认识、自我体验和自我控制　　按照表现形式分类，自我意识可分为自我认识、自我体验和自我控制。

自我认识是一个人对自己的理解、评价和期望，包括对能力、性格、人际交往和其他要素的了解程度。自我认识是发展自我的前提，当我们能够准确地认识自我时，才能正确地评价自己，进而结合自己的特点做出自我改变。自我认识和心理健康也有着密切的关系，积极的自我认知能够促进心理健康，而消极的自我认知则会对心理健康产生不利影响。

自我体验主要是自我意识在情感方面的表现。它是一个人对自己的情绪状态的体验，是在自我意识的基础上产生的。自我体验反映了一个人对自己的主观感受，例如对自己是否满意以及对自己的接受程度等。在某些情况下，同样的事件会引起不同个体之间截然不同的体验，从体验中获得的自我感知可能比从理性认识中获得的更加深刻。成功和失败的感受是根据个体的自我认知与期望水平确定的，取决于个体的内部标准。比如，当个体完成某项任务后，他人认为其未获得成功，而个体认为自己取得了成功。或者是他人认为其已取得成功了，而个体自己却认为是失败的。由于个体的自我期望水平受到社会期望标准的影响，因此，决定个体成功与失败的情绪体验的内部标准在一定程度上会与社会的共同标准相适应。当个体体验到成功感时，就会产生积极的自我肯定，向更高的目标进取；反之，当个体体验到失败感时，则常会产生消极的自我否定，闷闷不乐，甚至放弃努力。可见，如何恰当地处理自我体验，对个体的身心发展具有重大的意义。

例如，在遭遇挫折时，同学们可能会体验到恐惧、无助、依赖等情绪，而事后他们将会更加深刻地认识到自己生命中拥有的东西，从而感到自我肯定和自信。我们只要充分体验成长过程中的每一个阶段，从中学习经验、感受成长的喜怒哀乐，就能够准确地认识自我并接纳自我。

自我控制是一个人控制自己的行为和心理的过程。自我调节、自我监督、自我暗示、自我激励、自我教育等都是自我意识中意志力的组成部分。当你明确了自己要成为一个什么样的人，"自我控制"可以通过计划自己的生活和学习，进行自我约束，改造自己，最终成为理想的自己。

生理自我、社会自我和心理自我之间联系紧密且彼此之间相互作用，它们包含着不同的自我体验、自我认识和自我控制，个体自我意识的差异是由它们之间的搭配和比例的差异造成的,使得每个人对自己、他人和社会的见解和领悟都独具特色。

二、不同人生阶段的特征

埃里克森认为,人的自我意识发展持续一生,他把自我意识的形成和发展过程划分为八个阶段(表1-1),在每一个心理社会发展阶段中,都存在主要的心理危机,可能发展顺利也可能出现发展障碍,如果各个阶段都保持向积极品质发展,就完成了这阶段的任务,逐渐实现了健全的人格,否则就会产生心理社会危机,出现情绪障碍,形成不健全的人格。

表1-1 埃里克森人格发展阶段

期	年龄	心理危机	发展顺利	发展障碍	良好人格品质
1	0~1岁	信赖-不信赖	信任,乐观	焦虑,不安	希望
2	1~3岁	自主独立-羞怯怀疑	自我控制,行动有信心	怀疑,缺乏信心	意志
3	4~5岁	主动性-内疚感	有目的方向,独立进取	畏惧退缩,无自信	目标
4	5~12岁	勤奋-自卑	获得学习能力,成就感	缺乏生活能力,失败感	能力
5	青年期	同一性-角色混乱	强烈的团体归属感,为将来准备计划	角色混乱,生活无目的	忠诚
6	成年期	亲密-孤独	组成密切关系,和他人分享	疏离社会,寂寞孤独	爱
7	中年期	创造-停滞	成功的个人事业和悉心关怀与培养下一代	自我放纵,不顾未来	关怀
8	老年期	完美无憾-悲观绝望	对一生感到满意	后悔,遗憾,失望	智慧

(一)信赖-不信赖阶段

自出生至约一岁,婴儿处于周围人的全面照顾之中。这一阶段的关键在于,对婴儿的照料是否到位、其需求是否得到满足、啼哭是否被察觉——这些因素是影响其人格发展道路上的第一个转折点。得到需求满足的儿童将发展基本的信任感,他们相信这是一个美好的世界,周围的人都充满爱且容易接近。但不幸的是,有些婴儿从未获得过所需的照料与关怀,这造成了他们根深蒂固的不信任感,此后,儿童将进入一种猜疑和退缩的生活模式。

(二)自主独立-羞怯怀疑阶段

在儿童一岁之后,他们开始渴望了解自己和周围世界相连接的因素,思考自己可以掌控哪些外在事物,又有哪些外在事物在左右着他们。只有当儿童能够自由地探索周围事物,并与之互动,他们才能够体验到自我主导的感受,这时他们会对自己具备强大的力量感到自豪,进而变得更加独立自信。这种独立且自信的感觉使儿童能够应对生活中的困难和挑战。不过，犹如阿尔弗雷德·阿德勒在《自卑与超越》一书中对于过度关爱所发出的警醒一样，埃里克森也认为，过度保护会抑制儿童在这一阶段的成长。如果儿童不能自由地探索周围的环境及自己对环境所施加的影响，那么他们会害羞和对自己产生怀疑，缺乏自信，并且过度依赖他人。例如，儿童想要自己尝试独自进食时，家长却因为食物弄脏衣服而选择拒绝儿童的尝试，依然选择直接喂食的方式。

（三）主动性-内疚感阶段

当4~5岁的儿童开始与同伴互动时，他们将在社会环境中面临重大挑战。在这个过程中，他们必须学习如何与伙伴玩耍，如何合作完成任务，甚至如何处理不可避免的矛盾和冲突。通过寻找玩伴和组织游戏，儿童逐渐形成主动意识。他们开始学习设定目标，自信地迎接各种挑战。同时，他们也逐渐形成了自己的愿望和目标感。相反，在这一时期缺乏个人主动性的儿童可能会感到内疚和顺从，缺乏目标，甚至在社会交往和其他情况下缺乏主动。在这一个时期，家长起到了引导的作用，可以帮助儿童顺利的与同伴建立关系，适应社会环境。

（四）勤奋-自卑阶段

当多数儿童进入小学时，他们觉得自己可以做任何事情。然而，他们很快就会在社会环境中面临挑战。他们将开始与其他孩子竞争，以取得好成绩，赢得同伴的喜爱和老师的关注等。在这个比较过程中，他们不可避免地会评价自己的天赋和能力，会评估自己的表现和别人的表现。成功的经验可以建立儿童的信心和成就感，使他们成为积极的社会成员。另一方面，失败的经历会使儿童感到无能为力，从而破坏他们的创造力和幸福感。在这个阶段，如果学校和家长在学业上有正确的引导，会帮助孩子获得学习的能力。反之，儿童可能无法在学习生活中获得成就感，从而不具备自我发展的能力。

（五）同一性-角色混乱阶段

在这个阶段，儿童进入青春期，这是一个快速发展和变化的时期，也是进入成人期之前的准备阶段。过去，孩子们只对游乐场感兴趣，面对的问题更加简单。现在他们在日常生活中突然面临生理和心理的巨大变化，这种转变会使青少年感到烦恼和残酷。青少年开始问自己一个很难回答的问题："我是谁？"如果能明确地回答这个问题，个体就会获得个人角色的定位。这种感觉可以帮助他们对个人的价值观和宗教信仰做出独立的决定，理解、接受和欣赏自己的个性。不幸的是，许多青少年未能建立起强烈的认同感，反而陷入了认同的混乱之中。在寻求身份认同的过程中，青少年可能会加入各种小团体，参与各种活动或辍学，从而不断改变自己的环境。一旦缺乏稳定的身份认同则会阻碍其个性的发展。

（六）亲密-孤独阶段

在这个阶段，青年人进入成年期，面临的首要考验是建立亲密关系。个体渴望在情感和亲密关系方面的突破。这种亲密关系通常导致婚姻或对伴侣的爱的承诺，但也可能产生其他后果。有些人不需要结婚就能在分享亲密关系中找到满足感，而另一些人即使已经结婚，也可能感到不快乐。在这一时期，如果不能建立亲密关系，人们可能感到孤独，从而阻碍个体幸福和情感的发展。

（七）创造－停滞阶段

在这个阶段，成年人进入中年期，有了自己稳定的事业并开始注重对下一代的指导。做父母的认为，通过对子女的帮助和影响，他们的生活更加丰富多彩。那些没有孩子的成年人通过与年轻人一起工作，或者在培养侄子、外甥的过程中积极参与，也会体验到更加充实的生活。相反，没有培育感的成年人会感到停滞不前，感到空虚并且怀疑人生目标。理论研究显示，成为父母并培养孩子可以让人的生活更加意义深远、充实快乐。不幸的是，有一些父母很少能从这个过程中获得快乐，这导致他们对生活感到不悦和厌倦。这对父母和孩子来说都是非常遗憾的，因为他们无法看到自己从子女培育中得到的成长和自我提升的潜能。而事业不顺利的中年人，可能因为悲观的人生态度而一蹶不振，从而放纵自己。

（八）完美无憾－悲观绝望阶段

在这个阶段，中年人进入老年时期。埃里克森认为，老年人还有一个挑战需要克服。他们需要反思过去的经验和做好生命终结的准备。这样做可以使老年人得到一种完整感，或者陷入绝望感之中。那些回望过往且感到满足的人将会在最后一个发展阶段中参透人生的道理，收获智慧。埃里克森写道："这表明人们接受了这一个生命周期的全部经历，它是不可改变的。"那些无法获得完整感的人则会陷入绝望之中。他们可能觉得时间已经不多，年轻人拥有的选择和机会对于他们来说已经是过去式了。一些希望以另一种方式重新开始生活的老年人可能会表现出失望和对他人的蔑视。在老年人的生活中，失望会令人难过，而完整感则是令人满足。

第二节 大学阶段发展问题剖析

一、当代大学生的发展特征

大学生是一个积极活泼、年轻又有朝气的群体，其自我意识在这一时期不断发展完善。大学是青年学生世界观、人生观、价值观形成并固化的重要时期，在此期间，大学生不仅要夯实专业基础，培养服务社会的能力，更要激发自己谋划和引领社会发展的责任感和追求。而大学生自我意识水平的高低决定了发展的方向。因此，关注自我意识，并解决在学习上、生活上、心理上遇到的难题显得尤为重要。

（一）自我认识

1. 迷茫与主动 在大学期间，大学生面临着许多重要问题，如未来职业规划、个人成就和社会责任等。由于此时，大家在学习和生活中都获得了更多的自由，所以大学生常常感到迷茫，甚至出现不受管束的放纵，进而迷失自己。但大部分人具有强烈的求知欲望，会主动积极思考面对的人生难题，并希望能在大学生涯中找到令人满意的答案。相比青少年时期，大学生的自我意识提高和思考的主动性增强。

2. 深度与广度 大学是一个可以让大学生自由成长、饱读诗书、实现自我潜能的新世界。在这个阶段，大学生的自我认知不仅涉及学业、品德以及性格等方面，还包括价值观、责任感、社会地位等问题。在对这些问题进行分析和思考的过程中，大学生的自我认知呈现出了广度和深度的显著提高。

（二）自我体验

1. 波动与敏感 大学生在生理和心理上不断发展变化。面对成功，他们可能会产生积极愉悦的情感，甚至出现狂妄自大和得意忘形的情况。而对于挫折和失败，他们可能会出现自我评价偏低的现象，因此丧失自信，出现消极颓废的情绪。大学生的自我认识正处于不断发展完善的过程中，个性不够成熟稳重，缺乏情绪的认知和调节能力，因此表现出波动性和敏感性。当大学生自我体验的波动性逐渐降低时，其情绪的自我认识和自我调控能力便上了一个台阶。

2. 强烈与深刻 在自我评价提升的过程中，大学生逐渐认识到自己所展现出的价值、所处的地位和所起到的作用，其责任感和义务感也逐渐提升，自尊心也更加强烈，会在学习和活动中积极表现自我。然而，一旦遭遇失败和挫折，他们会感到压抑和内疚。在大学生中，任何成功和失败的经历都会引起强烈的情感反应。

大学生作为一个特殊的社会群体，其自我体验深刻而具体，与其个性和生活信念、人格倾向密不可分。当外部事物符合自己的人格倾向和人生理念时，大学生会产生开心愉悦的情绪体验，反之则会产生悲观失望的情绪体验。

（三）自我控制

1. 适应社会 大学生在低年级时，由于自我控制能力较差且容易受到外部诱因影响，情绪失控和行为冲动较明显。但随着时间的推移和阅历的积累，特别是到了中高年级，大学生的自我认知和自我评价水平得到提升，他们可以根据他人的评价和自身行动结果进行反思，及时调整自己的行为和目标。这表现出中高年级大学生的行为能更自觉地控制自己，而冲动和盲目的表现渐渐减少。

此外，大学生在自我控制方面也表现出更好的社会适应性和目标管理能力。社会大环境需要的人才越来越丰富多样，除了学历之外，自身的学习能力和团队协作精神等也必不可少。一代人有一代人的使命，一代人有一代人的责任，因此，大学生需要随时进行目标的自我调整，新时代高校青年学生必须强化自身的使命感和自觉性，要意识到在作为学生期间所要学习的知识、养成的品格本身是为自己的未来做铺垫，是满足社会发展和经济建设需要的，同时，更要以中华民族的伟大复兴为导向，不断巩固和提升个人的知识修养，以担当为荣、以责任为义。

2. 独立意识 独立意识是指个体倾向于自我琢磨而忽略他人的监督和管教的意识，又称独立感。大学生的生理发育已经达到成年人的标准，并且在心理和社交方面也体现出成熟的水平。大学生通过认知、体验、控制和调节来建立起一个新的自我形象，即成年人式的自我，并且这种独立感在其内心深处特别强烈。

3. 自我建设 大学生对于自我建设和完善自我的渴望是十分强烈的，会根据自己心中理想的"完美自我形象"，不断充实自身知识、提升能力，塑造自己的品德和性格等各个方面。大学期间的成就动机也是最强烈的，大家不愿意今后的人生是平凡的，对未来充满憧憬，都渴望今后在社会上做出一番成就，为祖国和社会做出自己的贡献，实现人生的价值。但是，大学生的自我建设有时与社会的期望不一致，这可能导致矛盾的产生。大学生渴望生活在一个民主自由、和谐公正的社会中，对于贪污腐败、弄虚作假的行为强烈反对；但是，有些大学生在涉及自身利益时会表现得自私自利、贪图享乐、谄媚拜金，甚至牺牲他人以达到自己的利益。总体而言，大学生自我建设的基本倾向是向前迈进、积极进取的。

案例1-1 内卷、佛系与躺平

近段时间以来，"内卷""佛系""躺平"等新兴表达在青年群体中不断涌现，成为社会中的流行热点。

1. 内卷 "内卷"本是一个学术名词，常用作"内卷化"，最初用于描述内部不断精细化的文化现象。美国人类学家克利福德·格尔茨将其引入社会学领域，描述农民在人口压力下不断增加种植的劳动投入，却因劳动的边际报酬递减，形成"没有发展的增长"。后经由杜赞奇、黄宗智等人的运用，"内卷化"逐渐成为中国历史学研究中的一个重要概念。2020年，这一名词因某知名高校一学生边骑车边用电脑的图片而意外走红网络，该学生被戏称为"卷王"，有关"内卷"的讨论风靡一时。与学术概念不同，日常语境中的"内卷"主要在个体与个体、个体与群体的互动中展开，经过社会舆论的发酵，各行各业都认为存在"内卷"现象，如职场内卷、养娃内卷等，"内卷"泛化现象严重。

一是"享受型内卷"，是指群体自觉、积极、主动地参与竞争并乐在其中，这类群体往往能够较好地适应规则，并不觉得自己是在"内卷"，可以保持理想状态下的动态平衡。"斜杠青年"是这类群体的代表性成员，他们掌握多元技能，拥有多重职业身份，敢于探索不同的工作和生活，可以游刃有余地兼顾好兴趣和事业，并在这一过程中实现自我多重价值。二是"功利型内卷"，也是指群体自觉、主动地参与竞争，但不同于"享受型内卷"的是，他们更多从对自己有利的角度出发，有明确的目的导向，这类群体渴望通过竞争实现利益最大化。"现在大学生内卷太严重了，明明老师规定作业只要写2000字即可，但收上来的作业普遍都在5000字左右"（受访者1，高校助教）。更有甚者，某高校一班长为保研而篡改班级同学作业，出现利益驱动下的不道德竞争。三是"裹挟型内卷"，是指介于上面二者之间的自发、相对被动地盲从跟风，这类群体迫于生活、学习或工作等方面的压力，明知收效甚微却又无可奈何，付出额外的成本却获得更差的体验。"大家都在内卷啊,如果不想失去竞争优势的话,我也只能跟他们一样了,虽然我内心并不认可"(受访者2,在校大学生)。

2. 佛系 "佛系"一词在2017年末出现在大众的视野,并借助自媒体平台迅速传播和发酵。这一概念最初源于日本的"佛系男子",后经由微信推文《第一批"90后"已经出家了》席卷网络,获得部分青年的心理认同,最具代表性的"手捧莲花"表情包也随之受到青年人的青睐。青年群体以"佛系青年"自居,表达一种"都行,可以,无所谓"的人生态度,并由此衍生出"佛系追星""佛系购物""佛系恋爱"等一系列新的话语表达。所谓"佛系",指的是一种不争不抢、不喜不悲、甘于现状的处世方式,隐含着"怎么都行,看淡一切"的生活态度,传达出"一切都可"的随性心态。"每天一睁眼就要考虑工作、房租、相亲和一堆乱七八糟的事情,太累了,不如佛一点,轻松地活着"(受访者3,"90后"自由职业者)。相较于"内卷"和"躺平"而言,自称"佛系"的群体更多处于二者之间的过渡状态,他们或是经过"内卷"的打击而深受挫败,选择接纳自己的平凡;或是感受到"内卷"带来的压力,试图以"佛系"的自嘲来舒缓焦虑、表达无奈。相较于"打鸡血"式的奋斗,"佛系青年"更愿意安于现状,维持现世安稳。这样看来,"佛系"已经初步具备了"躺平"的底色。

3. 躺平 2021年上半年,一篇《躺平即是正义》的文章意外走红网络,作者描述了自己在两年没有稳定工作的情况下如何通过很低的消费来维持生活,提出"躺平就是我的智者运动""只有躺平,人才是万物的尺度"等观点,被网友称为"躺平学大师",并受到不少青年的追捧。"躺平"这一网络流行语意指放弃拼命工作,退出各类竞争,主动降低生活欲望。作为青年文化中新的话语表达,"躺平学"一经出现,便在各大网络平台引发热烈讨论,"躺平就是放弃吗?""年轻人是否应该躺平?"等问题层出不穷。"躺平"看似表面妥协,实则隐含着复杂的内在情绪,对这一现象应该进行分类解读。

一是"逃避式躺平",是为了避世地主动躺平。这类群体降低自己的生活欲望,也不参与社会分工,以"出世"的姿态远离社会的压力和竞争。天涯论坛一位网友发帖表示,"一线城市(上海)夫妻2人,2014年全年只花2万元,我们做到了。本人家庭实行紧缩的财政政策和紧缩的货币政策。自己的房,无贷无车,2个人一年2万,过得很幸福"。二是"无奈式躺平",是努力无望后的被动躺平。这类群体也曾努力拼搏,却发现无论多么努力都没办法改变现存境遇,不得已只能降低预期,给自己留下喘息的空间。"我也不想躺啊,每次努力想站起来,但是一爬起来就被踹倒,还一次比一次狠"(受访者4,在校大学生)。三是"自嘲式躺平",是介于上面二者之间的一类群体。这类群体虽然嘴上高喊要"躺平",实际上却没有放弃奋斗,更多是表达对无意义"内卷"的不满和反叛,以此来舒缓压力,调整心态。"不过也就只能在网上喊喊了,谁敢真的不努力,不努力怎么还房贷、怎么养娃、怎么养老,这都是现实啊"(受访者5,外卖小哥)。

简言之，无论是"内卷""佛系"或"躺平"，都不是一种原子化的个别现象，它们不仅内部存在着多种样态，相互之间也彼此交织，反映出转型时期青年复杂多变的心态。（中国青年研究 2022 年 2 月 8 日）

第三节　正确认识自己，悦纳自己

案例1-2　认识自己，看清自己

古刹里新来了一个小和尚，他积极主动地去见方丈，殷勤诚恳地说："我初来乍到，先干些什么呢？请方丈支使指教。"

方丈微微一笑，对小和尚说："你先认识和熟悉一下寺里的众僧吧。"

第二天，小和尚又来见方丈，殷勤诚恳地说："寺里的众僧我都认识了，下边该去干些什么呢？"

方丈微微一笑，洞明睿犀地说："肯定还有遗漏，接着去了解、去认识吧。"

三天过后，小和尚再次来见方丈，很有把握地说："寺里的所有僧侣我都认识了。"

方丈微微一笑，因势利导地说："还有一人，你没认识，而且这个人对你特别重要。"

小和尚满腹狐疑地走出方丈的禅房，一个人一个人地询问着、一间屋一间屋地寻找着。在阳光里、在月光下，他一遍一遍地琢磨、一遍一遍地寻思着。

不知过了多少天，一头雾水的小和尚，在一口水井里忽然看到自己的身影，他豁然顿悟了，赶忙跑去见老方丈…

请谨记：没有什么比认识你自己更重要的事。人终其一生就是要认识自己，成为自己。

一、正确认识自己

初入大学，大学生便开始在汲取知识、探索自己的兴趣爱好、培养自己各方面的能力和素养过程中，不断地进步和成熟。而在这个阶段，最重要的事情则是要完成好自我认知这门人生必修的功课，这样才能更好地规划未来、激励与认识自己。

每个人都有独属于自己的人生道路，但有时我们会迷失方向，迷茫自己的人生目标与生活的意义。这时，认识自我就成为了一条寻找精神道路的途径。通过认识自己，我们可以理解自己的渴求、欲望、价值观和目标，从而更好地规划自己的职业乃至今后人生道路的发展。

认识自己，是与生俱来的内在要求和至高无上的哲学命题。古人云："知己知彼，百战不殆。"；德国谚语有言："不会评价自己，就不会评价别人"；苏格拉底说："人生最重要的事情，就是认识自己。只有清醒地认识自己，才不会迷失人生的方向"；老子曰："知人者智，自知者明。胜人者有力，自胜者强"。

作为人，首先要有自知之明！如果时时准确地看别人，而窥不破自己的内心世界，

人际交往与医患沟通

就会妄自菲薄、目空一切，固步自封等。

（一）正确认识自我的内涵

正确认识自我，即对自我的认知要与自我实际情况相契合。此要素包含两个层面的内涵：①准确而全面地认识自己的优点和长处。②正确认识自我与社会、个体与集体的关系。认识到个人的发展完善离不开集体的协作互助，个人的生命意义和人生价值很大程度上取决于对社会所做的贡献。从心理学角度分析，人们不仅能够识别外界的客观事物，还可以对自身的心理和行为进行分析，进而将自己的思维、意图、感受、体验传递给自己，以此调节自我，规范自我，完善自我。一个人能否取得成功，不在于他所具备的优越条件，而在于他认识自我的程度。

认识自我是一个漫长的过程，它需要不断地自我探索和反思。我们在年少时，是物我不分的，只知道自己内心的渴望，既不会考虑他人的需求，也不会平衡自身的需求与客观物质条件之间的关系。我们多数人都曾面临或者回答过这样的问题：老师和家长会问"你的理想是什么？"我们的回答往往简单明了："我想成为一名科学家，为祖国的科技事业做出贡献""我想当警察，抓坏人"诸如此类。在这个阶段，我们对自身尚未形成准确的认识，对于如何实现自我目标的相关因素也缺乏深入思考。但随着成长，这种"自我为中心"的思维方式注定会逐渐被打破。进入青年时期，我们开始迈向独立生活，逐渐意识到自我与他人的差异，也明白世界上有很多事情是不能以自己的个人意志所改变的，这便是认识自我的过程。

（二）全面和发展地认识自己

随着个体年龄的增长，生活经验和社会阅历的丰富，人也在不断发展变化。在这个过程中，我们需不断反思、精进对自我的认知，努力完善自我，这样才能在适应社会的同时达到自我平衡。然而，要想正确认识自己，我们必须以全面的、发展的视角审视自我。

1．全面地认识自己 我们既要关注自己的外在形象，如容貌、言谈举止等；要深入了解自己的内在素质，如知识水平、能力层次、品德修养等；既要看到自身的优点和长处，同时也要正视自己存在的缺陷与不足，并不断完善自我。正如俗语所言"金无足赤，人无完人"，我们每个人都有自己的不足之处，但同时每个人也都有自己的闪光点。面对错综复杂的人生境遇，如果你把视线聚焦于痛苦、烦恼上，人生将黯淡无光；反之，如果你能够保持乐观的心态，将视线投入美好的事物中，你将收获令人赞叹的幸福。同样地，面对并非"完美无瑕"的自我，如果你只看到自己的短板与不足，你将备受打击，停滞不前甚至自我怀疑；如果你能专注于自己的长处、优点，你将满怀信心，迎接生活的各种考验。但是，如果我们过分关注自己的优点，忽视自己的缺点，用自己的优势与他人的劣势进行比较，我们就会洋洋得意，骄傲自满，甚至作茧自缚。因此，全面认识自己是指我们不仅要发现自己的优点和长处，更要认清自己的缺点与不足，做到取长补短，不断进步。

2. 发展地看待自己 世间万物无一不处在发展与变化之中，没有永恒不变之物。古语有云："士别三日，当刮目相看"。实际上，每个人也都在经历着自身的发展变化，个体的优点和缺点也并非固定不变。狭隘和局限的眼光会让我们钻进死胡同，从而限制我们的发展。因此，我们必须以发展的眼光审视自我，及时发现自己新的优势和新的短板，接纳当下的自我。通过不懈努力，巩固并发展自身的优点，努力将缺点转化为优点，持续改进自己的不足来提升自我。

（三）认识自我的途径

1. 通过自我观察认识自己 自我观察是我们约束自我、提升自我的重要途径。自我观察需要站在客观的角度审视自己，通常涵盖以下三个方面：一是对自身外在体征整体的观察，从自身容貌、体态以及健康状况等方面进行观察；二是对自身内在精神世界的审视，即对性格、能力、兴趣爱好、思想观念等方面的观察；三是对个人与社会之间联系的认知，主要是对自己所生活的集体中的地位与角色、公共生活中的言行举止以及社会适应能力等方面的观察。

2. 通过他人评价认识自己 文人苏东坡曾写道："不识庐山真面目，只缘身在此山中"揭示了我们在某些时候确实难以正确认识自己。正所谓"当局者迷，旁观者清"，每个人都明白这个道理。因此，在自我认知与自我提升的过程中，我们要主动向他人获取信息。周围的人对我们的态度与评价能够帮助我们更加清晰而全面地认识自己、了解自己，了解自己在他人眼中的形象，避免自我分析过程中存在的片面性。有时候我们难以觉察到自己的缺点，此时便可以通过他人的评价来帮助我们认识自己，接受他们的建议和指导。通过接受反馈，我们可以更好地了解自己的不足之处和需要改进的地方，从而成为更好的自己。"闻过则喜"，说的就是听到别人指出自己的缺点、错误就感到高兴，是一种虚心学习的状态，有利于自我认知。相反，如果人们面对自己的过错时表现出"闻过则跳"或者"闻过则怒"，那么我们想要准确无误地认清自己的本质就变得愈发困难。众所周知，"人非圣贤，孰能无过？"有人却善于伪装，攻于心机，掩盖本性，自欺欺人，最终将自食恶果。我们要尊重他人的态度与评价，冷静地分析。对他人的态度与评价既不能盲目顺从，亦不能予以轻视，而是应当审慎思考并结合自身实际情况做出适当的调整。

> **案例1-3 乔韩窗口理论**
>
> 美国心理学家Jone和Hary提出关于人自我认识的窗口理论，被称为乔韩窗口理论。
> 他们认为，人对自己的认识是一个不断探索的过程。因为每个人的自我都有四部分：

	自知	自不知
他知	A 公开的自我	B 盲目的自我
他不知	C 秘密的自我	D 未知的自我

公开的自我，也就是透明真实的自我，这部分自己很了解，别人也很了解；

盲目的自我，别人看得很清楚，自己却不了解；

秘密的自我，是自己了解但别人不了解的部分；

未知的自我，是别人和自己都不了解的潜在部分，通过一些契机可以激发出来。

如果通过与他人分享秘密的自我，通过他人的反馈减少盲目的自我，人对自己的了解就会更多更客观。

3.通过与人比较认识自己　在自我观察和他人评价中认识自我，客观性总会受到主观倾向的影响，以致产生认知偏差。为了更准确地认识自我，我们可以通过合理的社会比较来认识自己。通过现在的自己与自己的过去、未来进行纵向比较，与同龄人或者具有相似生活背景的人进行横向比较等，来精确地认识自我。

通过比较，可以直观的认清自己的实际水平与能力，发现自身与他人之间的差距，并确立未来的努力方向，调整自身行为准则，制定精准有效的行动计划。"走自己的路，让别人说去吧"，这并不意味着我们不需要听取他人的建议，而是在正确认识自我的基础上，朝着理想的目标前进。通过与他人比较，还可以消除生活当中的困惑，找到前进的动力。需要注意的是，选择向上比较还是向下比较，或是同向比较，需要结合自身的情况而定。例如，当我们暂时失去了学习目标时，可以选择与自身客观条件较为相似的人进行比较，这样才能准确了解自身的实际水平与社会分工上的角色定位，帮助我们找到生活的目标。当我们遭遇挫败时，可以适当地向下比较找回自信，而当我们小有收获时可以向上比较来不断勉励自己。切忌总是一味地选择同一种比较方式，否则容易陷入自负或自卑的陷阱中。

4.通过社会实践认识自己　我们可以借助各类社会实践活动，通过观察和分析各项活动的实施过程及其产生的成效，深入而全面地认识自我。例如，通过与他人的分工合作掌握自己的人际沟通能力与实践能力；通过竞技比赛，了解自己的知识掌握程度，及时地查漏补缺等。大学生活中，有很多丰富多彩的活动可以尝试体验，通过具体的实践活动分析自己的表现及能力的强弱，会比在想象中认识自己更加客观和直接。

5.通过反思总结认识自己　在上述所提及的四个基本步骤中，不难看出我们始终都在探索并了解自身的本质特征，很多人也的确是这么做的。然而，尽管我们已经付出了巨大努力去认识自己，但对于我们究竟是谁的问题，有时仍会感到迷茫与困惑。因此，我们需时常对自己进行反思与总结。通过撰写日记和详细地记录，对自己的日常行为和言辞及时归纳与总结，以便更加准确地把握生理自我、心理自我以及社会自我。曾子说："吾日三省吾身"，自我反思是认识自我最重要的途径之一。我们应该时常对自己进行反思，了解自己的优点和缺点，从而更好地发掘自己的潜能和优势。自我反思可以帮助我们了解自己的人生目标和价值观，及时规划自己的生活和职业发展。

正确认知自我方能洞察世间万物。不自知者，何以识大千世界。唯有正确认知自我，品尝生活的酸甜苦辣，方能摆脱外界的评判，寻找最适合自己的道路。通过正确的自我认知，才能了解自身在社会体系中的定位，发掘自身的闪光点，进而迈向更加光辉灿烂的未来。

二、积极悦纳自己

> **案例 1-4　林肯与政客**

林肯是美国历史上最著名的总统之一。由于他的外貌丑陋，常常被政客所讥笑。有一天，他的一位政敌遇到他，开口骂道："你长得太丑陋了。简直让人不堪入目。"林肯微笑着对他说："先生，你应该感到荣幸，你将因为骂一位伟大的人物而被人们所认识。"

思考：林肯如果只把眼光停留在自己丑陋的外貌上，不去发现自己的长处，他能成为美国著名的总统吗？如果是你，你会怎样看待你的外表和你的缺陷呢？

了解自我实属不易，喜爱自身亦甚艰难。有些人往往存在自卑心理，自卑就是对自己的能力、品质等做出过低的评价。认为自己处处不如别人，从而陷入极度沮丧与绝望的境地，失去应有的信心，这是不悦纳自己的表现。一个人的外貌、生理缺陷、家庭背景以及社会地位等通常难以改变，也是我们无法选择的。倘若对这些问题没有一个积极的认知，势必陷入焦虑与痛苦之中。唯一的办法，就是接纳现实。唯有放下成见，欣然接受生活中的种种际遇，方能如释重负地迎接未来，缓解内心的冲突。

健康的心理要求个体持有接纳自我的态度，而且要积极地接纳自我。悦纳自我就是在正确认识和全面评价自我的基础上，欣然接受自我，恰当地评价自我。即无条件地接受自己的一切，接受和欣赏自己的外貌、性格和能力，不论自己的缺点和不足，都能以积极的态度面对自己。喜欢并接受自己，具有较高的自我价值感，是发展健康自我意识的关键。实际上，每个人都有优点和缺点。然而有些人在认识到自身的不足后，却将其视作重负，终日耿耿于怀，连自己的优点与长处也不能正视。结果便被这些缺点和弱点所束缚，使得他们的才能智慧、潜能等无法得到充分地发挥。

积极愉快地接纳自我是发展健康自我意识的关键和核心。每个人身上都有闪光点，应当去接纳和喜爱自己，不必苛求自己做个十全十美的人，保持自己的本质，保持独特的自我。要有乐观、开朗的性格，全面地看待自己的优缺点，接纳自己的不完美，扬长避短,充分挖掘并展现自己的潜力。

(一)接纳不足

悦纳自我,最关键在于接纳自身的不完美。要学会以朋友的身份对待自己,以理性而客观的态度评价自身的不足,对于自身存在的而又无法改变的客观事实,如身高、容貌等,我们要敢于面对,并欣然地接受。而对于那些尚有改变可能的缺陷,我们应积极通过自身的努力做出改善,以实现自我提升。然而,优点和缺点的评价往往具有主观性,例如你或许会对自己的外貌稍显不满,然而这可能是由于个人参照标准的差异所致。因此,客观评价自己至关重要。

无法接纳自己的人,往往不愿意探索真实的自我。他们可能会采取某些方式来进行自我防御。其中一种方式是避免与他人交流。与他人保持距离不仅无法了解他人对自己的看法,而且也看不到他人的表现。在他们看来,他人会对自己构成威胁,使其产生自卑感和无助感,因此他们认为与他人保持距离更为安全。另一种方式是,在没有把握的情况下,不愿主动尝试抓住机遇,他们缺乏接受"失败"的勇气。宁愿选择与最优秀的对手竞争,因为这种情况下即使失败也不会丢面子。还有一种方式便是,将不满或自责转移到他人和外界事物上。就是将原来的"我讨厌自己"或"我不喜欢自己"等心理转变为"他人讨厌我"或"他人不喜欢我"。尽管我们都不希望受到他人的压迫或苛责,但这种将"自责"转移给他人,取代"自我责备"的方法,无疑能大大减轻内心的压力。

(二)直面得失

俗话说:"失败乃成功之母"。每个人的人生都会遭遇失败和挫折,但不同的人会有不同的反应。有的人对自己的期望过高,总希望自己在各方面都表现得很出色,但往往越是这样就越会导致失败,从而灰心丧气,全盘否定自己。而有的人却能从失败中吸取教训,最终走向成功。在漫长的人生征途上,一帆风顺是不可能的,而失败和挫折是必然会发生的事情。遇到挫折不灰心、不盲目否定自己,才能清醒地通过挫折认识自己,实现更好的自我成长。

每个人在学习、工作和日常生活中都会有得失,当收获成功时倍感欣慰,遭遇困境或自身能力无法企及之境地又会心生失落。古人云:"塞翁失马焉知非福",我们不仅要学会享受自己的成功;更要学会面对并接纳自己的失败。我们量力而行后失去的仅仅是那些我们难以企及的部分,但我们得到的却是以"宽以待己"的心态面对一些无能为力的事情时的释然。人生路漫漫,何曾有坦途,我们的得与失并不是非此即彼的。更重要的是应该正确地对待生活中的得与失,调整好心态,让自己在这个物质与信息飞速发展的时代稳住自身,找准前进的方向,不迷失自我。做到胜不骄、败不馁,树立远大的理想和志向,既有春风得意马蹄疾的蓬勃向上,亦有在认清现实山重水复后的柳暗花明,以最佳的状态面对人生旅途中的得与失。

（三）期望适度

所谓自我期望值，即个人在进行某项实际工作前设定的预期目标和结果。现实生活中，自我期望值与实际成就之间始终存在着一定的偏差。当自我期望值高于实际成就时，就会体验到失败的痛苦；当自我期望值低于实际成就时，就会感受到成功的喜悦。人不应苛求完美，树立过高的追求，同时也不能将期望值设置过低，缺乏远大的理想，追求毫无意义的东西。要把自我期望与自身的实际情况相结合，学会不断调整和控制自我期望值，设定一个适度的理想目标，以确保理想的顺利实现。研究证实，从实际出发，选择中度目标为最佳，适中目标更容易使人获得成功，带来满足感。

世界上没有十全十美的人，每个人都是无可取代，独一无二的个体。在取长补短之前，我们更应该做的是接受自己的不足，悦纳自我。不过分因自己的优点而欣喜若狂，也不会因自身的劣势而变得悲伤。一个人对自己持有肯定和接纳的态度，才有信心去面对真实的自我，从而自尊、自爱，逐步提升自我至更高的境界。

测试：大五人格问卷第二版（BFI-2）

下面是一些关于个人特征的描述，有些可能适用于你，有些可能不适用于你。请在下面每个句子前的横线上填入对应的数字以表明你同意或不同意这个描述。

题目选项均为：
1. 非常不同意
2. 不太同意
3. 态度中立
4. 比较同意
5. 非常同意

我是一个……的人

1. ____ 性格外向，喜欢交际
2. ____ 心肠柔软，有同情心
3. ____ 缺乏条理
4. ____ 从容，善于处理压力
5. ____ 对艺术没有什么兴趣
6. ____ 性格坚定自信，敢于表达自己的观点
7. ____ 为人恭谦，尊重他人
8. ____ 比较懒
9. ____ 经历挫折后仍能保持积极心态
10. ____ 对许多不同的事物都感兴趣
11. ____ 很少觉得兴奋或者特别想要（做）什么

12. ____ 常常挑别人的毛病
13. ____ 可信赖的，可靠的
14. ____ 喜怒无常，情绪起伏较多
15. ____ 善于创造，能找到聪明的方法来做事
16. ____ 比较安静
17. ____ 对他人没有什么同情心
18. ____ 做事有计划有条理
19. ____ 容易紧张
20. ____ 着迷于艺术、音乐或文学
21. ____ 常常处于主导地位，像个领导一样
22. ____ 常与他人意见不合
23. ____ 很难开始行动起来去完成一项任务
24. ____ 觉得有安全感，对自己满意
25. ____ 不喜欢知识性或者哲学性强的讨论
26. ____ 不如别人有活力
27. ____ 宽宏大量
28. ____ 有时比较没有责任心
29. ____ 情绪稳定，不易生气
30. ____ 几乎没有什么创造性
31. ____ 有时会害羞，比较内向
32. ____ 乐于助人，待人无私
33. ____ 习惯让事物保持整洁有序
34. ____ 时常忧心忡忡，担心很多事情
35. ____ 重视艺术与审美
36. ____ 感觉自己很难对他人产生影响
37. ____ 有时对人比较粗鲁
38. ____ 有效率，做事有始有终
39. ____ 时常觉得悲伤
40. ____ 思想深刻
41. ____ 精力充沛
42. ____ 不相信别人，怀疑别人的意图
43. ____ 可靠的，总是值得他人信赖
44. ____ 能够控制自己的情绪
45. ____ 缺乏想象力
46. ____ 爱说话，健谈

47. ____ 有时对人冷淡，漠不关心
48. ____ 乱糟糟的，不爱收拾
49. ____ 很少觉得焦虑或者害怕
50. ____ 觉得诗歌、戏剧很无聊
51. ____ 更喜欢让别人来领头负责
52. ____ 待人谦逊礼让
53. ____ 有恒心，能坚持把事情做完
54. ____ 时常觉得郁郁寡欢
55. ____ 对抽象的概念和想法没什么兴趣
56. ____ 充满热情
57. ____ 把人往最好的方面想
58. ____ 有时候会做出一些不负责任的行为
59. ____ 情绪多变，容易愤怒
60. ____ 有创意，能想出新点子

请检查是否在每个句子前的横线上都填了相应的数字。

计分方式：

大五人格维度及其下属侧面所对应的条目如下所示，R表示此条目需要反向计分。

大五人格维度：

外向性（Extraversion）：1, 6, 11R, 16R, 21, 26R, 31R, 36R, 41, 46, 51R, 56

宜人性（Agreeableness）：2, 7, 12R, 17R, 22R, 27, 32, 37R, 42R, 47R, 52, 57

尽责性（Conscientiousness）：3R, 8R, 13, 18, 23R, 28R, 33, 38, 43, 48R, 53, 58R

负性情绪/神经质（Negative Emotionality）：4R, 9R, 14, 19, 24R, 29R, 34, 39, 44R, 49R, 54, 59

开放性（Open-Mindedness）：5R, 10, 15, 20, 25R, 30R, 35, 40, 45R, 50R, 55R, 60

大五人格侧面：

社交（Sociability）：1, 16R, 31R, 46

果断（Assertiveness）：6, 21, 36R, 51R

活力（Energy Level）：11R, 26R, 41, 56

同情（Compassion）：2, 17R, 32, 47R

谦恭（Respectfulness）：7, 22R, 37R, 52

信任（Trust）：12R, 27, 42R, 57

条理（Organization）：3R, 18, 33, 48R

效率（Productiveness）：8R, 23R, 38, 53

负责（Responsibility）：13, 28R, 43, 58R

焦虑（Anxiety）：4R，19，34，49R
抑郁（Depression）：9R，24R，39，54
易变（Emotional Volatility）：14，29R，44R，59
好奇（Intellectual Curiosity）：10，25R，40，55R
审美（Aesthetic Sensitivity）：5R，20，35，50R
想象（Creative Imagination）：15，30R，45R，60

（曾洁　胡小花　唐嵘）

第二章 情绪与情商

教学目标

知识：掌握情商的定义和五个要素的概念。熟悉情绪的类型、同理心的表现、自我激励的表现。了解不良情绪对疾病的关系。
技能：能够运用自我觉知、自我调节、自我激励、同理心的策略。
情感：明确自己的价值观和目标。

非洲大草原上，有一种蝙蝠，专门靠吸食其他动物的血来维持生存，而野马正是它们的目标之一。之前人们认为，有一部分善于奔跑的野马正是因为被蝙蝠叮咬，才会丧命。但之后动物学家进行了研究，得出的结果却让人大吃一惊：蝙蝠所吸的血量并不致死，野马真正的死因源于自己的愤怒。在被蝙蝠咬伤后，大多数野马急于摆脱蝙蝠，而不断狂奔，最终疲劳致死。上述的故事就是著名的"野马效应"。现实生活中，我们很多时候都宛如被吸血的野马，会因为一件小事而情绪失控，大动肝火。而情绪和情商又有何关系，是怎样影响我们的生活？

第一节 情商概述

1990年，心理学家约翰·迈耶（John Mayer）和彼得·萨洛维（Peter Salovey）提出了情商（Emotional Intelligence，情绪智力）的概念：是一种能够觉知自己和他人的情绪和情感，能够辨识出这些情绪和情感，并使用这些信息来指导个人的想法和行为的能力。随着1995年丹尼尔·戈尔曼（Daniel Goleman）的《情商：为什么它应该比智商更重要》（*Emotional Intelligence*：*Why It Can Matter More Than IQ*）一书的出版，人们开始意识到情商的重要性。丹尼尔认为情商是一种识别自己和他人的情绪情感、激励自己、并管理情绪和人际交往的能力。情商并不是与生俱来的天赋，而是可以通过后天学习培养而获得的技能。

情商包括五个要素：自我觉知、自我调节、自我激励、同理心及社交技能。自我觉知是指认识自己和识别自己情绪的能力。自我调节是指调节自我情绪的能力。自我激励是指调动情绪完成对行为的控制。同理心是指识别他人情绪的能力。社交技能是指人际交往的能力。前三个要素与自己有关，后两个要素不仅与自己相关，还与他人相关。本章主要讨论情商的前四个要素，第五个要素社交技能在第三章进行介绍。

案例2-1 习近平谈"情商"

习近平总书记在天津和高校毕业生、失业人员等座谈时,问村官杨代显"情商重要还是智商重要?"杨代显回答"都重要"。习近平总书记说,做实际工作情商很重要,更需要的是做群众工作和解决问题能力,也就是适应社会能力。老话说,万贯家财不如薄技在身,情商当然要与专业知识和技能结合。(2013年5月14日中国新闻网)

第二节　自我觉知

自我觉知指的是对自身情绪、优势、劣势、需求和动机有着深切的理解。

一、情绪的概述

(一)情绪的定义

情绪(emotion)包括情感,是个体对客观事物所持有的具有较大的情景性、激动性和暂时性的态度体验及相应的行为反应。情绪主要以客观事物是否满足个体的基本需要为基础,当需要满足时,则产生积极的、肯定的情绪;当需要未满足时,则产生消极的、否定的情绪。这是人和动物都具有的。

1. 情绪涉及身体的变化,这些变化是情绪的表达形式。
2. 情绪是行动的准备阶段,这可能跟实际行为相联系。
3. 情绪涉及有意识的体验。
4. 情绪包含了认知的成分,涉及对外界事物的评价。

(二)情绪的类型

情绪根据不同的标准,可以分为正向情绪和负向情绪,或高激活度情绪和低激活度情绪等,以下为列举的各类情绪词:

愤怒:狂怒、暴怒、怨恨、激怒、恼怒、义愤、气愤、刻薄、生气、易怒、敌意等,最极端的表现为病态的仇恨和暴力。

悲伤:忧伤、歉疚、沉闷、阴郁、忧愁、自怜、寂寞、沮丧、绝望等,病态表现为严重抑郁。

恐惧:焦虑、忧虑、焦躁、担忧、惊恐、疑虑、警惕、疑惧、急躁、畏惧、惊骇、恐怖等,病态表现为恐惧症和恐慌。

喜悦:幸福、欢乐、欣慰、满意、极乐、快乐、可笑、自豪、感官愉悦、兴奋、欣喜、享受、满足、欣快、癫狂、狂喜等,极端表现为躁狂症。

喜爱:认同、友爱、信任、仁慈、亲和、热切、倾慕、迷恋。

惊讶:震惊、惊奇、奇妙、惊叹。

厌恶:轻蔑、鄙视、蔑视、憎恶、嫌恶、讨厌、反感。

羞耻：内疚、尴尬、懊恼、悔恨、羞辱、后悔、屈辱、悔改。

(三)情绪产生的机制

1. 情绪脑的发育 人类情绪最早起源于嗅觉，更准确地说是起源于嗅叶，即接收并分析气味的细胞。每一个生物都携带着独特的气味特征，可以在空气中传播。在人类进化初期，嗅觉中枢由分析气味的神经元薄层组成，其中一层细胞接收闻到的气味，并进行分类：好吃的或者有毒的，交配对象、天敌或者猎物。第二层细胞通过神经系统向身体发出反射信号采取行动：吞咽或者呕吐，接近、逃跑或者捕捉。在原始时期，嗅觉对生存无疑具有至关重要的意义。

哺乳动物出现之后，情绪脑新的关键神经元层也形成了，由于这部分大脑环绕并包裹着脑干，因此又被称为边缘系统。这一新的神经区域为大脑的指令系统添加了恰当的情绪。当我们渴望或愤怒的时候，坠入爱河或因恐惧而退缩的时候，正是受到了边缘系统的控制。

大约在1亿年前，哺乳动物的大脑发生了生长突增。在原先边缘系统的顶部，出现了几层新的大脑细胞，从而形成了大脑的新皮层。和最初的两层大脑皮层相比，新皮层具有异乎寻常的智能优势。

新皮层虽然是大脑的高级中枢，但并不能控制全部的情绪生活。对于影响情绪的紧急状况，新皮层也需要服从边缘系统。由于大脑的高级中枢发源于边缘系统，或者说扩展了边缘系统的功能范围，情绪脑在神经结构中扮演着关键的角色。情绪脑是新大脑发育的基础，情绪区域通过神经回路与新皮层的所有部分产生了千丝万缕的复杂关系。因此，情绪中枢对包括思考中枢在内的大脑其他部分的运作具有强有力的影响。

2. 情绪的传导通路 杏仁核，附着在海马的末端，呈杏仁状，是边缘系统的一部分。杏仁核是情绪哨兵，控制整个情绪大脑。感官(眼睛、耳朵)收到的信号可以通过两条通道传递到杏仁核：一条是通过感觉丘脑传递到杏仁核，这是一条较小的神经束。另外一条是通过感觉丘脑传递到新皮层，也就是思考脑，然后再传递到杏仁核，这条神经束更大。第一条通路，搭载信息更少、路径更短，所以传递速度较快，比来自新皮层的信息率先到达杏仁核，触发杏仁核在接收全部信号之前作出反应。

研究显示，在我们进行感知的最初几毫秒时间内，我们不仅在无意识地理解这个对象，还在决定我们是否喜欢它。这种"认知的无意识"表明我们的意识不仅在辨认看到的东西，还会对其产生看法。我们的情绪独立于理性脑产生见解，有着自身的"心理"。由此可见，情绪系统可以不依赖于新皮层自动做出反应，有些情绪反应和情绪记忆可以在完全没有任何意识和认知参与的情况下形成。这种神经回路解释了感性压倒理性、情绪失控，然后就后悔的原因，这也是情绪智力研究领域的重大发现。

第一条通路(直接通路)：情绪信息→感觉丘脑→杏仁核→情绪反应

第二条通路(间接通路)：情绪信息→感觉丘脑→大脑皮层→杏仁核→情绪反应

二、自我觉知的策略

> **案例2-2　认识自己**

有一次，一位好斗的武士质问一位禅师，让他解释何为极乐世界、何为地狱。禅师叱责道："粗鄙之辈，何足论道！"

武士感到受了侮辱，暴跳如雷。他从刀鞘中拔出长刀，吼道："如此无礼，我杀了你！"

禅师平静地回答："彼为地狱。"

武士突然领悟到，禅师所说的地狱指的是他受到愤怒的控制，于是立刻平静下来，把刀插回刀鞘，向禅师鞠躬，感谢他的点拨。

禅师又说："彼为极乐世界。"

自我觉知，即情绪发生时能够识别到情绪的发生以及是何种感受，是情绪智力的基石。时刻监控情绪的能力是自我理解及自我调控的关键。如果无法注意到自身的真实感受，我们就只能听命于情绪的操控，常常感到被情绪吞没，无力逃离，反复无常，迷失于其中而不自知。因此，他们很少会努力摆脱负面情绪，无法控制自身的情绪生活，经常感到压抑和情绪失控。在情绪发生的时候有所觉知的人，通常比较善于处理自身的情绪生活。他们对情绪有着清晰的认识，有助于其他人格特质的发展。他们熟悉并确定自身的心理限度，心理健康状况良好，往往对人生比较乐观。这种人在陷入负面情绪时，不会作茧自缚，能够迅速地摆脱不良情绪。总而言之，他们对情绪的意识有助于自身的情绪调节。

这种自我觉知需要激活新皮层，尤其是语言区域要进行相应的协调，识别并准确陈述唤起的情绪。自我觉知不是注意力被情绪挟持，对感知对象做出过度反应和夸大，相反，它是一种中立模式，即使在情绪爆发的时候也保持自省。

（一）暂停等待

从情绪传导的两条通路来看，想要产生对情绪的觉知，得让刺激事件也就是情绪信息传递到大脑皮层。高级皮层经过对于情绪信息经过认知、语言的分析，从而产生对情绪的觉知。这条通路相比情绪信息→感觉丘脑→杏仁核→情绪反应这一快速通路来说，需要更多的时间。所以当刺激事件发生之后，个体可以尝试暂停当下的任何行为、等待大脑皮层接收情绪信息。

（二）身体探索

也称身体扫描，当我们暂停等待的过程中，尝试逐渐把注意力放到身体的探索中，首先从呼吸开始，感受呼吸的节奏。接下来开始关注你的头部，感受你的头顶、耳朵、后脑勺有何种感觉，继续把注意力往下移动到面部，感受你的额头、眼睛、脸颊、鼻子、嘴唇，以及口腔内部（牙龈、舌头）有何种感觉，注意力继续往下移动，依次到了颈部、肩部、背部、胸部、腹部、腿部、足部。最后探索整个身体的感受。

(三)识别并描述情绪

身体探索使我们逐渐放松,为情绪信息传递到大脑皮层提供了充足的时间。这时,我们需要进行最后一步,站在中立且理性的角度尝试用语言描述此刻的感受,当我们能用语言表达自己的真切感受时,说明情绪信息被传递到了大脑皮层的语言中枢进行加工分析,一旦信息能传递到大脑皮层,自我理性就有机会参与情绪调节,避免我们被情绪吞噬。在生活中我们还可以通过日记的方式记录情绪事件、情绪反应的关系,为更多的情绪信息建立间接通路,达到自我觉知的目的,并为情绪的自我调节打好基础。

第三节 自我调节

自我调节是一种建立在自我觉知的基础上恰当地处理情绪的能力。情绪调节能力差的人常常受到痛苦情绪的困扰,而那些情绪调节能力强的人则可以更快地从生活的挫折和烦恼中恢复。调节情绪的目的是实现平衡,节制,不做激情的奴隶。没有激情的人如同荒漠,而情绪失控又是病态,关键是减少负面情绪,增加积极情绪,而不是只维持一种情绪。

一、不良情绪与疾病

现代医学研究表明,紧张和焦虑、恐惧等不良情绪是健康的大敌。癌症、冠心病、高血压病、溃疡、神经症、甲状腺功能亢进症、偏头痛、糖尿病都与心理因素有关,而其中最主要的心理因素就是不良情绪状态。那为什么情绪能够影响健康呢?对这个问题,科学家进行了许多研究,目前虽尚无定论,但大多倾向于人在不同情绪状态时,下丘脑、垂体、自主神经系统都会有一定的生化改变,并由此引起身体各器官功能的变化。这就是情绪可以致病的生理学基础。生理学和心理学研究认为,应激状态可使人抵抗力降低,易罹患疾病。一切顽固的忧愁和焦虑,可称为不良情绪,这种情绪强烈、长期存在,足以给疾病大开方便之门。而人的疾病状态,反过来也可引起情绪变化,两者互为因果。

(一)不良情绪与癌症

国内外大量研究表明,长期压抑和不满的情绪,如抑郁、悲哀、恐惧、愤怒等,都容易诱发癌症。心爱的人突然死亡或突然失去安全保障,也是癌症发生的诱因。情绪与癌症的治疗效果和癌症的复发率,也有着明显的联系。愉快的情绪有利于癌症的治疗;悲观、绝望的情绪往往使癌症病情加剧。

(二)不良情绪与高血压

血压对于情绪的变化是极为敏感的。情绪状态的改变可以引起血压和心率的变化。愤怒、仇恨、焦虑、恐惧、抑郁等情绪,可使血压升高,尤其以愤怒、焦虑、仇恨与血压的关系最为密切。有人甚至认为,被抑制的敌视情绪可能是血压升高的重要原因。

我国心理学工作者根据232例高血压患者的研究发现，其中58.7%的患者病前有急躁易怒、要求过高的特点。如果处于长期而反复的过度紧张，或者在强烈的情绪激动状态下，可加重高血压病情。例如，消防队员较易罹患高血压。

（三）不良情绪与心脏病

心脏和血管对情绪反应最为敏感。反复而持续出现的不良情绪，是导致心血管疾病的主要因素。有焦虑、恐惧、愤怒、悲哀情绪者，其冠心病发病率或复发率较高。许多研究发现，高度焦虑者的心绞痛发病率为低焦虑者的2倍。有焦虑、抑郁情绪者，心肌梗死的发病率也明显增高。愤怒、焦虑、惊恐以及其他情绪突变都容易导致猝死。许多冠心病患者就是在不良情绪刺激下，导致心绞痛和心肌梗死发作，甚至死亡。笔者亲自所见一例，某高校医院住院部有一位48岁男性患者，他患有慢性肾炎、高血压、心脏病，近两个月一直在校医院进行腹膜透析，病程逐渐稳定。一天晚上因与护士吵架，情绪非常不好，结果突发心肌梗死而死亡，很是可惜。

（四）不良情绪与胃肠疾病

消化系统是对情绪反应的敏感器官。情绪与胃肠的功能状态有着密切的联系。人在恐惧或悲痛时，胃黏膜会变白，胃酸停止分泌，可引起消化不良；而在焦虑、愤怒、怨恨时，胃黏膜会充血，胃酸分泌增多，长期如此，可导致消化性溃疡。可见不良情绪对胃肠疾病的发生有很大的作用。

二、自我调节的策略

在我们生活中，每个人都主动或被动地处理过情绪问题，有的人可以很好地调节自己的情绪，有的人总是无法控制自己的情绪。1998年，Gross提出了情绪调节动态模型，认为情绪调节是一个不断循环的、动态变化的过程，包括情境选择、情境修正、注意分配、认知改变和反应调整5个阶段。

（一）情境选择

情境选择一般发生在情绪出现之前，起到预防情绪产生的作用。某些情境可能引起好的或者不好的情绪，我们通过选择置于或者逃离这种情境，因此来调节自我情绪。情景可以包括人、物、事件、环境。比如，有些人在熟悉的环境中（如家中）会产生舒适的情绪，但在陌生的环境中会感到紧张和不适，为了避免产生令自己不悦的情绪，他们会选择直接拒绝进入这种环境，或者选择置于能产生愉悦情绪的情景。

这个策略可以在短期内起到调节情绪的作用，但是并不能从根本上解决情绪问题，而且情绪的选择是一种个人的偏向，有可能造成个人发展的限制。比如因为在某件事情上受到了挫折，只要选择不再去尝试这件事情就可以避免产生挫败感，但是同时也失去了取得成功的机会。

（二）情境修正

情境修正可以发生在情绪出现之前也可以发生在情绪产生之后。与"情境选择"中的情境一样，当我们无法选择情境的时候，可以通过修正情境中的某些特征从而起到调节情绪的作用。比如，当你和陌生人同乘一辆长途汽车时，放点音乐能起到缓解紧张情绪的作用。情境的修正虽然可以帮助我们更好地适应情境、融入社会，但这种通过外在的改变而调节情绪的方式只是短暂地掩盖我们的情绪，情绪在本质上并没有消失，掩盖起来的情绪还是可能在没有被修正的情境下产生。

（三）注意分配

除了情境选择和情境修正，我们还可以通过注意分配来调节情绪，一般包括注意力的分散（分心）和注意力的集中（专心）。

1. 分心　分心是指个体把注意力从情境中脱离开。比如，在医院打针的时候，紧张害怕的我们会通过和同伴聊天或看向窗外来转移我们的注意力。个体可以借助情境来转移注意力，也可以通过内在的注意转换达到分心的效果，比如课堂上教师在讲课，而学生因为思绪万千而完全忽视了老师的声音。

2. 专心　专心是指个体把注意力集中在情境的某些特征上面。比如，你参加不太熟悉的外班同学聚餐也许使你觉得尴尬，你可以通过把注意力放在喜欢吃的菜上面，专心吃菜的过程依然可以在不可变的情境下产生使你愉悦的情绪。专心的策略可以帮助我们从负向情绪调节为正向情绪，也有可能使某人陷入消极情绪中无法自拔，从而导致抑郁等精神症状。

（四）认知改变

当我们想要调节情绪时，有一个根本问题需要讨论，就是情绪为何会产生？阿尔伯特·埃利斯（Albert Ellis）的ABC模型认为：我们的情绪和行为（C：后果）不是由生活事件（A：激活事件）直接决定的，而是由我们认知上对这些事件处理和评估的方式决定的（B：信念）。情绪调节的基础是建立在我们的信念（B）是可以改变的，因此有了"ABCDE"模型，在这个模型中，D代表与信念（B）的辩论，E代表新的情绪和行为。

比如，孩子与父母说话的时候往往会产生激烈的争吵。这个事件中，A为与父母说话这件事情，B会觉得父母很唠叨并总想控制自己，C为产生激烈争吵和愤怒的情绪。如果想要产生新的积极的E，则需要D和原有的B做一个辩论，D可以是家长的唠叨其实是一种爱的表现，家长认为孩子始终不会长大，为了少让孩子走弯路，在生活中总是叮嘱很多，而孩子的不理解往往又会让家长产生挫败感，最终双方恶语相向。如果孩子能够理解家长的初心，则会在交往中产生新的E，一旦创造了好的沟通机会，让父母觉得孩子有能力面对生活的挑战，便更有可能在孩子今后的生活中给予更多合适的支持和帮助，双方的情感也更加融洽稳固。

认知改变的策略可以从根本上解决不良情绪的产生，也是自我情绪调节最有效的方法。每个激活事件（A）都有多面性，从不同的角度看待问题，避免认知局限，便能创造更多的E。

（五）反应调整

反应调整策略是指改变情绪表现的行为方式，可以理解为宣泄情绪。当情绪已经发生，如果不宣泄情绪，可能造成对身体和精神的不利影响。这时候，需要一些宣泄情绪的方法帮助我们排解情绪。大学生常见宣泄情绪的方法有运动、追剧、享受美食、逛街和朋友倾诉、听歌等。反应调整需要使用合适的方式，比如赌博、打架、自残等行为就不合理，合适的前提是应该不伤害自己和他人。如果常用的宣泄情绪的方法起不到作用时，可以尝试其他的方法达到调节情绪的目的，不良情绪转变为心理问题时，可以寻求心理医生或精神科医生的帮助，必要时可以介入药物治疗。

三、不良情绪与案例

（一）愤怒

研究者发现，在人们希望避免的所有情绪当中，愤怒是最难以控制的情绪，并且是最有诱惑性的消极情绪。和悲伤不同的是，愤怒可以激发活力，甚至令人振奋，愤怒带有诱惑和劝服的力量，使人无法控制自己的行为，从而造成严重的后果。

案例2-3　冲动犯罪

2018年，王某宇、丛某某、王某桥等5名学生组成团队参加辽宁省研究生ERP沙盘模拟大赛并获得一等奖。因王某宇向校方反映比赛中自己贡献大，应按团队负责人加分（分值与国家奖学金评定直接挂钩），与报名负责人丛某某产生矛盾。2019年9月19日11时许，学校宣布不认定负责人的决定后，王某桥、丛某某将王某宇叫到沈阳大学南院1号文综楼B414校研究生学生会办公室后发生争吵。等在室内、与女友王某桥约好开完会一起吃饭的马某某也上前指责王某宇，王某宇随即与马某某发生争吵并厮打在一起，丛某某和王某桥见状也上前厮打王某宇。厮打过程中，马某某顺手拿起办公桌上常年放置的一把水果刀，将王某宇腿部和眼眶划伤（腿部伤在医院被发现）。见王某宇面部流血，王某桥夺下马某某手里的水果刀（刀上提取的生物检材经DNA比对与被害人基因型一致）。随后，从该室医药箱找来纱布让王某宇擦拭脸上血迹。王某宇欲寻求助，遂向门外跑去。因担心被老师和同学发现，马某某随后追赶王某宇，追到三楼教师办公室时被学校老师制止。此间，王某桥、丛某某将活动室地面血迹擦掉。11时57分，学校老师和同学将王某宇送至沈阳市第一人民医院救治。12月20日，马某某、王某桥、丛某某等三人因涉嫌故意伤害罪被警方依法刑事拘留。（2019年12月23日人民日报）

（二）焦虑

事实上，忧虑是所有焦虑的核心。忧虑的基础是对潜在危险的警惕，这在进化过程中无疑具有生死攸关的意义。恐惧激发了情绪脑，由此导致的焦虑有一部分把注意力集中到当前的威胁上，迫使大脑思索如何进行处理，并暂时忽略其他事情。从这个意义上说，忧虑是对可能发生的坏事及其应对策略的一种预演，忧虑的目的是在危险出现之前进行预期，针对生存危机想出积极的应对措施。持续的忧虑往往不会为解决问题带来实质性的帮助，反而产生焦虑的情绪和生理反应，甚至可能发展为强迫症、妄想症等精神症状。

> **案例2-4 就业焦虑**

2021年《中国国民心理健康发展报告》指出，大学生群体存在抑郁、焦虑的比例高达26.4%，其中就业焦虑已成为应届毕业生较为严重的心理健康问题。我国2022年高校毕业生高达1076万，比2021年增加167万。以浙江省内15所本科高校的2022届毕业前大学生为对象，实证调研3014名大学生的就业焦虑状况及其社会心理因素。结果表明，被调查的3014名毕业前大学生高焦虑者占比15.06%，中焦虑者占比65.83%，其就业焦虑水平较高。不同家庭经济状况的大学生就业焦虑水平差异显著，家庭经济状况越好毕业生的就业焦虑水平越低。毕业去向选择方面，准备创业的学生就业焦虑水平显著高于准备就业和升学的学生。个人及家庭预期方面，期望薪水越高就业焦虑越明显，就业期望为公务员、事业单位等体制内单位的毕业生就业焦虑更为显著。个人和家庭对毕业生第一份工作的薪水预期过高，就业压力会传导至毕业生身上，来自家庭或个人过高的预期，给毕业生会带来无形的心理冲突和压力。（2022年9月15日教育学术月刊）

（三）抑郁

抑郁的情绪往往会让我们的行为处于待机状态，生活会变得止步不前，人生会有被束缚的感觉，甚至看不到希望。抑郁的状态容易使人不愿社交脱离社会生活，使得抑郁的情绪更加严重。

> **案例2-5 大学生杀害滴滴司机**

据某市警方通报，经公安机关初步调查，2020年3月23日深夜，犯罪嫌疑人杨某淇（男，现年19岁，A区人）搭乘网约车从A区前往B区。3月24日0时左右，在A区某路附近下车时，坐在后排的杨某淇乘司机陈某不备，朝陈某连捅数刀，致陈某死亡。杨某淇事后到公安机关投案自首，据杨某淇供述，其因悲观厌世早有轻生念头，当晚因精神崩溃无故将司机陈某杀害。检方披露的相关详情显示，杨某淇系该市某校大一学生，自2017年始，因自觉生活过于平淡、索然无味，遂萌生自杀的念头。根据材料和检查，杨某淇诊断为抑郁症，在本案中实施危害行为时，有限定（部分）刑事责任能力。最终被告人杨某淇被判处死刑，缓期两年执行，并被限制减刑。（2020年9月24日南方都市报）

第四节 自我激励

自我激励是指为了服从某一目的而自我调动、指挥个人情绪的能力。集中注意力、自我激励、自我把握、发挥创造性，将情绪专注于一项目标，这是成功必要的能力。自我激励是人的精神生活动力之一，主要是用生活中的哲理、榜样事迹或明智的思想观念来激励自己。

认可自己，相信自己是自我激励的前提。一个人只要有喜欢自己，相信自己，信任自己的经验过程，往往更容易成功而又感到快乐，即使面对失望和令人沮丧的局面也会有信心、希望和勇气。我们的命运完全取决于我们的心理状态。因为，如果我们想的都是快乐的念头，我们就快乐；如果我们想的都是悲伤的事情，我们就会悲伤；如果我们总是想一些可怕的事情，我们必然害怕；如果我们总想一些不好的念头，我们就不可能心安理得；如果老想着失败，我们就很难获得成功。

一、自我激励的表现

（一）控制冲动

控制冲动是一个人最基本的心理技能。人们取得的种种成就都有扎根于控制冲动的能力。孩子在童年生活中所表现出来的某种能力，长大以后，则会在社交和情感的方方面面都表现出来。有些孩子即使年仅3~4岁，就已经具备了控制冲动、延迟满足欲望的基本能力。他们能了解时局，知道控制冲动和延迟欲望、抵制住某些诱惑的好处，懂得如果想实现自己的目标，就要把自己的注意力从眼前暂时的诱惑上转移开，分散对诱惑的注意，转向其他活动。这样的孩子长大以后，面对学习和工作有较强的自信心和较高的效率，能较好地应对生活中的挫折。在各种压力之下，他们不会轻易崩溃，没有惶恐不安和退缩。面对困难，他们能勇敢地迎接挑战。他们独立自主，充满自信，办事可靠，值得信任。他们做事主动，积极参加各种活动，最终获得了成功。相反，那些缺乏控制能力的孩子，长大以后，在社会活动中，往往表现羞怯退缩，固执且优柔寡断；一遇挫折，就心烦意乱，总感到自己事事不如人，过低地估计自己的能力。遇到压力就畏缩不前或不知所措。他们往往疑心重、好嫉妒、爱猜忌、脾气较暴躁，动辄与人争吵，以至斗殴，最终难以获得成功。

控制冲动的能力对人的智力发展也有重要影响。例如，一个学生如果焦虑、生气或抑郁，他根本就无法学好知识。实际上，任何人在这种情绪状态下，都无法有效地接收信息和妥善地处理信息，一个人的消极情绪太强，就会扭曲注意力，影响人的注意力集中，使人难以考虑眼前的工作。一般来说，在同一领域中激烈竞争时，竞争者的智力一般相差无几，成就却高低相差悬殊，其原因就可能在于成功者从小就经受过长期艰苦工作的磨砺，遇到挫折时，依然能热情满腔，继续努力。实践表明，儿童时期若控制冲动的能力差，是预测少年犯罪倾向的一项可靠指标。

案例2-6 棉花糖实验

棉花糖实验（Marshmallow Experiment）是斯坦福大学沃尔特·米歇尔博士（Walter Mischel）1966年到1970年早期在幼儿园进行的有关自制力的心理学经典实验。受试者是4~5岁的小朋友，首先把每个孩子带到单独的房间，让他们坐在椅子上，然后在他们面前的桌子上放一块棉花糖。研究人员告诉孩子，他将离开房间，如果孩子在规定时间内没有吃掉棉花糖，那么他们将得到两个棉花糖。然而，如果孩子在研究人员回来之前决定吃第一个，那么他们就得不到第二个棉花糖了。15分钟之后，研究人员，发现不同的孩子有不同的表现。有的孩子忍不住直接吃掉了棉花糖；有些孩子则用比如唱歌、蒙眼睛等方法转移自己的注意力来抵抗诱惑。

随着时间的推移和孩子们的成长，研究人员进行了后续研究，并跟踪了每个孩子在许多领域的进展。他们的发现令人惊讶，愿意等待第二个棉花糖的孩子们有更高的SAT分数，药物滥用在较低水平，肥胖的可能性也较低，能更好地应对压力，有更好的社交技能等。（SAT，也称"美国高考"，是由美国大学理事会主办的一项标准化的、以笔试形式进行的高中毕业生学术能力水平考试。其成绩是世界各国高中毕业生申请美国高等教育院校入学资格及奖学金的重要学术能力参考指标。）

棉花糖实验只是展示了一份数据，成功的因素不会只由某一个因素决定，人类的行为和生活要比这复杂得多。2012年罗切斯特大学研究团队在棉花糖实验基础上进行了扩展研究：在给孩子提供棉花糖之前，研究人员把孩子分成两组。第一组经历了一系列不可靠的经历。例如，研究人员给了孩子一小盒蜡笔，并承诺给一个更大的蜡笔，但没有兑现承诺。然后，研究人员给了孩子一个小贴纸，并承诺会带来更好的贴纸选择，也没有兑现承诺。同时，第二组获得的是非常可靠的经验，承诺的蜡笔和贴纸都兑现了。完成了这个过程之后，再进行棉花糖实验。结果是，第一组的孩子们没等多久就吃了第一个棉花糖。而第二组的平均等待时间比第一组长四倍。这个研究表明，孩子抑制冲动和延迟满足能力并不是一个预先确定的特征，而是受到他们周围的经历和环境的影响。事实上，环境的影响几乎是瞬间发生的，仅仅几分钟的可靠或不可靠的经历就足以推动每个孩子的行动朝着一个或另一个方向前进。

控制冲动往往与延迟满足紧密联系。要注意的是，延迟满足有两个基本的条件，一个是奖励一定会兑现，第二是延迟之后奖励会更加丰厚。而在家庭教育中，父母可能只关注到抑制冲动和延迟，没有兑现更丰厚的奖励。比如孩子想看电视，先写完作业再看，喜欢的玩具下次再买等，这些行为看似在延迟，但是忽略了给孩子创造更多选择的机会。在锻炼孩子控制冲动的时候，不能是为了功利的目的，而是引导孩子培养一种自我激励的能力，目的是在面对更多选择时可以有能力有底气做选择，从而掌控自己的人生。

（二）充满希望

希望是指无论目标是什么，都相信自己有决心而且有能力实现既定的目标。它有助于提高学业成绩和工作效率。但人的希望各有不同，他们的努力程度也会有所差异。一个对自己的学习成绩有较高期望值的学生，他的学习必然会更刻苦，也就会通过刻苦努力想方设法来实现其成绩目标。而对于只希望得到中等成绩即可的学生来说，他们只会做出一般的努力，只要达到目标就可以了，不会付出更多的努力。而那些对成绩不抱希望的学生，往往会放弃努力，从而听之任之，考试成绩不及格对于他们来说是无所谓的。

案例2-7 人生的"寒冬"中带着必然的希望

孩子们：

你们好，我是张桂梅。能在2021年末以这样的方式和你们交流，是一件特别温暖的事。

虽然我们没有见过面，但读着你们的留言，我仿佛看到了提问背后一张张或困惑、或迷茫、或正在认真思考自我和未来的年轻的脸。

这一年里，或许你们各有各的不容易：既要面对自己升学、工作、情感等方面的压力，又要直面外部环境的变化带来的内心焦虑与挣扎。每个人都希望人生可以不断前进，但我们也不得不去面对人生中脚步慢下来甚至是停下来的那些时刻。你们当中的许多人都问了我一个问题："我觉得我的人生可能就是这样了，我很辛苦，我是不是应该认命了？"

我相信，人生在必经的"寒冬"里，也带着必然的希望。没有人愿意经历严寒，但它经常不请自来，不经选择；也很少人敢确信未来一帆风顺，但如果你经历过和见过，你就会相信，并且愿意把它强烈地送给别人，让身边人都感受到。

我人生中的大部分时候，都过得不那么"舒服"，可以说是很"痛"的。在我很小的时候，就失去了母亲。在青年时期，父亲又离我而去。本以为来到大理后，有一份稳定的教书工作，遇到一位爱我的丈夫，就能过上平淡安稳的生活了，能从一个天真少女变成一个幸福女人。但突如其来的变故彻底打破了我的人生计划，我的丈夫被查出癌症，尽管全力筹钱治疗，但坚持了一年后，他还是离开了我。和他一同离去的，还有我人生中短暂拥有的快乐和美好。

那是我人生中最黑暗的一段时光。那时我的眼里，大理的山也不美了，水也不绿了……幸福感觉离你很远很远。后来，我要求调岗到了偏远的丽江华坪。说是"调岗"，其实就是想找一个没有人认识我，不会让我记起生命中任何美好的地方，把自己"流放"了。那时候你跟我说希望、说未来，我也不想听。

你们的人生也一定经历过这样的时刻：感觉全世界都在跟你作对，所有的厄运都降临到了你的头上。

走出痛苦的过程，有时候比痛苦本身还要难受。那时的我也只是一个普普通通的年轻人，在挫折面前也没那么坚强。我只是努力地让自己再多挣扎了一下，心里还是抱着一线希望。在走出痛苦的过程中，身边的人向我伸出了手，让我感受到了人世间的温暖。也就是那一点挣扎，那一点温暖，让我一次次坚持了下来。

不论何时，我们都需要彼此的爱。如果你觉得痛苦、迷茫，去看看其他人，你会发现自己的命运既有独特性，也有共同性。共同性会让你不因为孤单而害怕，在必要时伸出给彼此的手；而独特性则可以帮助你真正走上你乐于走上的路。

我现在仍然过得很"苦"，积了一身病。经常这个问题缓解了一点，那个问题又严重了。越来越糟的时候，我心里也很难受。但现在的"苦"，是一种我愿意付出的苦。因为我有一个清晰的目标，我要把孩子们带出大山，我要去实现它。有目标就有干劲，就不觉得那么苦了。

孩子们，你需要有一个人生大目标，去帮助你走过那些痛苦的、坚持不下去的时刻。但大目标就像一座高山，需要长久地攀登。你还需要找到一条上山的"路"，在每天的日常里完成一个个具体的小目标，一步步扎实地往上爬。爬着爬着，或许就走过了那一段黑暗的路，拨云见日。

给你们写下这封信，希望从我讲述的经历中让你们感受到一点点温暖，一点点力量。这是我今天正在完成的小目标。我今天还有好多个小目标要完成，比如等会儿我就要去看看孩子们测验的情况。督促她们上好每一节课，抓好每一分，也是我现在每天的小目标。

你也许和我一样，正在完成每天的小目标。也许，正在寻找你的那个"大目标"。但只要你开始思考、开始行动，你就已经走上了一条必然不易，但也充满希望的路途了。放弃和认命是一条没有尽头的"下坡路"。请记住，在任何一个你没有察觉的时刻，包括现在，通过行动去改变命运的机会，一直都存在。（2021年12月20日新华社）

（三）保持乐观

乐观指怀抱一种强烈的期望，尽管会遇到挫折和阻挠，但相信事情总会好起来，乐观的态度是防止人们遇到困难时失去兴趣，陷入失望或沮丧的缓冲器。乐观的人把失败视为可以改变的东西，悲观的人把失败归结为无力改变的东西。从情商的角度来看，乐观的人们身处逆境时仍保持不心灰意冷、不绝望、不抑郁、不沮丧的心态。心理学家曾用"半杯水实验"较准确地预测出乐观者和悲观者的情绪特点。悲观者面对半杯水说："我就剩下半杯水了。"乐观者则说："我还有半杯水呢！"因此，对于乐观者来说，外在世界总是充满着光明和希望。乐观会使人经常处于轻松、自信的心境，情绪稳定、精神饱满，对自己也有恰当客观的评价。乐观的人在困难面前会看到光明，不会轻易怨天尤人。而悲观者碰到困难时一般会较敏感、脆弱、内心情感体验细致、丰富，一遇到挫折就会比一般人感受得深，体验得多。乐观是坚强的外在表现，一个悲观的人是谈不上坚强的，悲观只能与懦弱、失败为伴。坚强是乐观的内在素养，一个懦弱的人是乐观不起来的，即使表面看很轻松，其内心深处却常怀有恐惧和忧虑。乐观与坚强是一对好兄弟，它们互相促进，越乐观的人越坚强，越坚强的人越乐观。我们只有保持乐观，活得坚强，才能够实现人生的价值。

一个人要想取得成就，不仅靠其自身的才能，而且还要看他是否能经受失败的打击，具有乐观与坚强的精神。乐观的心态则使人充满胜利的希望，悲观的心态会使人万念俱灰，这就是心理专家所说的"自我功效"，即相信人可以主宰自己的命运，能应对人生的挑战。自觉地发展任何一种能力都可以增强自我效能感，从而使自己敢于承担风险，不畏挑战。

案例2-8　向阳而生

江梦南，出生于湖南郴州宜章县莽山瑶族乡永安村，父母都是莽山民族学校的老师。尚在襁褓的江梦南，因耳毒性药物导致极重度神经性耳聋，半岁后便生活在无声的世界里。为了让女儿更好地融入社会，江梦南的父母毅然放弃教女儿学习手语，而是让女儿学习发音和唇语。最开始，小梦南靠着反复抚摸爸妈的喉咙，来感受声带的振动并练习发声，每个音节父母都要不停地重复，她说"如果有音节只要重复上1000次我就能学会，那已经是非常快的速度了。"偶尔也会因听力障碍感到低落，但她总有办法开导自己："我很羡慕别人可以轻松地和朋友聊天，可以打电话、听歌。每当这时，我就告诉自己，听不见也有听不见的好处，至少睡觉时不容易被吵醒。"从字、词到日常用语，她对着镜子学口型、摸着父母喉咙学发音，通过读唇语学会了"听"和"说"。最终她凭借优秀的学习成绩，成为家乡小镇上近年来唯一考上重点大学、最终到清华大学念博士的学生。2021年失聪女孩江梦南代表湖南入选感动中国年度人物。（2022年3月4日湘微教育）

（四）心流状态

心流一词最早是匈牙利裔美国心理学家米哈里·契克森米哈赖（Mihaly Csikszentmihalyi），在1990年出版的《心流：最优体验心理学》（*Flow: The Psychology of Optimal Experience*）一书中提出的，他是积极心理学奠基人之一，一直致力于幸福和创造力的研究。

心流是情绪智力的至高境界。心流意味着情绪达到了极致。当人处于心流状态时，情绪不受抑制和牵绊，而是积极、充满活力的，与当前任务协调一致。心流是一种忘我的状态，专注于当前任务，失去所有的自我意识，把心里常常惦记的健康、金钱甚至成功统统抛诸脑后。心流是无我的时刻。在心流状态，人们的表现达到了巅峰水平。进入心流的重要途径是专注，心流的本质是注意力高度集中。心流有六个特征：第一，注意力完全集中。第二，意识和行动融为一体。第三，内心评判声音消失，感觉非常自由。第四，时间感消失。第五，强烈地自主。第六，强烈地愉悦感。

案例2-9 大学生与短视频

2021中国短视频行业发展分析报告中统计，截至2021年12月，我国短视频用户规模为9.34亿，用户使用时间持续增长，人均单日使用时间达125分钟。短视频短小精悍、题材多样、灵动有趣、娱乐性强等特点吸引大学生成为短视频平台的主力军，刷短小视频的过程中每一个独立的、不相关联的、短小的视频让观看者的注意力不断快速转换，一定程度上消弭了现实中努力奋斗所需要的高度专注和对事物深入思考的能力。

二、自我激励的策略

自我激励来源于坚定的内心，不够了解自己，不知道自己的目标，就很难调动自己的情绪和行为。通过明确个人的价值观与目标，为目标制定行动计划，并在实施过程中适当奖赏自己，才能呈现出高的自我激励的状态，最终成就更好的自己。

(一)明确价值观和目标

"三观"通常指的是个人的价值观、世界观和人生观。这三种观念体现了个体对于事物的认知、判断以及行为准则。"价值观"涉及到个人对于什么是珍贵和重要的理解,"世界观"涉及对世界本质的看法,而"人生观"则是个体关于生存、生活和人生目标的观点。

价值观是人基于一定的思维感官而作出的认知、理解、判断或抉择,也就是人认定事物、辨别是非的一种思维或取向,从而体现出人、事、物一定的价值或作用。

价值观和各种目标一旦形成便作为传统的力量在一个相当长的时期内发挥作用。例如,我国社会主义核心价值观在国家层面为富强、民主、文明、和谐;在社会层面为自由、平等、公正、法治;在公民层面为爱国、敬业、诚信、友善。

(二)制定行动计划

行动计划需要目标的引导。很多人往往迈不出行动的第一步,要不就是因为没有目标,不然就是因为事情有难度无从下手。所以目标的设定需要进行合理的分类,目标可以分成大目标、小目标;长期目标、短期目标等。把目标细分并降低难度,有利于我们开始行动。比如,某同学想要在学期末通过所有考试。那这个目标对于刚开学的他来说只能是长期目标,无法立马行动达到期望结果,所以让人觉得当下行不行动看似无伤大雅,很容易就浪费了一学期的时间。想要达到长期目标,就得再把目标细分为短期目标,需要制定每个月、每周、每天、每个上午下午、每个小时、每堂课的目标。短期目标实施起来会更加容易,更容易提升行动力,然而短期目标是长期目标的基础,当每节课、每个小时我都能付诸行动并达到预期的时候,最后的长期目标也自然而然就达成了,甚至可能效果大于目标。目标一定是精确到当下的计划才更容易让人行动起来。

(三)适当奖赏自己

为什么大学生很容易沉迷游戏、短视频等娱乐中,因为这些事情会立马带给人愉悦感和放松感,这种舒适的感觉就是对行为的奖赏,可以刺激行为的反复发生。当我们在制定目标并行动的过程中,会因为达到小目标而产生成就感,这也属于一种奖励。也可能因为自己的目标周期长、难度大而产生一些挫败感,这时候就需要我们主动创造一些奖赏,从而促进我们行动的保持。奖赏和成果能促发我们的行动力,让我们可以坚定自己的目标,一步步向前。

第五节 同理心和社交技能

同理心是指识别他人情绪的能力。来自意大利帕尔玛大学的几位神经生理学家在猴子的大脑中植入电极,来记录猴子大脑的神经活动。在实验中,猴子抓取食物时,一些神经元便产生兴奋。然而,某一次实验人员在猴子面前吃东西时,在猴子大脑中同样的神经元也产生了兴奋。进一步的研究证实了一种被称为"镜像神经元"的存在。当一只动物做某个行动时,或当它看到其他动物在做相同的事情时,这些大脑细胞都会兴奋。不出所料，后来的证据有力地表明人类大脑中也含有这类镜像神经元。一些科学家认为，镜像神经元是同理心和社会认知的神经基础。支持这种说法的科学证据还没有定论，但是不论是哪种方式，镜像神经元都为人类大脑的社会属性提供了一个初步的认识。如果与对方生理水平同步，同理心的准确度最高。情绪强烈时很难或者不会产生同理心，同理心要求个体保持足够的冷静，才能接收他人微妙的情绪信号。这个原理也揭示了为什么人在冷静下来后会后悔。换句话说，只有你在生理上是另外一个人，同理心才能起作用。并且，大脑需要依赖自我觉知，才能产生同理心，如果我们的自我觉知能力比较差，那同理心也会薄弱。

一、同理心的发展

（一）婴儿期：同理心的萌芽

同理心的根源可追溯到婴儿期。从出生开始，我们就可以观察到婴儿如果听到别的婴儿在哭，他们也会感到不安，甚至哭泣，看到别人笑，他也可能笑。婴儿的这种反应便是同理心的萌芽。

（二）1岁~2.5岁：动作模仿

婴儿在一岁左右，开始意识到别人的情绪并不是自己的情绪，不过他们对如何应对别人的情绪仍然感到困惑。比如纽约大学的马丁·L·霍夫曼（Martin L.Hoffman）研究发现，一岁大的婴儿会把自己的妈妈叫过来安慰哭泣的同伴，而没有意识到同伴的妈妈此刻也在房间里。婴儿的困惑还表现在年仅一岁的他们还会模仿他人的困扰，这也许是为了更好地理解他人的感受。比如，如果看到别的宝宝手指受伤，他们可能会把自己的手指放进嘴里，看自己是不是也受伤了。有个宝宝看到自己的妈妈在哭就去抹自己的眼睛，尽管他的眼睛里并没有泪水。婴儿的这种行为被称为"动作模仿"，"同理心"的原始含义就是"动作模仿"。"同理心"一词由美国心理学家E·B·蒂奇纳（E.B.Titchener）在20世纪20年代最早使用。蒂奇纳提出，同理心起源于一种对他人困扰的身体模仿，个体通过模仿引发相同的感受。

（三）2.5岁之后：发展差异

在这个阶段，幼儿对他人情绪不安的敏感性开始出现分野，有些孩子感觉敏锐，有些孩子则迟钝一些。美国国家心理健康研究所的玛丽安·拉德卡-雅罗（Marian Radke-Yarrow）和卡洛琳·赞-韦克斯勒（Carolyn Zahn-Waxler）进行的系列研究发现，同理心出现差异主要与父母如何约束孩子有关。比如父母要求孩子特别注意他们的错误行为对他人造成的困扰，"看看你让她多难受"，而不是"你真淘气"，这类儿童更容易察觉到他人的情绪变化。研究者还发现，观察其他人在面对别人的困扰时如何反应也会影响同理心的塑造。通过模仿自己看到的东西，儿童同理心反应的模式得到了发展，尤其是懂得了怎么帮助受到困扰的人。

二、同理心的类型和表现

(一)同理心的类型

1. 认知同理心 有认知同理心的人传达的信息一般是：我了解你看待事物的态度，我可以站在你的立场。认知同理心强的管理者，其员工的表现会好于预期，因为管理者可以用员工能理解的方式来表达，这使员工感到鼓舞。认知同理心较强的高管担任异地职位时会表现更好，因为他们能够更快地掌握不同地域的风俗习惯。

2. 情绪同理心 有情绪同理心的人传达的信息一般是：我与你感同身受。这是人际关系和谐的基础。情绪同理心强的人由于能够体会到他人的情绪，将会成为出色的顾问、老师、客户经理以及团队领袖。

3. 同理心关怀 有情绪同理心的人传达的信息一般是：我如果感觉到你需要帮助，自然就会提供帮助。有同理心关怀的人会成为团队、组织或社区的良好公民，自愿帮助有需要的人。

(二)同理心的表现

1. 对他人情绪敏感 有同理心的人，可以关注到周围的人是否出现了情绪变化，并且让对方知道有人在乎他的情绪变化。如果只是单纯地关注到他人的情绪变化，并没有实际的行为，说明没有理解其情绪的意义和对人会造成的影响。所以同理心需要在与他人交往中来体现。

> **案例 2-10　朋友的变化**

你注意到你的一个舍友突然变得很安静不爱说话，但是她平时是一个热情开朗的人，面对这个情况，你会怎么办？

A. 认为对方情绪的变化与自己没有任何关系，也许过一会儿她就不这样了。
B. 询问其他舍友或同学，她怎么了。
C. 找一个机会单独与她聊一聊，表达你对她的关心，并询问她是否需要你的帮助。

2. 帮助他人调节负面情绪 有同理心的人，不仅能为他人的开心而开心，在关注到他人的负面情绪之后，会运用适合对方的方式主动帮助其调节负面情绪。

> **案例 2-11　朋友的烦恼**

当好朋友跟你说，他和对象分手了，现在非常难过。你会怎么办？
A. 分手就分手啊，下一个更好。
B. 你们不是挺好的吗？那挺可惜的。
C. 因为什么事情了？愿意和我说说吗？

3. 考虑他人的需求和利益 有同理心的人，会考虑他人的需求和利益，懂得尊重他人。有同理心的人不是一个以自我为中心的人，考虑他人的需要和利益也是在重视他人的情绪体验。

案例2-12　晚会邀请

当你一个人走在校园内,遇到宣传晚会的同班同学,她邀请你和你的好朋友去参加晚会,你很想参加,你会怎么办?

A.马上接受邀请并承诺你们都会去。

B.马上接受邀请,但是希望她能给你的好朋友发个邀请信息,并承诺会再询问好朋友和不和你一起来。

C.直接拒绝,并不告知好朋友这个消息。

4.融入社交环境　有同理心的人,会积极地融入社交环境。在社交活动中可以理解他人的处境,也就能理解他人的行为,对待复杂的人际关系或者困境便不会气馁或逃避。

案例2-13　新团队的挑战

你发现找不到任何理由,你刚刚加入的团队对你提出的所有意见都表示反对。你会怎么办?

A.不再提出新的意见,既然这样就不再浪费自己的时间。

B.试图提出比之前更好的意见。

C.尝试和小组内部的核心成员进行沟通,说服他们先支持我的意见。

三、提升同理心的策略

我们通过同理心的发展可以知道,同理心在我们儿童期就基本已经形成,并且家长对此产生了很大的影响。如果成年之后,同理心的缺乏影响了你的社交生活,你想要做一些改变来提升自己的同理心,使自己的感觉更好,也依然可以通过一些方法来实现。

(一)同理心的培养

在儿童发展同理心的阶段,家长通过正确的引导可以帮助孩子培养同理心。

1.帮助孩子识别情绪　想要帮助儿童识别自己的情绪和他人的情绪,先要认识自己的情绪进行自我觉知,才有可能准确识别他人的情绪。

比如,孩子因为搭好的积木倒了而放声大哭,家长说道:"积木倒了是不是让你觉得很伤心、很难过、又生气了?因为积木是你努力堆起来的对吗?""你把积木堆起来了很棒,既然它现在倒了,那我们是不是可以尝试再一次把它堆起来,并且堆得更好。"帮助孩子识别情绪,可以引导他建立情绪在大脑传递的高级通路(皮层慢通路),有助于情绪的自我调节。

比如,家长今天回来表现得很开心,这个时候可以给孩子分享你的情绪状态:"妈妈现在很高兴,甚至有一点兴奋,因为妈妈今天的工作完成得非常棒。"帮助孩子识别他人的情绪,可以引导他建立关注周围同伴情绪的意识。

2. 回应孩子的需求　用语言回应孩子的需要。当孩子在和家长分享自己的经历时，认真倾听并给予回应，让孩子感受到你的同理心。

用行动回应孩子的需求。当孩子摔倒磕伤了，家长帮孩子清理伤口。当孩子遇到困难时家长协助他完成任务。当孩子想去游乐场，一家人陪孩子一起体验娱乐项目。这些行为可以让孩子感受到家长对他的重视，也愿意理解家长的需求。

3. 角色扮演　引导孩子进行角色扮演，是一个直观的体验方式。角色扮演过程中，孩子可以体会不同身份、不同职业的人在不同情境中的感受，促进孩子理解他人，关注他人。

4. 文化熏陶　通过正向积极的图书、电影、动画片等文化作品引导孩子感悟不同身份、不同职业、不同情境的差别，促进孩子理解不同，尊重他人。

5. 带领孩子参加社会活动　引导孩子处理与他人的关系。比如孩子在和其他小朋友玩滑滑梯时，孩子总想一直滑，不给别人机会，不会等待。家长可以对孩子说："你很喜欢玩滑滑梯对吗？玩滑滑梯是不是让你感觉非常开心？其他小朋友也和你是一样的想法哦，如果其他小伙伴不给你玩的机会，你会难过吗？所以你是不是应该和大家一起玩，这样大家都会很开心。"

引导孩子帮助他人。例如，在一些公共场合理解他人，提供帮助：给老人、孕妇让座，给着急的人让路，接过他人递到手里的传单，把捡到的失物交至警察等。参加一些志愿活动，比如关爱孤寡老人等。

（二）同理心的提升

对于成年人来说，同理心的提升有助于社交关系的建立，促进社会生活的和谐。

1. 提高自我觉知　一个成年人缺乏同理心，可能是本身情绪体验少、缺乏情绪感知力或自我情绪的感知能力比较弱，提高自我觉知能力，才能更好地觉知他人的情绪。

对于本身情绪体验少、缺乏情绪感知力的人来说，可能是以往的生活经验促使他情感淡漠、情绪被潜意识压抑。对于这种情况，可以通过在生活中去亲身体验可能产生丰富情绪的事件来帮助获得情绪体验。比如，刺激的娱乐项目、去医院做志愿者、多参加社交活动等。对于自我情绪的感知能力弱的人，也可以通过这些策略来达到一些效果。

有时候，仅仅是阅读一些情绪词，也能触发内心的情绪体验，结合自己的生活体验，揣摩不同情绪词之间的细微差别，也可以强化情绪感受。和一个情感丰富的人做朋友，也是一个不错的方式。

2. 善于倾听　倾听可以让你有更多的时间去分析对方的情绪，和确认情绪给对方可能产生的影响，最后通过代入自己理解他人的处境，并帮助他人调节情绪问题。

3. 掌握沟通技巧　沟通技巧并不是为了帮助明明没有同理心的人，去有利于获取别人的信任和情感而刻意的方式。而是生活中有很多人明明具备了识别他人情绪的能力，但是因为沟通不畅，无法让对方体会到他们的同理心，甚至可能火上浇油。

所以，我们可以运用一些正确的沟通技巧来表达自己的同理心。比如注意回应的顺序,对方在跟你说一件事情后,首先你可以通过重述对方讲话的内容"你是不是认为/觉得...",让对方知道你在认真听他说话。接着,分析对方的情绪"你现在感到..."。最后分析对方的认知、提出解决建议,分析认知是指你从他的角度分析他为什么会这么认为,这是运用到情绪调节中的"认知改变"策略,从而帮助对方从根本上调节情绪。如果,对方在讲述了一件很难过的事情之后,你尝试用一件你发生的难过的经历去抚慰他,这种方式并不会彻底解决对方的情绪困扰,反而会让你自己也陷入情绪的漩涡。更多的沟通策略我们将在下一章中详述。

通过本章的学习,我们已经知道,情商并不是一个模糊的概念,它包含了特定且具体的几个要素,每一个人都可以通过一些策略在学习和生活中提高自己的情商,使得自己在成长中更加顺利,更易融入社会。

四、社交技能

(一)社交技能的第一要素:一致性

人际交往成功的秘诀就是要与别人情绪一致,双方下意识的动作和习惯越是一致,交流的效果就越好,他们彼此的印象也越好。我们发现感情比较好的夫妻,会长得越来越像,就是我们说的夫妻相。这个科学的解释就是他们会在表情上总是跟对方表示一致,因为他们的情绪总是一致的,而且会不经意地去模仿对方的动作,时间久了就有了夫妻相,所以交流中我们要有意识地去把自己的情绪调成跟对方接近的状态,就像我们在路上遇见了一个人,并跟他一起走的时候,两个人都会自发的调整,达到步子协调一致,然后两个人都觉得很舒服,交谈时情绪也是一样的,也要有这样的意识去调整。

我们都有这种感觉,有些人你跟他在一起就很舒服,有些人就会莫名其妙的让你抓狂,很舒服的那个就是会在你开心的时候跟你一起笑,在你伤心的时候默默给你递纸巾。而让你不爽的那个人,多半就是在你开心的时候,他却泼冷水,你伤心的时候,他却跟没事人一样。从这点上,我们可以看到在社交中跟对方保持一致的重要性,有很多教授社交技巧的书籍,也会说到要去模仿对方的一些动作。但是如果是很刻意的模仿,效果就会很小,因为动作,表情,这些虽然可以模仿,但保持情绪上的一致是需要通过同理心,才能做到的,这就是保持一致性,主要是非语言层面的交流,这是社交技能的第一个要素。

(二)社交技能的第二要素:自我表达

自我表达是放在一致性后面的。而一致性主要讲的是非语言的一致性,情绪、表情、动作,也就是先把情绪调好了,才能开展有效的沟通,情绪不同步,沟通就不会有效果,就像培训室上课一样,也讲究场域,场域不对,讲师水平再高,讲得再好也没用,家庭中跟配偶,孩子沟通也是一样,工作中跟老板,下属沟通也是一样,情绪不对,你说的再有道理,对方也听不进去,所以好的老师,家长和管理者都需要懂一些心理学，只有一致性做好了，才能轮到自我表达。当然，一个人的自我表达能力再强，如果没有专业知识支撑也是没用的，就像一个人的社交商再高，也不能代替某个职位所需要的专业知识，两者永远是相辅相成的，以上就是关于自我表达这个要素。

（三）社交技能的第三要素：影响力

在一个高档社区，一辆豪车停在一条狭窄的林荫道上，妨碍了其他车辆，一个警察正在开罚单，突然传来气愤的叫声，"你在干什么"？这个人显然就是车主，一个衣冠楚楚，身穿商务套装的中年男子拿着洗好的衣服从干洗店走出来，边走边喊。警察冷静地回答，我在做我的工作，你违章停车了，这时车主大喊道，"你知道我是谁吗"？我认识市长，我会让他炒你鱿鱼，警察依然非常平静，不愠不火地说："为什么不在我叫拖车之前，拿着罚单把车开走呢"？看到威胁无效，车主一把抓起罚单钻进车里，嘟嘟囔囔地把车开走了。这位干练的警察就很好地发挥了影响力，也就是控制社交活动效果的能力，机智和自控力是发挥影响力的必要条件，虽然他们手中有权利，但他们掌握了最少权利原则，反而更容易使人们服从他们的权威，如果他们在处理问题的时候非常情绪化，那就会彻底失去威严，后果就不堪设想了，要想做到这一点，首先不能轻易被对方的情绪带走，其次要用社交认知来指导自己的行为，知道在特定的场合，什么样的行为才是得体和有效的，这就是社交技能的第三个要素，影响力。

（四）最后一个要素：关怀

前三个都做到了，最后一步就是采取行动，对他人的关怀是建立在同理心的基础之上的，有了同理心，才会引导我们产生相应的救助行为，有意向纵向的研究表明，在五到七岁的孩子中，那些看到自己的母亲苦恼的表情，却一点也不担心的孩子，长大后，很有可能具有反社会的倾向，所以培养孩子对他人需要的注意和关怀，是预防他们日后品行不端的有效方法，培养对他人的关怀也是矫正自我中心思想的良方，不仅如此，我们的关怀行为还必须是切实有效的，不然也会好心办坏事，关怀，反映了一个人产生同情的能力。善于操纵他人的人，可能在社交上的其他方面游刃有余，但关怀能力不够，因为关怀能力低的人不会关心别人的感受，需要或者痛苦，更不会去帮助别人，我们常说，现代人大部分的友谊都是点赞之交，也就是说，平时大家在朋友圈里点个赞还行，要是真出点儿什么事，才会知道谁是真正的朋友，因为真正的朋友是会付出关怀的，行动的。

生活的意义，来自我们的幸福感和成就感，而高质量的人际关系是幸福感和成就感的主要来源之一，每个人都需要培养社交智慧，也就是可以使社交对象得到滋养的品质，我们不但要接近正能量，还要让自己成为这样的人，因为研究社会性生存价值的科学家认为，我们得到的全部教训都可以归结为改善我们的社交关系，只要我们与周围的人关系改善了，生活就会越来越好。

情商测试

一共33题。测试之前,准备好纸笔,或者拿手机记录,把A、B、C的数量都记下来,全部做完之后,算出自己的分数。

一、第1~9题:请从下面的问题中,如实地选择一个和自己最契合的答案,并记录下自己的答案。

1.你有能力克服各种困难:
   A.是的　　　　　　　B.不一定　　　　　　　C.不是的

2.如果我能到一个新的环境,我要把生活安排得:
   A.和从前相仿　　　　B.不一定　　　　　　　C.和从前不一样

3.一生中,我觉得自己能达到我所预想的目标:
   A.是的　　　　　　　B.不一定　　　　　　　C.不是的

4.不知为什么,有些人总是回避或冷淡我:
   A.不是的　　　　　　B.不一定　　　　　　　C.是的

5.在大街上,我常常避开我不愿打招呼的人:
   A.从未如此　　　　　B.偶然如此　　　　　　C.有时如此

6.当我集中精力工作时,假使有人在旁边高谈阔论:
   A.我仍能用心工作　　B.介于A、C之间　　　　C.不能专心且感到愤怒

7.我不论到什么地方,都能清晰地辨别方向:
   A.是的　　　　　　　B.不一定　　　　　　　C.不是的

8.我热爱所学的专业和所从事的工作:
   A.是的　　　　　　　B.不一定　　　　　　　C.不是的

9.气候的变化不会影响我的情绪:
   A.是的　　　　　　　B.介于A、C之间　　　　C.不是的

以上题目计分方式:A(6分),B(3分),C(0分)
根据选项算出得分,并继续完成后续题目。

二、第10~25题:请如实选答下列问题,并记录下自己的答案。

10.我从不因流言蜚语而生气:
   A.是的　　　　　　　B.介于A、C之间　　　　C.不是的

11.我善于控制自己的面部表情:
   A.是的　　　　　　　B.不太确定　　　　　　C.不是的

12.在就寝时,我常常:
   A.极易入睡　　　　　B.介于A、C之间　　　　C.不易入睡

13.有人侵扰我时,我:
   A.不露声色
   B.介于A、C之间
   C.大声抗议,以泄己愤

14.在和人争辩或工作出现失误后，我常常感到震颤，精疲力竭，而不能继续安心工作：
　　A.不是的　　　　　　　　B.介于A、C之间　　　　　C.是的
15.我常常被一些无谓的小事困扰：
　　A.不是的　　　　　　　　B.介于A、C之间　　　　　C.是的
16.我宁愿住在僻静的郊区，也不愿住在嘈杂的市区：
　　A.不是的　　　　　　　　B.不太确定　　　　　　　C.是的
17.我被朋友、同事起过绰号、挖苦过：
　　A.从来没有　　　　　　　B.偶尔有过　　　　　　　C.这是常有的事
18.有一种食物使我吃后呕吐：
　　A.没有　　　　　　　　　B.记不清　　　　　　　　C.有
19.除去看见的世界外，我的心中没有另外的世界：
　　A.没有　　　　　　　　　B.记不清　　　　　　　　C.有
20.我会想到若干年后有什么使自己极为不安的事：
　　A.从来没有想过　　　　　B.偶尔想到过　　　　　　C.经常想到
21.我常常觉得自己的家庭对自己不好，但是我又确切地知道他们的确对我好：
　　A.否　　　　　　　　　　B.说不清楚　　　　　　　C.是
22.每天我一回家就立刻把门关上：
　　A.否　　　　　　　　　　B.不清楚　　　　　　　　C.是
23.我坐在小房间里把门关上，但我仍觉得心里不安：
　　A.否　　　　　　　　　　B.偶尔是　　　　　　　　C.是
24.当一件事需要我作决定时，我常觉得很难：
　　A.否　　　　　　　　　　B.偶尔是　　　　　　　　C.是
25.我常常用抛硬币、翻纸、抽签之类的游戏来预测吉凶：
　　A.否　　　　　　　　　　B.偶尔是　　　　　　　　C.是

计分：A（5分），B（2分），C（0分）
根据选项算出得分，并继续完成后续题目。

三、第26~29题：下面各题，请按实际情况如实回答。

26.为了工作我早出晚归，早晨起床我常常感到疲惫不堪：
　　是　　　　　　否
27.在某种心境下，我会因为困惑陷入空想，将工作搁置下来：
　　是　　　　　　否
28.我的神经脆弱，稍有刺激就会使我战栗：
　　是　　　　　　否
29.睡梦中，我常常被噩梦惊醒：
　　是　　　　　　否

计分：是（0分），否（5分）
根据选项算出得分，并继续完成后续题目。

四、第30~33题：本组测试共4题，每题有5种选项，请选择与自己最切合的选项。其中每个选项代表的意义如下：

1从不　　2几乎不　　3一半时间　　4大多数时间　　5总是

30.工作中我愿意挑战艰巨的任务：
1　2　3　4　5

31.我常发现别人好的意愿：
1　2　3　4　5

32.能听取不同的意见，包括对自己的批评：
1　2　3　4　5

33.我时常勉励自己，对未来充满希望：
1　2　3　4　5

计分：从不（1分）、几乎不（2分）、一半时间（3分）、大多数时间（4分）、总是（5分）

得分与结果分析

1.**高情商**：得分在150分以上

你尊重所有人的人权和人格尊严。

不将自己的价值观强加于他人。

对自己有清醒地认识，能承受压力。

自信而不自满。

人际关系良好，和朋友或同事能友好相处。

善于处理生活中遇到的各方面的问题。

认真对待每一件事情。

2.**较高情商**：得分在130~149分

你是负责任的"好"公民。

自尊。

有独立人格，但在一些情况下易受别人焦虑情绪的感染。

比较自信而不自满。

较好的人际关系。

能应对大多数的问题，不会有太大的心理压力。

3.**较低情商**：得分在90~129分

易受他人影响，自己的目标不明确。

比低情商者善于原谅，能控制大脑。

能应付较轻的焦虑情绪。

把自尊建立在他人认同的基础上。

缺乏坚定的自我意识。
人际关系较差。
4.低情商：得分在90分以下
无确定的目标，也不打算付诸实践。
严重依赖他人。
处理人际关系能力差。
应对焦虑能力差。
生活无序。
无责任感，爱抱怨。

（何思　易霞　杨赟）

第三章　人际交往与沟通

> **教学目标**
>
> **知识**：掌握人际交往的过程和心理效应；掌握人际交往的原则和人际沟通的原则；熟悉人际交往的吸引力形式，熟悉人际沟通的要素。
> **技能**：掌握人际交往的策略；掌握人际沟通的策略。
> **情感**：在与人交往的过程中，展现社会主义核心价值观。

第一节　人际交往

一、人际交往的概述

人际交往是人与人之间通过各种形式的交流而在心理、行为上发生相互影响的过程，是人类社会中不可或缺的重要环节。良好的人际交往技能对我们和他人建立积极关系、解决冲突和达成共同目标至关重要，甚至可以促进个体与社会的发展。

人际交往能力是人们社会生活的基本能力，也是一种状况适应能力，即一种愉快地调整与周围环境关系的能力。各种职业都需要从业人员有一定的人际交往能力，其中教师、医师、行政管理人员、外交人员、销售人员、采购员、服务员、公关工作者、学生、咨询人员、组织人事工作者、各种调解员、律师、导游、社会服务工作人员以及社会学、心理学、教育学等学科的研究人员则要求有较高的人际交往与沟通能力。

（一）人际交往的分类

人际交往可以根据不同的维度进行分类，如交往程度、交往对象两个维度。

1.交往程度　人际交往按照交往程度分类，一般分为亲密关系和非亲密关系两个大类。

亲密关系是指那些密切联系在一起、涉及情感和互动的关系，包括亲属关系、恋爱关系和朋友关系等。亲属关系涵盖了血缘关系、姻缘关系和收养关系等多个方面。举例来说，孩子与父母之间的关系属于血缘关系，因为存在着血缘上的亲属关系。如果两个人已经结婚，共同承担着家庭责任，并且彼此之间有着互相理解和支持的情感纽带，这样的关系可以被称为姻缘关系。姻缘关系意味着夫妻之间的相互扶持和共同成长，享受彼此的陪伴以及共同分享生活中的喜悦与忧愁。恋爱关系则是由两个人因为喜欢或爱慕对方而建立起的一种口头的契约关系。在恋爱关系中，人们会展现亲密的行为，彼此倾听和支持,共同成长并享受生活的美好时光。朋友关系是一种常见的亲密关系,朋友们经常一起娱乐,分享生活中的喜怒哀乐,彼此之间相互支持和帮助。朋友关系通常建立在共同的兴趣、价值观或者共同经历的基础上。

非亲密关系则是指那些不具备亲密联系的关系,例如同事关系和陌生人关系。同事关系一般指在工作过程中建立的伙伴关系,可能需要协作完成工作任务,或者是因为共同的工作单位而形成的关系,但除了工作以外,并没有太多其他交集。陌生人关系则是指那些没有发生过或者只有短暂时空交流的关系,比如在地铁上遇到一个陌生人,虽然共同完成了短暂的旅程,但之后各自离开,没有进一步的交流和互动。需要注意的是,关系的互动程度是可以发生相互转换的。例如,恋爱关系可能会发展为姻缘关系,同事关系可能会转变为朋友关系或恋爱关系等。这种转变通常基于双方的情感发展和彼此之间的互动。

2. 交往对象　交往对象指的是个人之间的和群体之间的交往。个人之间的交往通常是指两个或多个个体之间的直接交流和互动。朋友之间的交往,如分享彼此的经历、感受和想法。家庭成员之间的交往,如父母和子女之间的交流和互动。恋爱关系中的交往,包括约会、亲密关系、共同规划未来。网友之间的线上交往等。群体之间的交往则是指集体与集体的交往,通常涉及更多的人和更复杂的关系。不同国家之间的政治、经济和文化交流,如国际贸易、外交交涉、文化交流等。不同社会群体之间的交往,如不同宗教、性别、职业等群体之间的交流和互动。社会组织之间的交往,如企业之间的商业交流、非营利组织之间的合作、政府与民间组织之间的合作等。

(二)人际交往的心理基础

人际交往的心理基础包括情感、认知、行为。这些因素在交往中会影响个体的行为和感受。

1. 情感基础　人际交往中情感是非常重要的因素。情感是建立信任的关键。当我们感受到对方的情感,特别是诚挚和善良的情感时,我们更容易相信他们并建立深层次的关系。情感可以使人际关系更加稳定。当我们对他人有强烈的感情联系时,我们更倾向于在面临困难或挑战时坚持不懈地维护关系。情感可以促进有效地沟通和理解。当我们对他人的情感有敏锐地感知和理解时,我们更能够理解他们的言语和行为,以及他们的情感需求。情感可以促进合作和共同行动。当我们对他人有情感联系时,我们更倾向于与他们合作,并愿意为实现共同目标而付出努力。总之,情感在人际交往中非常重要,它能够帮助我们建立深层次的关系、维护关系、有效地沟通和理解、促进合作和共同发展。

2. 认知基础　包括对自我的认知和对他人的认知。对自我的认知包括对自己身体状态的认知(如健康、长相等)、对自己心理状况的认知(如性格、爱好、情感、意向等)、对自己社会关系的认知(如阶层、是否被人接受等)。正确的自我认知对人际交往、协调人际关系有很大的作用。如果一个人看不到自己的价值,只看到自己的不足,就会丧失信心,没有朝气,产生自卑感,羞于与他人相处,缺乏进行人际交往的勇气;

如果一个人只看到自己比别人好，别人都比不上自己，就会产生盲目乐观情绪，自以为是，导致交往中自高自大、盛气凌人，或不屑与人交往。对他人的认知是指在交往关系中，对对方的身体状态、心理状况、社会关系等的了解，比如知道对方喜欢阅读，因此选择在他生日的时候送他一本书。

3.行为基础 人际交往中的行为是交往双方的意愿相互作用的外在手段和表现，它有一定的定势和类型，如援助与攻击、合作与分离、竞争与挑战、协调与冲突、支配与服从等。这些都是人际交往中客观存在的，也是每一个人在交往中必须适度把握的。比如，今天你帮舍友取了快递，当下一次你没有时间去食堂的时候他替你买了饭，这种相互的行为能促进交往的稳定性。如果只有一方付诸行动，关系可能会面临风险。

情感、认知和行为在人际交往中形成一个循环系统。一般情况下，良好的认知产生良好的情感，良好的情感带来良好的行为，这是一个良性循环系统。反之，将会产生恶性循环。

（三）人际交往的过程

人际交往的过程可以分为以下几个阶段：

1.观察阶段 观察阶段是人际交往的开始阶段，双方通过初步的接触和了解，形成对对方的第一印象和基本的态度。在这个阶段，双方通常会表现出礼貌、友好、尊重等正面的情感，同时也会注意观察对方的外貌、言行、兴趣等信息，以判断是否有进一步交往的可能性和意愿。这个阶段的交流内容通常比较表面和简单，如自我介绍、问候、询问等，目的是建立联系和信任。

2.探索阶段 如果在观察阶段双方有好的印象，产生了继续了解的兴趣，那么就可能尝试进一步的探索与了解。探索阶段双方会开启一些话题，比如兴趣爱好、学习、工作等一些非隐私的话题。并不会涉及私密性的领域，双方的交往还会受到角色规范、社会礼仪等方面的制约，比较正式。

3.暴露阶段 如果在探索阶段双方交往依然很顺利，建立了基本的信任感，就可能发展到自我暴露的阶段，这是一种情感交流阶段，彼此有比较深的情感卷入，双方通过深入地沟通和互动，逐渐增进对对方的了解和认同，形成较为稳定和明确的情感倾向。在这个阶段，双方会表现出更多的关心、支持、赞美等积极的情感，同时也会分享更多的个人经历、观点、感受等信息，以增加彼此的亲密度和默契。这个阶段的交流内容通常比较深入和具体，如分享个人的故事、表达个人的情感等。从这个阶段开始，如果双方因为各种原因导致关系破裂，便会产生痛苦的情感体验，前两个阶段因为并非投入情感，关系即使突然结束也并不会对个人产生太大的影响。

4.稳固阶段 稳定交往阶段是人际交往的成熟阶段，双方通过长期的相处和合作，形成了较为固定和持久的关系。在这个阶段，双方会表现出更多的信任、理解、包容等成熟的情感，同时也会承担更多的责任、义务、期望等。这个阶段并不是说双方不会产生任何矛盾，而是即使产生了内部矛盾，也会一起想办法解决，共同维护彼此的情感。如果双方在稳固阶段关系破裂，彼此之间都会产生受伤的情绪，并产生长久的影响。

二、人际交往的心理效应

（一）首因效应

首因效应也叫首次效应、优先效应或第一印象。它是指当人们第一次与某物或某人相接触时会留下一个固有印象，个体在社会认知过程中，通过"第一印象"最先输入的信息对客体以后的认知产生一定的影响作用。首因效应往往决定交往的倾向，在交往初期作用最强。心理学家认为，第一印象，是在短时间内以片面的资料为依据形成的印象，与一个人初次会面，7秒钟内就能产生第一印象。这一最先的印象对他人的社会知觉产生较强的影响，并且在对方的头脑中形成并占据着主导地位。第一印象还体现在性别、年龄、衣着、姿势、面部表情等"外部特征"上。一般情况下，一个人的体态、姿势、谈吐、衣着打扮等都在一定程度上反映出这个人的内在素养和其他个性特征，某些行为粗鄙的人不论怎么刻意修饰自己，举手投足之间都不可能优雅，总会在不经意中"露出马脚"。

首因效应本质上是一种优先效应，当不同的信息结合在一起的时候，人们总是倾向于重视前面的信息。即使人们同样重视了后面的信息，也会认为后面的信息是非本质的、偶然的，人们习惯于按照前面的信息解释后面的信息，即使后面的信息与前面的信息不一致，也会屈从于前面的信息，以形成整体一致的印象。在生活节奏飞快地现代化社会，很少有人会愿意花更多的时间去了解、证实一个留给他不美好第一印象的人。所以，我们往往不会选择和第一印象不好的人交往，而第一印象并不一定是正确的。

> **案例3-1　"第一印象"的微妙作用**

想象一下，你是一个学生，你正在与导师第一次见面。你与导师最初的互动可能会为你后面的学习状态奠定基调。如果你到导师的办公室迟到，衣冠不整，没有适当的准备或提问材料，这会造成负面的第一印象。导师可能会认为你杂乱无章或不专业，这可能会导致他质疑你的能力和动机。

另一方面，如果你准时到达导师的办公室，准备充分，穿着得体，这可以创建一个积极的第一印象。导师可能会认为你是自信的，有能力的，值得信赖的，这可以增加他们对你的学习兴趣和期望，使他们更愿意与你建立良好的关系。

此外，你与导师最初交谈的语气和方式也会对你留下的印象产生重大影响。如果你是友好的，能够与导师建立融洽的沟通，这可以帮助建立信任，增加他们与你交流的舒适度。相反，如果你给人的印象是冷漠或过于谦卑，这可能会令人反感，并损害你的形象。

总而言之，你与导师的第一印象会对你们学习关系的成功产生重大影响。在第一次与导师见面时，注意自己的外表、准备工作和沟通方式是很重要的，因为这可以为你的其他互动定下基调，并影响你的学习效果。

因此，首因效应在人际交往中对人的影响较大，我们常说的"给人留下一个好印象"，一般就是指的第一印象，这里就存在着首因效应的作用。因此，在交友、招聘、求职等社交活动中，我们可以利用这种效应，展示给人一种友好的形象，为以后的交流打下良好的基础。当然，这在社交活动中只是一种暂时的行为，更深层次的交往还需要看之后的交往体验。这就需要你具有良好的谈吐、举止、修养、礼节等各方面的素质，不然则会导致另外一种效应的负面影响，那就是近因效应。

（二）近因效应

所谓"近因"，是指个体最近获得的信息。近因效应与首因效应相反，是指在多种刺激一次出现的时候，印象的形成主要取决于后来出现的刺激，即交往过程中，我们对他人最近、最新的认识占了主体地位，掩盖了以往形成的对他人的评价，因此，也称为"新颖效应"。多年不见的朋友，在自己的脑海中的印象最深的，其实就是临别时的情景；一个朋友总是让你生气，可是沟通之后又能立马和好而忘记了生气的事情，这也是一种近因效应的表现。近因效应往往在熟悉的人之间更容易产生影响。

案例3-2　朋友之间

孟可与刘花是同班同学，因为住得近，她们从小就是好朋友，一起上学一起放学回家。读高中之后，他们去了不同的学校，孟可成绩比较好，去了当地最好的高中，而刘花没有考上普通高中，去了职业学校。两个人相处的机会更少了，有一次周末，孟可碰到有几个穿着怪异的年轻人来找刘花，刘花没有和孟可打招呼就和他们走了。孟可认为刘花已经变了，她一定是不想和自己做朋友了，以前一起玩的快乐回忆也都是假的。第二天，刘花来孟可家找她，跟她说他们班主任住院了，同学们约她一起去医院，因为太着急所以没和她打招呼，今天来找她是想分享在新的学校遇到的人和事同时还想知道孟可在学校过得怎么样。孟可听到刘花这么说，昨天的苦恼一扫而空，觉得和刘花一定是一辈子的好朋友。

在印象形成的过程中，当不断有足够引人注意的新信息，或者原来的印象已经淡忘时，新近获得的信息作用就会较大，因此发生近因效应。朋友之间的负向近因效应，大多产生于交往中遇到与愿望相违背，愿望不遂，或感到自己受屈、善意被误解时，多处于非正常情绪状态。在激情状态下，人们对自己行为的控制能力，和对周围事物的理解能力，都会有一定程度地降低，容易说出错话，做出错事，产生不良后果。因此，遇事需要三思而后行。

（三）光环效应

光环效应又称"晕轮效应""成见效应""光圈效应""日晕效应""以点概面效应"，它是一种影响人际知觉的因素。指在人际知觉中所形成的以点带面或以偏概全的主观印象。在交往的过程中，我们往往会从对方的某个优点而泛化到其他有关的方面，由不全面的信息而形成完整的印象。这种感觉，就像月晕的光环一样，向周围弥漫、扩散，所以便形象地称这一心理效应为光环效应。光环效应不仅仅是只看到好的一面，也可能只看到不好的一面，即对人的某一品质，或对物品的某一特性有坏的印象，便对这个人的其他品质，或这一物品的其他特性的评价偏低。

名人效应是一种典型的光环效应。广告片的拍摄多会选择名人，而很少见到那些无名气的小人物。因为名人推出的商品更容易得到大家的认同。这样，就能借助名人的"名气"帮助企业聚集更旺的人气，做到人们看到名人就想到与之相连的产品，或看到产品就会想起名人。

> **案例3-3　晕轮**
>
> 心理学家凯利以麻省理工学院的两个班级的学生分别做了一个试验。上课之前，实验者向学生宣布，临时请一位研究生来代课。接着告知学生有关这位研究生的一些情况。其中，向一个班学生介绍这位研究生具有热情、勤奋、务实、果断等各项品质、向另一班学生介绍的信息除了将"热情"换成了"冷漠"之外，其余各项都相同。而学生们并不知道。两种介绍间的差别是：下课之后，前一个班的学生与研究生一见如故，亲密攀谈；另一个班的学生对他却敬而远之，冷淡回避。可见，仅介绍中的一词之别，竟会影响到整体的印象。学生们戴着这种有色镜去观察代课者，而这位研究生就被罩上了不同色彩的晕轮。

（四）投射效应

投射效应是指将自己的特点归因到其他人身上的倾向。是指以己度人，认为自己具有某种特性，他人也一定会有与自己相同的特性，把自己的感情、意志、特性投射到他人身上并强加于人的一种认知倾向。投射效应能使我们对其他人的知觉产生失真。人们在对他人形成印象时，有一种强烈的倾向就是假定对方与自己有相同之处，通俗说法就是"以己推人""以己之心，度人之腹"。比如心地善良的人总是不相信有人会加害于他；而敏感多疑的人，则往往会认为别人不怀好意。

投射效应会产生一些情感偏向。认为别人的好恶与自己相同，把他人的特性硬纳入自己既定的思维中，按照自己的想法方式加以理解。比如，自己喜欢某一事物，跟他人谈论的话题总是离不开这件事，不管别人是不是感兴趣、能不能听进去。引不起他人的共鸣，就认为是他人不给面子，或不理解自己。

投射效应还会产生认知的局限。有的人对自己喜欢的人或事越来越喜欢，越看优点越多；对自己不喜欢的人或事越来越讨厌，越看缺点越多。因而表现出过分地赞扬和吹捧自己喜欢的人或事，过分地指责甚至中伤自己所厌恶的人或事。这种认为自己喜欢的人或事是美好的，自己讨厌的人或事是丑恶的，并且把自己的感情投射到这些人或事上进行美化或丑化的心理倾向，失去了人际沟通中认知的客观性，从而导致主观臆断并陷入偏见的泥潭。

（五）刻板效应

刻板效应是社会上对于某一类事物或人的一种比较固定、概括而笼统的看法。在人际交往中，我们有时会把对某一类人的整体看法强加到该类的每一个个体上而忽视了个体特征。刻板效应有利于总体评价,但对个体评价会产生偏差。刻板印象常常是一种偏见,人们不仅对接触过的人会产生刻板印象,还会根据一些不是十分真实的间接资料对未接触过的人产生刻板印象。此外,性别、年龄等因素,亦可成为刻板效应对人分类的标准。例如,按年龄归类,认为年轻人上进心强,敢说敢干,而老年人则墨守成规,缺乏进取心;按性别归类,认为男人总是独立性强,竞争心强,自信和有抱负,而女性则是依赖性强,讲究容貌,细心软弱。造成这种偏见存在于人们的头脑里,有其认识方面的根源。刻板效应既有积极作用也有消极作用。由于刻板印象建立在对某类成员个性品质抽象概括认识的基础上,反映了这类成员的共性,有一定的合理性和可信度,所以它可以简化人们的认知过程,有助于人迅速做出判断,增强人们在沟通中的适应性。但它也容易阻碍人们对于某类成员新特性的认识,使人的认识僵化、保守,一旦形成不正确的刻板印象,用这种定型去衡量一切,就会造成认知上的偏差,如同戴上有色眼镜去看人。

案例3-4 刻板效应的作用

王小芳是一名年轻律师,她毕业于一所知名法学院,拥有出色的学术成绩和扎实的法律知识。然而,在她迈入职业生涯的早期,她遇到了一个普遍存在的问题——刻板印象。作为一名年轻的女性律师,王小芳常常发现自己受到性别和年龄的刻板印象的限制。许多人默认她在法律领域的能力和经验不如男性同行,甚至有些人对她持怀疑态度。面对这些挑战,王小芳并没有退缩或放弃,她决心通过自己的努力和业绩来突破这种刻板印象。她投入更多的时间和精力学习,不断提升自己的专业知识和技能。她主动参与各类案件,并以出色的表现赢得客户的信任和赞誉。此外,王小芳也积极主动地寻求机会展示自己的能力。她参加了法律论坛和研讨会,发表演讲和撰写专业文章,以展示自己的深度和广度。她还利用社交媒体和网络平台建立自己的个人品牌,分享专业知识和经验,树立自己在法律界的声誉。

随着时间的推移,王小芳的努力逐渐得到了认可和回报。她的专业能力和卓越表现使她在律师界赢得了广泛的赞誉和尊重。她的客户和同行开始将她视为值得依赖和合作的律师,而不再仅仅关注她的性别和年龄。

三、人际交往的原则

(一)诚实守信

诚实,就是待人真诚,实事求是,不弄虚作假,不口是心非,不坑人骗人,不搞阴谋诡计。守信,就是言而有信,恪守诺言,说话算数。诚实是守信的基础,守信是诚实的表现。诚信是社会主义核心价值观的基本要素,是人类社会的基本道德规范,也是维系良好人际关系的基本原则之一。中国传统文化十分推崇诚信原则,孟子说过:"诚者,天之道也,思诚者,人之道也;至诚而不动者,未之有也;不诚,未有能动者也"。意思是说:天是真实不欺骗人的,做人也应该思求诚信不欺。至诚能感动人,不诚则不能感动人。孔子说过:"民无信不立",荀子也说过:"不诚则不能化万民",都是将诚信看作教育、感化百姓的力量。孔子更是把诚信视为做人的根本,他提出,朋友之间要"言而有信",还说"人而无信,不知其可也。"意思是说,人如果不讲信用,那他就不知道该怎样立身处世。人是否遵从诚信原则,在人际关系的形成与发展中是至关重要的。

> **案例3-5　孝德诚信"秉初心"**

他二十年如一日伺候病母,为救母不惜卖掉房子;他照顾瘫痪二哥、二嫂十余年,为二嫂养老送终;他出资为退伍士兵免费培训,帮其就业,他就是第八届全国道德模范、全国"最美退役军人"、中国好人、全国"诚信之星"、全国优秀农民工、河北省第七届道德楷模、河北省最美退役军人、河北省优秀共产党员,衡水市冀州区码头李镇王明庄村村民张志旺。

忠诚信仰,淬火成钢。张志旺,1972年出生,1989年参军,中共党员。张志旺出身"红色之家",奶奶焦大金是河北省劳动模范,父亲张彦春15岁投身革命,追随陈再道开辟冀南抗日根据地。1989年,17岁的张志旺参军入伍成为一名特种兵。服役期间,他连续五年获得全师特种兵比赛第一名,多次代理排长执行平暴、抢险、救灾任务,荣获"优秀士兵""优秀班长"等荣誉称号,并光荣入党,因业务拔尖,被部队挽留,超期服役4年。

张志旺说:"脱下戎装,更想军营,我要永远感恩组织培养,为党为人民尽忠一生。"2003年,全国公安机关开展"春雷行动",冀州公安局请张志旺协助抓捕潜藏在晋州市某砖厂内两名穷凶极恶的杀人嫌犯。张志旺没有丝毫犹豫,爽快答应,圆满完成抓捕任务。冀州公安局将一面写有"助公安擒凶,展士心风流"的锦旗送给他,并决定给予5000元奖励和公开表彰,都被他婉言谢绝了。张志旺离开军营20多年,先后帮助5128名战友就业,资助38万元给战友创业。

持家以诚,寸草春晖。1995年5月,父亲病逝,张志旺放弃提干,退伍回乡。面对给父亲治病欠下的3万多元的债务,生活拮据的哥嫂,年迈多病的母亲,张志旺决定独自撑起这个家,替父还债。他挨家挨户登门致谢,并承诺由他来偿还父亲欠下的所有债务。他说:"乡亲们的钱都是血汗钱,我绝不能赖账,做人得讲良心,讲信用,还父老乡亲的这份人情,不只是对父亲做出的承诺,更是对父老乡亲许下的诺言,不仅如此,将来我还要让乡亲们都过上好日子!"23岁的张志旺走南闯北,四处打工,节衣缩食,用近10年的时间一户不落、一分不少地还清了父亲欠下的所有债务。

1996年,张志旺的母亲身患多种疾病,生活不能自理,他把母亲带在身边20年如一日精心照料。2016年9月,母亲住进重症监护室,面对巨额花费,他毅然卖房救母,把母亲从死神手里抢了回来。如果说,儿子照顾母亲是天经地义,那么伺候患病的兄嫂,并为嫂子养老送终,算得上大义。1998年,无儿无女的二哥、二嫂先后瘫痪在床,张志旺在照顾母亲的同时,又义无反顾地照顾哥嫂十余年,为他们养老送终。

重信守诺,造福桑梓。退伍之初,张志旺就立志"让乡亲们过上好日子"。为了这句承诺，他辞去深圳高薪工作，回乡创办了冀州士心职业培训学校，解决农村退伍兵、贫困家庭就业难题，让过怕穷日子的乡亲们有奔头，有出路。20多年来，学校举办农技培训186期，培训安置农技人才36000人，冀州士心职业培训学校被确定为河北省阳光工程培训基地。张志旺践行入党誓言，造福乡梓，先后资助农村贫困学员1100多人、贫困学生26名、救助孤寡老人21人；自掏腰包10多万元，为村里修缮7000米长、5米宽的水渠，惠及耕地数千亩；帮村里销售因疫情滞销的玉米300万斤；成立冀州区慈善协会和脱贫攻坚战队，结对帮扶困难家庭58户，用实际行动诠释了"一诺千金"。

乐于助人，造福乡梓；孝老爱亲，奉嫂如母；有情有义，至诚至善；张志旺用自己的行动，诠释着"孝老爱亲"的真谛。而说起未来，张志旺告诉记者，他希望可以继续不忘初心，带领更多人崇德向善，谱写人间大爱。（信用中国 2023年5月25日）

（二）宽容谦让

宽容，就是在心理上能容纳各种不同特征的人。谦让，就是谦虚礼让，在处理人际关系上，谦让是化解矛盾的良方。"严律于己，宽以待人""人非圣贤，孰能无过"。看看我们自己，缺点与优点并存，其他人又何尝不是如此？我们只能督促约束自己的行为，他人的行为我们无法控制。与人交往时，不要总是看到别人的短处，想想他人的长处。世界上不存在一无是处的人，就像不存在完美无缺的人一样。对于别人的错误，不要揪着不放，得理不饶人，斤斤计较。不宽容对方，以牙还牙，那么隔阂就会越来越深，人际关系只会越来越紧张，对人对己没有任何益处，只会增加更多的烦恼。可见，苛求他人就是苛求自己，宽容他人就是宽容自己。古语曰："水至清则无鱼，人至察则无徒"，其意思是：水太清了，鱼就无法生存，对他人太苛刻，就没有伙伴。

案例3-6 善解人意的周总理

我们敬爱的周总理一贯被人们称作礼貌待人的楷模。有一次，周总理请一位姓朱的理发师给他刮脸，刚刮到一半，周总理忽然咳嗽了一声，朱师傅没提防，刮了个小口子，朱师傅心里一阵紧张，忙说："我工作没有做好，真对不起总理。"周总理微笑着宽慰他说："怎么能怪你呢！全怪我咳嗽没和你打招呼。还幸亏你刀躲得快。"事后，周总理还一再向朱师傅道谢，尽力消除朱师傅的顾虑。

（三）平等尊重

平等原则是现代文明社会的基本原则。只有当人们感受到他人和社会的尊重，才能体验到自身价值的存在。在我们的社会中，人与人之间的差异仅限于社会分工和职责范围，而并非高低贵贱的等级区分。无论职位高低、能力大小，或者职业和经济状况的差异，每个人都享有平等的政治、法律权利以及人格尊严。因此，在人际交往中，人与人之间应平等相待、一视同仁，相互尊重而不亢不卑。在大学期间，周围的同学可能来自五湖四海，由于地域、家庭环境、生活习惯等方面的差异，可能导致相处时产生某些矛盾，只有理解并尊重不同，才能实现彼此的和谐共处。

（四）互利共赢

人际关系以能否满足交往双方的需要为基础。互相支持和共同进步是人际交往过程中不可或缺的客观需求。不管是在生活中，还是在学习和工作中，每个人都难免会遇到困难，有需要他人帮助的时候，付出过才可能有收获，没人会愿意帮助一个自私自利的人。互帮互助是中华民族的传统美德，一人有难，众人相帮，一方有难，八方支援，互相合作，取长补短，个体与社会才会有进步。人类是命运共同体，人类的发展离不开合作。没有人的成功是可以离开团队的力量，合作是成功的前提，合作才是未来的希望。所以说，只有合作才能双赢，才能共赢。

> **案例3-7 一带一路，互利共赢**

"今年是我提出共建'一带一路'倡议十周年。这个倡议的根本出发点和落脚点，就是探索远亲近邻共同发展的新办法，开辟造福各国、惠及世界的'幸福路'。"在欧亚经济联盟第二届欧亚经济论坛全会开幕式上，习近平主席一语道明中国倡议的初心。

拉动近万亿美元投资规模，形成3000多个合作项目，为沿线国家创造42万个工作岗位……一组组数据汇成共建"一带一路"沉甸甸的十年成绩单。"中方将举办第三届'一带一路'国际合作高峰论坛，欢迎各方参加论坛活动，共同把这条造福世界的幸福之路铺得更宽更远"，习近平主席向世界发出新的"丝路邀约"。

10年来，构建人类命运共同体从理念转化为行动、从愿景转变为现实，开辟了建设更加美好世界的光明前景，成为引领时代潮流和人类前进方向的鲜明旗帜。"全力构建面向新时代的中阿命运共同体""推动构建更加紧密的中非命运共同体""共同开启高质量、高水平、高标准的中柬命运共同体建设新时代""双方就共建中马命运共同体达成共识""以构建中蒙命运共同体为引领，不断深化两国友好、互信、合作"……梳理今年以来的中国元首外交活动，在习近平主席同外国领导人的交谈交往中，在中国与各国各地区关系的蓝图擘画里，"命运共同体"频频成为关键词，围绕它形成的共识越来越广泛、产生的共鸣越来越强烈。

在二〇二三年新年贺词中，习近平主席引用了北宋文学家苏轼《思治论》中的一句话："犯其至难而图其至远"。为了明天更美好，向着人类新未来，中国将继续与世界携手同行，克难致远。（2023年7月22日新华社）

四、如何提高人际吸引力

（一）人际吸引力的分类

人际吸引力指的是一个人在与他人进行交往时所展现出来的吸引力和魅力。它可以分为以下几种：

1. 外在吸引力 指的是一个人的外表和外在形象，如容貌、穿着、举止、语言等方面的表现。例如外貌的吸引，我们一般认为人的相貌是天生的，很难改变，但随着年龄的增长，外貌会随着人生的经历和生活态度的不同而发生改变，因为面部的肌肉会根据表情肌的不同运动产生形态的变化，乐观的人面相往往更加和蔼，而悲观的人面相看上去可能更加冷漠。不同的外在特征，吸引的人群也会不一样，所谓萝卜白菜各有所爱，不管你是否满意自己的外在特征，都会有被你的形象吸引的人，容貌焦虑和容貌自卑本质上还是内心的不自信。在不同的职业中，外貌吸引的方式也会不一样，比如医务工作者如果穿着打扮太过华丽，反而可能遭到患者的质疑，而一个明星如果浓妆艳抹，可能会吸引到更多的人。

2. 内在吸引力　指的是一个人的内在品质和性格特点。人们一般都喜欢真诚、热情、友好的人，讨厌自私、奸诈、冷酷的人。通常被认为妨碍人际吸引的个人品质是：为人虚伪、自私自利、不尊重别人、报复心强、妒忌心强、猜疑心重、苛求别人、过分自卑、骄傲自满、情绪孤立、固执己见等。比如，当一个人具备良好的内在品质时，他会吸引到更多的人，那他可以选择的社交范围便更广，更可能找到相互支持、相互进步的好朋友。而一个具有虚假、贪婪、自私等特征的人，同样也会产生人际吸引力，只是这种特质吸引到的人更少，很可能是具有同样特质的人，彼此的交往只会给双方带来更坏的影响。

3. 社会吸引力　指的是因为距离、相似或互补、性别等因素产生的吸引力。它包括临近吸引力、相似吸引力、互补吸引力、异性吸引力等。

临近吸引力是指相互距离的远近，距离越近更容易产生吸引力。美国心理学家费斯廷格（Festinger.L）等人曾对住在同一楼房里的家庭彼此之间成为亲密朋友的情况进行了研究，结果表明：人们认为与隔壁邻居要比隔一栋楼的邻居更亲密一些。人们选择的朋友41%是隔壁邻居，而隔一栋楼的邻居只有22%。其原因很简单，与隔壁邻居见面机会多，自然而然就容易建立人际交往关系。比如大学期间，大部分同学的好朋友可能就是同宿舍的舍友，因为在都是陌生人的情况下，距离更近，更容易获得交往机会，成为好朋友的概率也会相应增大。相反，如果因为距离近而增加的吸引力在交往过程中产生了不好的交往体验，也会使得双方更容易成为不友好的关系。

相似吸引力是指我们更喜欢和那些态度、价值观、社会条件以及教育程度类似的人进行交往，我们愿意与这样的人交往，是因为我们可以找到很多的共同点，容易被对方接纳和认同，俗话说物以类聚，人以群分。

互补吸引力是指双方在交往过程中获得互相满足的心理状态。当各自的需求与对方所具备的条件成为互补关系时，就能产生强烈的吸引。这是因为交往可以彼此弥补自身的不足，获得心理上的快感和满足。这种互补可以表现在需求、利益、能力、特长以及性格等方面。如主动型的人与被动型的人交往，彼此的需求动机都可以得以实现，即相得益彰，这种情况极易建立良好的人际关系。互补吸引力和相似吸引力并不矛盾，我们会发现在生活中，朋友之间往往具备很多相似点，而伴侣之间更多的是具备互补的特点。

异性吸引力是指男性和女性在一起时，会自然地产生一种兴奋，愉悦的感觉。一个团队如果全是同一性别，团队成员可能会产生心理问题，而男女搭配的团队更容易有积极的发展。

（二）如何提高人际吸引力

1.**保持良好的外在形象** 保持良好的外在形象是通过利用外在吸引力和首因效应来提高人际吸引力的形式。注重个人卫生、穿着整洁、仪态得体，给人以良好的第一印象很重要。对方对你的"第一印象"直接影响到你们今后的交往意向。如果对方对你"第一印象"良好，就会产生进一步与你交往的兴趣，良好的"第一印象"是相互间进一步交往的基础。例如，微笑是一种最简单有效的使人漂亮动人的方法，暗示着自信，代表着乐观，保持阳光般的微笑，它便于你营造出明朗的人际氛围。良好的外在形象并不是指用昂贵的化妆品、衣物和首饰来装饰自己，而是充分发挥自己的优势，扬长避短，找到自己最自信的外在状态，保持自身的干净整洁是最简单可行的方式。

2.**开发自身的内在资源** 培养积极的内在品质。通过培养积极的品质和性格特点，如乐观、自信、热情、耐心、坚韧等，展现出自己的内在吸引力。积极情绪具有动力作用，能拓展思维，影响认知与内驱力，调节负性事件带来的消极影响，增强幸福感，提升学习成绩与学习效果，也应该成为健全人格培养的重要方面。谁不喜欢和一个积极向上的人做朋友呢？

良好的沟通交流能力。学会有效地沟通和交流技巧，如倾听、表达自己的想法和感受、避免冲突等，提高内在吸引力。在与他人交往时，倾听是非常重要的，通过倾听他人的意见和看法，你可以获得新的知识和思考方式，并从中学习。主动发问可以让你更深入地了解对方的思想和看法，同时也可以提出自己的疑问和问题，从中获取更多信息和见解。沟通交流是一项技能，需要不断地练习才能熟练。尝试与不同类型的人交流，不断改善自己的交流和交往方式，以使自己更加适应不同的场合和人际关系。

明确个人爱好和特长。丰富的个人经历和兴趣爱好可以展现自己的内在吸引力。尝试不同的活动和兴趣，找到自己真正感兴趣的领域。可以尝试参加一些社团活动、竞赛、志愿活动、社会实践等，以此来发现自己的兴趣爱好。培养个人爱好和特长需要持之以恒地努力和耐心。在遇到困难和挑战时，不要轻易放弃，要坚持下去。总的来说，培养个人爱好和特长需要探索自我、制定计划、学习提升、寻求支持和鼓励以及坚持不懈。当你成为一个生活很丰富的人，自然会吸引到其他志趣相投的人。

保持学习的状态。通过不断学习和成长，提高自己的专业知识和技能水平，增强自信心，提高人际吸引力。接受他人的批评和反馈往往比较困难，但是这也是一个学习和成长的机会，从中寻找自己需要改进的地方，进一步提升自己。对于大学生而言，专业课程的学习尤为重要，因为大学是一个新的起点，生活和学习都是新的开始，曾经的遗憾都可以在大学得到正名，只有通过不断地学习，你才能成为理想中的自我，丰富的内涵会增加你的内在吸引力。

3.**利用天时地利人和** 天时是指选择合适的交往时机。交往应选择自己和对方的精神状态都比较好的时候进行。如果自己的精神状态不佳，往往无法发挥自己的特长，还容易造成误会。如果对方的精神状态不佳，则不利于激发对方的兴趣，无法得到对方的积极响应。每个人都有遇到困难的时候，如果此时给予适宜的帮助，大多会增加对方对你的好感，提高你的人际吸引力。

地利是指选择理想的交往场所。人们约会一般不会选择菜市场或屠宰场。不同的环境对人产生的体验感会不同，在不舒适的环境中，人们往往关注身体的状态，很难有好的交往体验，而舒适的环境使人身心放松，更容易把注意力放在交流沟通中，就会产生好的交往体验。比如炎热的户外和舒适的空调房，显然空调房才属于理想的交往场所。

人和是指结合他人的特点交往。每个人都有自己的特点和喜好，如果在交往中，互相了解彼此的特点与喜好，在此基础上满足双方的需求，便会产生好的交往体验，增加人际吸引力。比如，聚餐时，会点都爱吃的菜。出去玩会选择各自喜欢或都喜欢的项目。生日时送对方喜欢的礼物等。

虽然人际吸引力可以通过一些策略得到提高，但在实际运用的过程中首先需要遵守人际交往的原则，否则你的表现只是一场骗局。

第二节　人际沟通

一、人际沟通的概述

人际沟通是人与人之间在共同活动中彼此交流思想、感情和知识等信息的过程。主要是通过言语、副言语、表情、手势、体态以及社交距离等来实现的。沟通是人际关系中最重要的内容。一个想法、一个信息，在传递、解释、理解中，往往通过你自己的习惯方式表现出来，如何让对方与你互相接受，真实反映各自的情感，达到协调或一致的目的，这就是沟通的艺术。

二、人际沟通的要素

沟通过程一般由以下3种要素组成：信息发送者、沟通渠道、信息接收者。

（一）信息发送者

信息发送者是指沟通过程中说话发出信息的人。在沟通过程中，信息发送者和信息接收者可以互相转换。

信息发送者影响沟通效果可能存在的问题：表达不清，逻辑混乱，态度错误，不善言辞，拒绝倾听等。

（二）沟通渠道

沟通渠道是指沟通交流的方式。除了传统的书信、邮件、电话，还有现在的微信、QQ等社交媒体，最直接的渠道还是面对面的交流方式。

沟通渠道影响沟通效果可能存在的问题：环境和时机不当，渠道的局限性，有人破坏等。

(三)信息接收者

信息接收者是指听话获取信息的人。信息接收者在沟通过程中也可转变为信息发送者。

信息接收者影响沟通效果可能存在的问题：听不清，听不懂，选择性倾听、不能理解言外之意，情绪不佳等。

三、人际沟通的原则和策略

人与人之间的交往主要是凭借语言沟通，语言交往是人际沟通的主要方式。人们在日常工作、学习、生活中进行的语言交往主要是借助口头语言进行的。口头语言交往包括听和说两个方面。善于倾听，乐于交谈，就能使人在良好的心理气氛中顺利交往。

(一)倾听的原则和策略

善于倾听是人际沟通的基础，倾听过程中应作出适当反应。聆听他人讲话时要用心去听，而不是只用耳去听，与讲话者一起去回顾体验，做到有效沟通要善于使用倾听三大原则：专注性、有效性和反应性。

1. 倾听的原则

（1）专注性　专注性指的是在倾听过程中需要认真专注地听对方讲话的内容。在与人交谈中，被人真心的倾听是一份特殊的礼物。在讲求效率的现代社会里，耐心地倾听别人的讲话确实不是一件容易的事情。真正有效地倾听需要有排除各种干扰的能力，全身心投入。善于倾听者通常能培养出这种"专注"。专注性是倾听中首要的原则，它代表着一种对他人的尊重。

（2）有效性　有效性指的是在倾听过程中需要获取交谈的有效信息。例如在倾听患者病史过程中，他可能天马行空，没有逻辑，想到哪说到哪，医生不仅要做好引导，更需要在众多信息中获取对疾病诊断有效的信息。良好的注视并不等于有效地倾听，有效的倾听要真正听到和记住对方所说的有效内容。

（3）反应性　反应性指的是作为信息接收者，需要及时地反馈是否听到或听懂对方的讲话内容，便于对方及时调整叙述内容。倾听不是一种被动地活动，而是积极地与对方传达的全部信息做反应的过程。因此，不光是要听，还需要给予适当的反应。恰当地反应既是为了向对方传达倾听态度，同时也是为了深入了解。

2. 倾听的策略

（1）保持良好的倾听态度和习惯　实际上，交谈者倾听的态度和习惯比具体技巧更重要。因为我们许多人在社会生活中养成了愿意"说"而不愿意"听"，习惯"说"而不习惯"听"，甚至不愿意"说"也不愿意"听"的倾向。人们"听话"的能力比"说话"的能力要更差。造成这种情况有以下几种原因：首先是人们容易带着评判倾向来听，他们注意对方所说的与自己的价值观或看法是否一致，以此来把对方分成潜在的朋友或外人。这对于我们平时的人际关系或许是有意义的，但这种主观倾向很强的"听"

的习惯在咨询中就会有妨碍作用,使我们带着偏见进入来访者的世界。其次,真正的倾听是一件相当耗精力的事,需要全神贯注,不能分心走神。再次,有时说者的话中含有激起情绪反应或引发联想的作用,容易引起听者对说者内容的分心。最后,由于信息传递中"噪音"的影响,导致错听、错解。以上种种情况需要倾听者高度重视,尽可能避免,在实践中养成良好的听的态度和习惯。

(2)察其言观其行　有效地倾听要求倾听者细心地注意说话人的言行,注意对方如何表达自己的问题,如何谈论自己及自己与他人的关系,以及如何对所遇到问题作出反应。还要注意对方在叙述时的犹豫停顿、语调变化及伴随言语出现的各种表情、姿势、动作等,从而对言语作出更完整的判断。

(3)设身处地地感受　倾听者不但要听懂对方通过言语、行为所表达出来的东西,还要听出弦外之音,听出对方在交谈中所省略的和没有表达出来的内容。例如,当对方只是说"我要去洗漱了"很可能表示想要结束这段对话了,如果你还想等他洗漱完再继续谈话,似乎不太可能。能设身处地地感受也代表情商中同理心这一要素发展的较好,可以在语言中感受他人的情绪,更有效地理解沟通的内容。

(4)及时作出反应。　作为倾听者,需要给到对方一些反应,表示自己的倾听状态。例如,鼓励、点头、运用像"嗯""是吗"等肯定性短语,甚至简单的微笑也很有用。

(二)说的策略

1.语言策略　说是对自己思想和感情的表达。说是要给人听的,要使别人对自己说的感兴趣、听得明白,就应当掌握一些说的技巧。

一是选择好话题,话题要有积极意义,要适合对方的知识范围、经验和对方当时的情绪和心境。

二是语言要简练、通俗、生动,要说得具体,合时宜。

三是善用敬语,对上级,要谦恭有礼,同事、同学之间则要多用亲切友好的词语。

四是适当赞扬别人,适时适度、发自内心地赞扬别人,可以造成融洽的交往气氛,强化人际吸引力。但赞扬要真诚适度,不要乱戴高帽。

2.非语言策略

(1)目光策略　眼睛是心灵的窗户。目光接触,是人际交往中最能传神的非语言交流。在交往中通过目光的交流可以促进双方的沟通,目光的方向,眼球的转动,眨眼的频率,都可以表示特定的意思和流露情感。一般正视表示尊重,斜视表示轻蔑,双目炯炯会使听者精神振奋。柔和、热诚的目光会流露出对别人的热情、赞许、鼓励和喜爱。目光东移西转,会让人感到心不在焉,而适当的目光接触可以表达彼此的关注。因此在人际交往中,不能忽视眼神的作用,平时应注意培养自己用眼睛"说话"的能力。

(2)体势策略　体势包括体态和身体的动作、手势。在人际交往中,人的举手投足都能传达特定的态度和含义。一般身体略微倾向于对方,表示热情和感兴趣;微微欠身,表示谦恭有礼;身体侧转或背向对方,表示不屑一顾。不同的手势也具有各种含义,比如摆手表示制止或否定;双手外摊表示无可奈何;双臂外展表示阻拦;拍脑袋表示自责或醒悟；竖起大拇指表示夸奖。有些手的动作容易造成失礼，比如，手指指向对方面部，单手重放茶杯等。

（3）声调策略　俗话说：锣鼓听声，听话听音。同一句话用不同的声调、在不同的场合说出来，可以表达不同的甚至是相反的意思和情感。比如，士兵在圆满完成了任务以后，班长对他说"你真行"，这是一种赞许；如果这个士兵没有完成任务，班长对他讲"你真行"，这时的意思就大相径庭了，它是一种责备或嘲讽。所以，在人际交往中，恰当地运用声调，也是保证交往顺利进行的重要条件。在一般情况下，柔和的声调表示坦率与友情；高尖并略有颤抖的声调表示恐怖或不满、愤怒或激动；缓慢、低沉的声调表示对对方的同情；不管说什么话，阴阳怪气就意味着冷嘲热讽；用鼻音和哼声则往往显示傲慢、冷漠、鄙视和不服，自然会引起对方的不快和反感。我们在人际交往中要细心体会声调的微妙，学会正确运用声调，以加强语言表达的效果。

（4）距离策略　人与人交往的空间距离是多少呢？这首先要看你与谁交往。美国学者霍尔研究发现，46cm～61cm属亲密空间，比如与好朋友、伴侣、亲属交往时属于一个舒适的距离。私人空间可以延长到76cm～122cm，与亲密关系以外的人交流沟通时可以在此范围，保证礼貌的同时又能无障碍沟通。366cm以上的距离，是演讲者与听众或两人不愉快谈话的有效空间。心理学家研究表明，人们离他喜欢的人比离他讨厌的人更近些，要好的人比一般熟人靠得更近些。同样亲密关系情况下，性格内向的人比性格外向的人保持较远些的距离；异性谈话比同性相距远一点，两个女人谈话总比两个男人谈话挨得更近些。

值得注意的是，不管你在人际沟通中运用何种非语言策略，都只是为了使你的语言沟通更容易让对方理解。例如，当你想真诚地向某人道歉时，你的眼神飘忽不定，你的声调阴阳怪气，那没有人会认为你是真的道歉。同样，如果你此时很生气，但你依然面带微笑，眼神坚定，或许可以避免一场情绪的硝烟。

案例3-8　正确地评价自我

大学生李强，今年即将毕业，早早地投入到找工作的洪流中。经学校推荐，李强去参加一家保险公司的招聘。在最初的笔试中，李强凭着自己扎实的基本功，丰富的专业知识，远远领先于其他竞争者。大家都以为这份工作非李强莫属，但事情最后却出人意料。在最后的面试中，李强表现得一如既往地谦虚，哪知正因为此，他痛失良机。

在面试时，李强被问道，"你觉得你的英文水平怎么样？"他回答，"还行。""你能胜任这份工作吗？""应该可以吧。"几个回合的问答，李强都是如此谦虚，结果使对方对李强产生了缺乏实力和自信的不良印象。

分析：中国人的传统讲究的是含蓄和委婉，当涉及自我评价时往往自谦、自贬，反对自我张扬，否则可能被认为是狂妄、嚣张。诚然，这种做法体现着中国人谦逊的本质。而在对外交往中，中国人的这种行为并不为外国人理解。随着时代的发展，不必过谦的交往原则已为越来越多的中国人接受。

所谓"不必过谦"，就是在自我评价时，要实事求是地对自己进行正面的评价和肯定。尤其在国际交往中，不必表现得过于谦虚，甚至自我贬低。应表现出足够的自信，但也不要自吹自擂，自我标榜。

"不必自谦"原则可以应用于以下情况：当外国友人赞美自己的相貌、手艺、服饰时，应落落大方地道声"谢谢"；别人肯定自己的工作时，也要敢于认可；在自我介绍时，更应该正视自己的长处，敢于在别人面前"呈现"自己。这可以充分体现自己的自信。如果李强的回答能充满自信"我想我很适合这份工作"，那他得到这份工作的概率可能会大大增加。

（邓宏军　张中喜）

第三节　人际交往气质美

气质是什么？是指一个人内在涵养或修养的外在体现。在人际交往中，人们常常用气质来评价对方，如"艳而不俗""仪态端庄""风韵犹存"等等，实际上这都是由于气质美所带来的风采。一个人持久的、高贵的美莫过于气质美。

一、人们眼中的气质美

气质美，属于一种内在美、精神美，是以一个人的文化、知识、思想修养、道德品质为基础的，通过对待生活的态度、情感、行为等直观地表现出来。人们观察、评价一个人的气质时，往往是"由表及里"，透过对方的眼光、神情、谈吐，才能观察到一个人的气质。常言道"眼睛是心灵的窗户""神情是感情的外露""谈吐是直抒胸臆的表达"。在现实生活中，气质好的人，的确能给人以美的享受。比如外貌秀丽，举止端庄，性格温柔给人以恬静的静态气质美；身材魁梧、行动矫健，性格豪爽的人，给人以粗犷的动态气质美；外貌英俊，举止文雅，性格沉稳的人，给人以高洁优雅的气质美。气质是内在的不自觉的外露，而不仅是表面功夫。如果无丰富的内在知识，那任凭用华丽的衣服装饰，这人也是毫无气质可言的，反而给人一种肤浅的感觉。所以，如果想要提升自己的气质，做到气质出众，除了穿着得体，说话有分寸之外，就要不断提高自己的知识、品德修养。一个人的真正魅力主要在于特有的气质，这种气质对同性和异性都有吸引力，这是一种内在的人格魅力。在日常人际交往活动中，有的人活泼好动，有的人安静稳定，有的人反应灵敏，有的人反应迟钝，有的人遇事急躁，有的人有条不紊，所有这些差异都是由于气质的不同引起的。

二、好气质的表现与培养

（一）女人气质美的表现

1.气质是什么？

气质是一个人相对稳定的个性特点、风格以及气度。性格豪放，潇洒大方，往往表现出一种聪慧的气质；性格开朗，风度温文尔雅，多显露出高洁的气质；性格直爽，风度豪放雄健，气质多表现为粗犷；性格温柔，风度秀丽端庄，气质则表现为恬静等。一个女人，无论聪慧、高洁，还是粗犷、恬静，都能产生一定的美感。相反，那种刁钻奸猾、孤傲冷僻，或卑琐萎靡的气质，除了使人厌恶之外，何来美感而言。

在现实生活中，有相当数量的女性只注意穿着打扮，并不怎么注意自己的气质是否合乎美的标准，美的容貌、入时的服饰、精心的打扮，都能给人以美感，但这种外表的美总显得浅淡短暂，如同天上的流云。如果是有心人，则会发现气质给人的美感是不受年龄、服饰和打扮所制约的，而真正的美首先来自于气质。

（1）气质美体现丰富的内心世界：理想则是内心世界丰富的一个重要方面，因为理想是人生的动力和目标，没有理想和追求，内心空虚贫乏，是谈不上气质美的。

（2）品德：品德是女性气质美的一个重要方面，为人诚恳，心地善良，对爱情专一，是中国女性的传统美德，也是现代女性不可缺少的品德。

（3）科学文化：科学文化知识会使女性气质美大放异彩。因为科学文化知识既是当代女性立足社会之本，也是自身修养的一个重要方面。再者，女性的文化水平在一定程度上影响着家庭生活气氛和后代的成长。

（4）胸襟开阔：法国作家雨果说过，比大海宽阔的是天空，比天空宽阔的是人的胸怀。气质美看似无形，实则有形。它是通过一个女人对待生活的态度、个性特征、言语行为等表现出来的。

（5）行为举止：一举手，一投足，待人接物的风度，皆属此列。朋友初交，互相打量，立刻产生了好的印象，这个好感除了言谈外，就是举止的作用了。举止要热情而不轻浮，大方而不造作。

（6）温柔的性格：女性的气质美，还表现在温柔的性格上。这就要求女性注意自己的涵养，要忌怒、忌狂、能忍让、体贴人。那些盛气凌人、傲气十足的"铁姑娘"，会使大多数男子敬而远之。温柔并非沉默，也不是逆来顺受、毫无主见。相反，温柔的性格往往透露出天真浪漫的气息，更以表达内心感情，富有感情的人更能引起别人的共鸣。

2. 高雅的气质 高雅的气质也是女人美的一种表现，爱好文学并有一定的表达能力，欣赏音乐且有较好的乐感，喜欢美术而有基本的色彩感，热爱舞蹈有一定的舞蹈素质，其他如游泳、滑冰、栽花、养鱼、编制、缝纫等等，都会使女人的生活充满迷人的色彩。

有许多的女性并不是传统意义上的大美人，但是她们身上却溢露着夺目的气质美：例如科学工作者的认真、执着；教师的聪慧安详；作家、诗人的洒脱、敏锐；企业家的精明、干练；个体劳动者的勤快、自信；大学生的好学上进、朝气蓬勃……这是真正的美，和谐统一的美。追求美而不亵渎美，这就要求每一个热爱美、追求美的女人都要从生活中领悟出美的真谛，把美的容貌与美的气质、美的德行结合起来，才能获得真正的美，这才是真正的美。

气质美看似无形,实则有形。它是通过一个人对待生活的态度、个性特征、言行举止等表现出来的。气质"外化"在一个人的举手投足之间。走路的步态,待人接物的风度,皆属气质。朋友初交,互相打量,立即产生好的印象。这种好感除了来自言谈之外,就是来自作风举止。热情而不轻浮,大方而不傲慢,就表露出一种高雅的气质。狂热浮躁或自命不凡,就是气质低劣的表现。

(二)女人气质美的培养

1.拥有品位 女孩到了二十几岁后,就要开始学着用心的经营自己了,它体现在自己的外表以及涵养上,每一个女孩都是特别的,都应该有自己独特的品位,可能很多女孩会觉得品位与时尚或奢侈品是挂钩的,其实不是,品味是一个人去观察事物时的态度,同样的东西,在不同的人眼光下会出现不同的版本,物品本身的价值与品位的高低是没有关系的,女孩要用自己的目光去欣赏一件东西,用高级的品味去挑选东西。在某些程度上,一个人的品味与她的气质是相辅相成的,品位的高低取决于一个女孩在日常生活里对新事物的发现,品位是自己独特的味道,每个女孩都要有自己的品味,一个廉价的饰品只要戴出了属于它的另类,它也能够表现出自己的品味。平常的时候可以多看看时尚杂志,提升一下自己对服饰等的欣赏度。

2.音乐爱好 听音乐就像呼吸空气一样自然,不仅可以使人精神快乐,还可以陶冶情操。

3.阅读 养成看书的习惯女孩到了二十岁后,就已经开始步入社会,在与别人交往的过程中,谈吐与修养是最能征服别人的。我不相信一个不喜欢看书的女孩,她会是充满智慧的。没事的时候,去到书店逛逛,认真地挑几本可以提升自己的书籍买回家阅读,不管是名著还是理财方面的或是激励方面的,都有值得我们学习的地方,书可以让人们的生活丰富,也可以让人们的思想改变,选择阅读一本好书,胜过一个优秀的辅导师。

喜欢看书的女孩,她一定是沉静且有着很好的心态,因为在书籍的海洋里,女孩可以大口地吸收着营养。喜欢看书的女孩,她一定是出口成章且优雅知性的女人。认真地阅读,可以让心情平静,而且书籍里暗藏着很大的乐趣,当遇到一本自己感兴趣的书时,会发现心情是愉悦的,而且每一本书里都有着很大的智慧,阅读过的书籍都会是女孩社交中的资本,相信没有人会喜欢与一个肤浅的女孩交往。选择了合适的书本,它能够教会人很多哲理,以及会让你学会以一种平和的心态去迎接生活里的痛苦或快乐。

4.情趣 有气质的女人会生活,又别有情趣,上得厅堂,下得厨房。美可以天生,但气质却是后天修炼的。有气质的女人还有很多好的品质,有气质的女人的类型也很多,也许,她就在你的身边。

(三)男人气质美的表现

1.抬头挺胸 抬头表示心胸开阔、光明磊落,同时也是一种自信和真诚的表现。心灵狭隘、心藏诡计的男人常常低头走路,似在沉思。

2. 敦实胸阔 很多女人总是喜欢身体结实的男人。身体结实表示男人很有生命力,胸围厚阔表示男人有度量,让人感觉厚实可靠。

3. 心胸开朗 男人的魅力源自于宽厚坦荡的心胸。一个心胸宽广、光明磊落的男人,是伟岸的山,是博大的海。心胸宽阔,必然开朗乐观,不会因琐事填胸,伤脾伤肝。心胸宽阔的人站得高,看得远,能将现实和将来连成一线。心胸宽阔的人豁达、宽容,既不会为恩恩怨怨而耿耿于怀,也不会对区区小事念念不忘。君子坦荡荡,小人常戚戚。胸怀宽广,方能成大事。"心底无私天地宽",当男人着眼于自己的事业,忘掉琐屑小事的时候,心胸就会豁然开朗。相反,男人只能是一个小肚鸡肠的琐屑之辈,这样的男人自然面目可憎、令人生厌。

4. 执着认真 在人生的旅途中,不时穿插崇山峻岭的起伏,时而风吹雨打,寸步难行;时而又雨过天晴,鸟语花香。一个真正的男人只有凭着坚强的意志,持之以恒和坚忍不拔的勇气才能跨越困顿的鸿沟,永远做生活的强者。坚强的意志只有扎根于崇高理想的土壤中,在美好心灵的映衬下,才能熠熠发光。顽强的意志是可贵的,在正确的航道上不屈不挠的拼搏的男人,收获的必定是累累硕果。坚信,凭着你的意志,道路的尽头,必定是金色的太阳。

5. 交友有方 物以类聚、人以群分。一个优秀的男人周围肯定有一些优秀的朋友。女人在交友的过程中,可以通过观察一个男人的朋友,就可以初步判断这个男人的性格特质,千万不要被男人表面的假象所迷惑。

6. 怜香惜玉 对待女人的态度不仅表现一个男人的责任心,更表现出一个男人心怀质地的好坏。好男人首先必须是关心女人,是一个尊重和珍惜女人的男人。一个男人如果只对自己心爱的女人好,而对其他女人视而不见、见而不帮。这样的男人是一个很自私的男人。关爱女性是好男人的应有的品德。

7. 孝敬父母师长 一个好男人永远知道自己从哪里来,永远会知道感恩。一个不孝敬父母、不尊重师长的男人注定是一个过河拆桥、见异思迁的男人。这种男人不会珍惜他人的真心。人都有一个发展的过程,需要得到别人帮助和支持,懂得感恩、懂得回报是做人的起码常识,可是很多男人做不到这点。

8. 善于学习 热爱学习和善于学习已经成为一个人持续发展的必备条件。所以喜欢学习和修炼已经成为男人必备的功课。但实际工作和生活中,很多男人总是懒于学习,总是自以为自己很聪明,其实只会昙花一现,绝对不能长久。

9. 幽默可爱 这是一个附加的条件,也是一个绝对重要的条件。首先幽默的本身是智慧的表现,其次面对婚后平凡枯燥的生活,幽默无疑是兴奋剂。很多女人总是感叹婚后无味的生活,其实这和男人的幽默有很大的关系。

(四)男人气质美的培养

1. 优雅的气质 一个人的气质是内部修养,外在的行为谈吐待人接物的方式态度等的总和。优雅大方、自然的气质会给人一种舒适,亲切,随和的感觉。

2. 多学习 气质是通过学习和培养出来的。平时要多学东西，多看书。不但要学专业知识，还要学没事的话去学学跳舞，或者锻炼身体，还要多学学交际。

3. 品位决定气质 品位是一个人的价值观、审美观、人生观的综合体，当一个人的价值观、审美观、人生观都正面而且高尚的时候，我们通常会说这个人很有品位。

4. "近朱者赤，近墨者黑" 你可以接近一些气质好的人，你就会不知不觉的改变自己，培养良好的气质。

5. 气质培养 气质不是一个月两个月可以改变的，是需要一年两年甚至更长的时间。很多人读完大学，很久没见的人都说他变了一个样，其实就是校园生活熏陶出来的，多读书总有好处。还有一点，想成为什么人，就和什么人做朋友，亲君子，远小人，时间长了，气质就自然而然地流露出来了。

6. 环境作用 要一个好的生活环境，好的心态，才能培养出好的气质。从小不一样的环境会造就不一样的人，一个人的阅历学识对自己的了解程度都会对气质有一定的影响。

7. 气质是内在散发出来的魅力 化妆虽能改变容貌，但是气质这东西就是要靠内在修养，如果要将气质用外在的东西表现出来，那就是做作。

第四节　行为美

行为是指人和客观世界发生关系时，作用于对象的活动。简单地说，人的行动、举止叫作行为。行为美是指人在各种社会实践活动中通过所作所为而表现出来的美。它既表现为人与人之间交际过程中待人接物的礼仪美，又表现为善德伦理的外在美。它既和道德有关，又和审美有关。可见行为美的培养，乃是美育的一项重要内容。

一、礼仪美

什么是礼仪美？礼仪是在人际交往中，以一定的、约定俗成的程序方式来表现的律己敬人的过程，涉及穿着、交往、沟通、情商等内容。求人帮助之后，一定要说："谢谢"。如遇他人求助，应尽力给予帮助，如不能解决时，应说："很抱歉"。到商店购物，不可以"上帝"自居，要用礼貌语言，购物之后也应说谢谢。看他人演出，要尊重演员，适时礼貌鼓掌，不能提前退场。乘坐公共汽车、火车，要照顾老人、小孩、孕妇和残疾人，要保持车上卫生环境，不乱扔东西，上车不要争抢座位。

（一）教师应注重课堂教学的礼仪美

教师作为传道、授业、解惑者，自古至今都是人之师表，人之楷模，人类灵魂的工程师。教师的一言一行、一举一动虽然发于己，却可以传于人，甚至达之天下，影响众生。而课堂是教师授课的主要场所，也是集中展示教师风采的重要阵地，教师在课堂教学中礼仪的恰当运用可以折射出礼仪之美。礼仪美对于激发学生的求知欲，启迪学生开启智慧，对学生进行美育意义非常大。

1. 扣人心弦的语言美　语言表达是教师劳动的特殊工具，所以语言美对教师来说是特别重要的。教师靠语言把书本知识、科学信息、教师自己的思想和教学要求传达给学生。优美的语言，可以增强学生学习的兴趣，启迪学生智慧。教师讲的话带有审美色彩，这是一把精致的钥匙，它不仅开发情绪记忆，而且深入到大脑最隐蔽的角落。课堂语言美体现在以下几个方面：

（1）用语文明　在课堂上授课时，教师要尊重学生，使用礼貌语，不能使用有损学生人格或自尊心的语言，更不能挖苦、讽刺学生。教师使用的语言要使学生感到亲善、友好、平等，这样有助于营造一个和谐融洽、严肃活泼的教学氛围，有助于教学质量的提高，有利于焕发学生听课的积极性和健康地成长。

（2）语音美　语音在语言中的地位相当重要，除去它是思想内容的载体之外，声音的强弱、快慢等也具有表达复杂情感的作用。总的来说，要语音适度、语调柔和、语速适中，要抑扬顿挫，声情并茂，吐字清晰，说普通话。

（3）准确生动，富有哲理　教师在传授知识时，要正确无误，语言简练准确，通俗易懂，举例形象生动，逻辑推理，教学语言要能启迪学生心扉，引人入胜。

2. 先"声"夺人的体态美　教师的体态语言也应该讲究美。体态语言，即教学中教师的仪表神态，包括穿着打扮、举止风度、精神状态等，它是无声的语言，是造型艺术。它通过眼神、手势、面部表情无声的体态语将有声的语言形象化、生动化，以达到先"声"夺人、耐人寻味的效果。它是教师内在的思想品德、感情修养的外在体现。它直接作用于学生的视觉，是学生感知教师修养、气质、经验，以及爱好追求、感情态度的重要依据。课堂中的教师犹如舞台上的演员，举手投足、仪态眼神都会给学生以示范，并服务于既定教学任务的完成。课堂上，教师昂首挺胸，学生会领悟到浩气凛然、端庄稳重而肃然起敬。一名优秀的教师，应有热情慈祥之容、庄重沉稳之态、豪放爽朗之谈、聪慧敏捷之仪、幽默诙谐之趣。目光炯炯，传递信息；兼观六路，善于组织课堂教学。语言、态势配合自然默契，浑然一体，给学生以美感和快感，振奋学生精神，激发学生的学习兴趣。

3. 赏心悦目的多媒体课件　多媒体课件界面的美观性十分重要，它可以有效地吸引学生的注意力，使课堂气氛更加轻松，对课堂教学的辅助作用是十分明显的。但在课件的制作过程中却常常被部分教师忽视，根据多年来制作多媒体课件的经验，对多媒体课件制作中的界面美化问题从色彩、文字、构图三方面加以论述，并对教师制作多媒体课件时的界面美化方法提出建议。

在课堂教学中使用计算机辅助教学已成为主流，教师们在教学中制作了大量的多媒体课件。但在实际的教学中我们发现，有很多的课件，结构严谨、构思新颖，上课时的效果却不太好，总是感觉差了一点什么，其实差的就是一点美观！俗话说："人靠衣装、佛靠金装"，同样，一个课件的制作也要强调界面的美观性，界面美观的课件表现力更强，也更能抓住学生的注意力。

背景与字的颜色搭配：在多媒体课件中，它不仅能美化界面，还能充分的表现课件所营造的各种氛围。灵活运用色彩，会使你的课件更显完美。一般来说，若背景是浅色，那么字就应该是深色，如果背景是深色，字必须使用浅色，这样对比度大，清晰。为了提高学生的注意力，对于一些重点之处可使用红色、黄色等，以加深学生的印象。课件不需太花哨而影响主体。

善于运用字体：在制作课件时，教师们经常会运用到各种字体。很多老师用的是宋体，但在正文时楷书更显得美观大方。而且字的大小也应恰当，一般来说正文使用32号字比较恰当，坐在后面的学生能看得清楚。

图片的插入：无论是色彩，还是字体，都要在课件的界面上进行组织，这就是构图。假如构图不美观，前面所做的所有工作就都白费了，所以在课件的制作过程中，教师们一定要花一定的精力在界面的构图设计上。

医学图片的来源：医院的患者，若发现有很典型的体征可使用数码照相机拍下来，也可扫描，或从网上下载也是一种常用的办法。关键是要与内容匹配，通过图深化理论的阐述，加深学生的记忆。而且有图片的课件更美观，只要学生视觉感受舒服即可。医学图片的使用：从疾病的角度来说，讲述到病理变化、临床表现等常穿插图片，栩栩如生的图片常可美化多媒体界面，深化理论的讲解，强化学生的记忆，收到良好的效果。

课件的制作是一个长期的过程，但每一位教师都应该了解，任何好的课件都应是形式与内容的完美结合，只讲究内容不讲究形式的课件是不完整的。只要大家善于感受，灵活运用色彩、字体、构图等艺术语言，在实践中逐渐摸索，一定能制作出令人赏心悦目的课件。这样不但可以提高自己的色彩感受，更能让学生在愉悦及美的氛围中接受知识、陶冶情操。总之，老师的语言，仪态，课件都流露出美的气息，学生在愉快地接受老师传授知识的同时，也在不知不觉中受到礼仪美的熏陶。

（二）医学生的礼仪美

作为医德品格重要组成部分的医学礼仪素养、医学审美素养的教育，已引起医学教育界的高度重视。从医学礼仪的内涵、医学生礼仪素养教育的现状、医学生礼仪素养教育之重要、医学生礼仪素养教育之策略入手，探讨医学生礼仪素养的训练与提高的意义和方法。礼仪不仅是社会文明的标志，也是个体道德修养的外在体现。医学生未来所从事的是"救死扶伤"特殊的"窗口"行业，面对的是处于疾病痛苦之中的患者。医生良好的礼仪素养是其职业必备素质，是构建良好医患关系的关键。

加强医学生素质教育是我国21世纪高等教育的一个重要课题，医学生的礼仪修养是素质教育的文化基础。得体的衣着，文雅的举止，恰当的问候，彬彬有礼的行为，这些礼仪都是大学生走向成功必备的护身符。身处当今社会，注重自身素质的提高，讲究文明礼貌，良好的人际关系，是每一个成功大学生的必修课。

人与人之间要进行交往，而交往必须遵守一定的礼仪。孔子曰："人有礼则安，无礼则危，故曰礼者不可不学也"。新的世纪随着人们生活节奏的加快和活动范围的增多，人与人之间的交往更加频繁，如不懂得不同场合的礼仪，轻则会闹出笑话，重则可影响人们工作的效率和生活秩序。医学生将要面对的是患者，不但要懂得礼仪规范，并要成为礼仪的模范实践者，给患者美好的形象，优质的服务，以提高医院的服务质量加快和谐社会的建设。

1. 医学生素质　随着科学技术的发展、社会的进步、人民物质生活和精神文明水平的提高，人们对各行各业的从业人员的要求都在提高。在这种形势下，必须提高医学生的素质和能力，注意培养医学生的礼仪修养，使其个人不断完善，有意识地塑造高尚、有礼的形象。

（1）素质是什么？狭义的素质是生理学和心理学意义上的素质概念，即"遗传素质"。《辞海》写道："素质是指人或事物在某些方面的本来特点和原有基础。在心理学上，指人的先天的解剖生理特点，主要是感觉器官和神经系统方面的特点，是人的心理发展的生理条件，但不能决定人的心理内容和发展水平。"广义的素质指的是教育学意义上的素质概念，指"人在先天生理的基础上在后天通过环境影响和教育训练所获得的、内在的、相对稳定的、长期发挥作用的身心特征及其基本品质结构，通常又称为素养。主要包括人的道德素质、智力素质、身体素质、心理素质、审美素质、劳动技能素质等。"素质教育主要包括内在素质和外在的素质。内在素质主要是人对世界、环境、人生的看法和意义，包括人的世界观、人生观、价值观、道德观等，也就是一个人的对待人、事、物的看法，也可以成为人的"心态"。外在素质就是一个人具有的能力、行为、所取得的成就等。

（2）医学生应具备什么样的素质和能力：根据教育部、卫健委共同颁布《本科医学教育标准——临床医学专业》，中国临床医学教育有了国际化标准。那么，按照标准，一名合格的医学生应具备什么样的素质和能力？

1）人文素养与科学素养结合：作为医学生，首先要爱祖国和人民，其次要具有珍视生命、关爱患者、尊重患者的人道主义精神，唯有对生命充满爱，才会不辜负医生的使命。但医生要解除人类疾患，必须充分认识疾患，因此医学生要有良好的科学素养，具有实事求是的科学态度，分析批判的科学精神。医学是一门经验科学，需要权威，但医学生应尊重权威而不迷信权威，敢于在权威面前坚持正确的意见和行动，才能真正履行医生的职责。

2）知识和技能结合：人类各种疾患作为大自然的一种特殊现象，自有其特殊规律，医学生要为患者服务，就要掌握深厚的医学知识和高超的医术。第一，医学生要全面掌握必备的医学知识。医学各学科紧密相关，互为补充，互为支持。医学生需要掌握医学体系中所有必备的基本理论、基本知识、基本技能，先作为一个初级医师基本适应临床各科工作后，再在工作中发展专科特长。第二，医学生对医学知识的掌握必须准确无误。医学生服务的对象是人，是至高无上的生命，任何不准确、不正确的认识都可能导致临床误诊、漏诊，甚至延误时机、断送生命。第三，医疗操作技能要熟练精确。医学的实践性非常突出，医疗检查、治疗、护理都要依靠许多技术操作来完成，操作技能不熟练不精确，轻者增加患者痛苦，重者威胁生命。

3）职业素质和职业能力结合：医生要坚守职业操守，积极履行并维护医德，把"救死扶伤"作为天职，有高度责任心，从患者利益出发，永远不做损害患者利益的事情。医学生还应具有较强的交流沟通能力,较强的表达能力。与患者及其家属的良好沟通,才能取得信任和配合,从而达到治疗目的。

4)法律观念和团队精神结合:在现代法制社会,医学生依法行医的要求比任何一个时代都严格,任何情况下都要依照国家法律和医疗法律法规行事,这既是对患者利益的保障,也是对医生利益的保障。在医疗实践中,团队精神同样不可缺少,在医学分科日益复杂的现代,对所有疾病的诊断治疗,都是几个科室、很多医护人员组成的一个团队的实践,如果是疑难杂症,还需要跨地区、跨医院的通力合作。

5)自我完善与终身学习结合:人类的疾病、医学知识、治疗手段等都随着社会进步而不断发展。一个医学本科生仅仅是完成了医学基本训练,具有了初步临床能力,要做一名好医生,必须具有终身学习、自我完善和长远发展的理念。在结束学校教育之后,在临床实践中,医学生更要一边工作,一边学习,进修深造,不断完善知识体系、医疗技能。

总结起来,一名合格的医学生应有一颗仁慈的、博爱的心,具有良好的职业态度和道德素养,是集保健提供者、医疗决策者、信息沟通者、社区领导者和服务管理者于一身的"五星级"医生。其必备的核心能力有:救死扶伤所必备的专业能力;对疾病做出准确判断和设计正确治疗方案的临床思维判断能力;与患者和家属以及团队人员的沟通协调能力;研究医学问题的科学研究能力;利用图书资料和现代信息技术进行医学学习的能力;运用循证医学原理的初步能力;具有从事社区卫生服务的基本能力。

2. 学校如何开展礼仪教育

(1)把礼仪教育引入课堂　首先应把礼仪教育的内容纳入《大学生思想道德修养》课或开设专门的《人际交往》课,对医学生进行系统的礼仪基本理论和具体规范的教育。课堂教学是系统学习训练的良好途径,礼仪教育与思想道德修养有机结合,既可以丰富医学生的思想道德内涵,又能教会他们如何规范自身行为、塑造良好的仪表形象。受过良好礼仪教育或礼仪行为训练的人,无论是内在素质还是外在行为方式,都与缺少训练的人截然不同。

(2)转换教育理念,强化师资培训　加强礼仪教育不仅应将礼仪教育引入课堂,纳入教学计划,切实完善高校德育体系,而且应从转换教育理念入手,加强师资培训。重点是建设一支能够适应现代礼仪教学和研究的师资队伍。高校教师不仅是知识的传授者,他们的人格力量和表率作用都会对学生产生潜移默化的影响。这就要求教师必须做到:在教学活动和日常生活中注重自己的言行举止,注重并不断提高自己的礼仪素养,不断进行礼仪教育的渗透,以利于理论与实践结合,提高礼仪教学和研究的水平。礼仪问题虽不是一个新课题,但在高校普遍开展礼仪教育方面,却亟待人们进行新的探索和思考。高校还应举办多种形式的礼仪讲座,开展多种形式的大学生礼仪活动,包括国际礼仪的培养。

(3)营造良好的校园氛围　加强礼仪教育必须发挥大学生自我教育、自我修养、自我完善的优势,开展丰富多彩的校园礼仪活动,营造良好的校园氛围,鼓励学生积极参与校内外各种礼仪活动和社会公共活动，不断积累交往经验，展示礼仪的魅力和大学生的风范。例如：开展"明礼诚信"活动，制订修身计划，发挥礼仪的自律作用；发动全校师生寻找校园中的不文明现象，开展辩论、演讲、小品表演等活动，弘扬文明礼貌之风，使礼仪之花遍地开放；还可以通过广播、电视、宣传栏等媒体工具，推动学校的文明建设。

（4）发挥网络优势，开展礼仪修养教育　实践礼仪具有丰富的内容和内涵而网络信息的丰富性、即时性和开放性，使得网络礼仪教育能更好地与时代接轨，使小小教室与大千世界紧密相连。网络环境下的礼仪修养教育有助于贴近学生、贴近社会，激发学生的学习兴趣。高校可以有针对性地建立健全校园网主页，在网上进行思想道德和礼仪教育，让学生在学习过程中获得快乐体验，健全其人格。当然，大学生礼仪素养的提高，仅靠学校的力量是远远不够的，必须得到家庭和社会的大力配合才好。只有学校、家庭、社会三者互相配合、互相支持，高校学生的礼仪教育才能取得良好的效果。

二、心灵美

（一）心灵美才是真的美

1. 爱美之心，人皆有之　人们往往重视的只是外表，而忽略了内心，其实，只有纯洁的心灵才是真正的美。心灵之美胜于形体之美，外表不代表一切，心灵美才是最美！自古以来，爱美之心，人皆有之。然而，人们往往对美丑的评价重视的只是外表，那些出众的外貌，美丽新潮的服饰，潇洒倜傥，娉婷婀娜的风度，却曾令人倾倒，可是那些发自心灵深处的内在美，却不容易在人们心中占据重要位置。其实，只有心灵美的人才是真正的美。美好的心灵来自善良的内心，它让人们肃然起敬。它不光愉悦了自己，还能给别人带来欢乐。古人云："人之初，性本善……"只要细心观察，用心体会，你会发现在人们交往中，有许多心灵美的闪光。当你遇到他人真诚的微笑、深切的关怀、无私的帮助，还有亲人的爱戴、朋友的理解、陌生人的问候……你会体验到社会上心灵美的人很多，他们才是最美的人。

2. 心灵美是一种素质　这种素质，可以从他对人生、对社会、对他人以及在对自己的思想感情和态度中得到体现。往往能从这个人及其平常一言一行中得到充分体现！让旁人看得清清楚楚。外在美往往迷惑的是人的眼睛，而内在美却可以深深打动人的内心。

> **案例3-9　主动让座**
>
> 我曾目睹过这样一幕：一位年迈老人上了一辆公交车，站在一位年轻女子旁打量是否有空位。那花枝招展的女子不但不让座位，反而还露出厌恶的神色。这时，一位小伙子站起来，主动为老人让座，顿时全车的人都向这位小伙子投去赞许目光。

3. 心灵美的人传播爱与善良　把别人的心灯点亮，是一种幸福。这是一种很特别的温馨甜蜜的感觉，只有付出、给予、播洒的人自己才能感受到，才能体会到，这是人类不能缺少的人际之间的互爱，就如人的生存不能缺少太阳、空气和水一样。我们每个人的心灵都是一枚栉风沐雨的种子，要做到不管在何等环境中，千万别膨胀了体力，萎缩了根；更不要在岁月的沙尘里，风干了纯净的嫩芽！多发现、多认识、多学习身边心灵美的人。因为，只有心灵美的人，生命才更有意义，生活才更有情趣。

心灵美又称"性格美""品质美"。它们基本上都是指人的思想、情感、意识、态度或整个人的品德的美。中国古代把心灵美称为人的"内秀"，西方美学家称为人的"内在美，心灵美比外表美更重要"。

案例3-10　钱学森开创祖国航天

钱学森：在他心里，国为重，家为轻，科学最重，名利最轻。5年归国路，10年两弹成。开创祖国航天，他是先行人，披荆斩棘，把智慧锻造成阶梯，留给后来的攀登者。他是知识的宝藏，是科学的旗帜，是中华民族知识分子的典范。

（二）如何培养心灵美

个人内心世界的美称为心灵美。心灵美具体表现在人的思想品格、精神意志、情感操守、智慧才能等方面。心灵美是行为美、语言美的基础，故历来受到人们的重视，古希腊哲学家柏拉图认为，应该学会把心灵的美看得比形体的美更珍贵。因此，学生心灵美的塑造是学校美育的根本任务之一，是一项"百年树人"的基础工程。

在日常生活中，懂礼貌、讲信用、正直善良、乐于助人的学生总是受人欢迎、喜爱的，相反，那些不诚实、不礼貌、爱说谎、爱动歪脑筋的学生不但不被老师看好，还会遭到同学的鄙视。学校要把培养学生具备崇高的理想、优良的品德与高尚的情操当作学校美育的重要目标。因为只有具备崇高的理想才能形成自觉的道德意识；有了高尚的情操才能将对真善美的追求变为一种恒定的习惯情态。这样，集体感、正义感、责任感、诚恳老实、积极肯干、严于律己、宽以待人等美德就会成为学生日常处事的行为准则。培养学生心灵美的途径一般有：

1.国情教育　在对心灵美的基本要求"爱国、正直、诚实"中，爱国处于前导的位置。要让学生多多了解祖国河山的锦绣、丰厚与美丽，了解她的悠久历史和传统文化，了解众志成城、抵御外侮的民族精神。要使学生懂得"祖国荣我荣、祖国辱我辱"的道理，使"祖国"这个词能够让学生一提到它就感到振奋，感到可亲可爱。另外，还需培养学生艰苦奋斗的作风、勤劳勇敢的精神、不屈不挠的斗志和文明的礼仪等。

2.借助榜样的力量　从先进人物的身上能直接透视出他们的美好心灵。

案例3-11　张海迪钢铁般的意志

张海迪之所以在经过四次大手术、摘除六块脊椎骨、胸部以下失去知觉的情况下，仍以钢铁般的意志，以从未进过学校大门的"学历"，自学了六种语言，写出了30多万字的长篇小说《轮椅上的梦》，还自学医学知识，为群众治病达万余人次，正是反映了一种共产主义的人生观,那就是把个人的一切都融化在国家和人民的需要之中;就是深刻地认识到人生的意义在于对人民的无私奉献。张海迪自己的成长也是在先进楷模身上获取前进动力的结果。她在日记中写道:在学习上遇到困难时,我常想起居里夫人;在生活低沉阴郁的时候,我常鼓励自己要像海伦那样热爱生活。

3.接触社会实践,感受美好的社会风尚 学生心灵美的形成,也来源于对美好社会风气的耳濡目染。在社会主义现代化建设的实践中,人们争先恐后、勇挑重担、废寝忘食、求索攻关、互相帮助、团结友爱,一方有难、八方支援,让学生多多感受这些美好的社会风气,可使他们受到善与美的氛围的浸染。相信,占主导地位的正面社会风尚定能造就大批具有心灵美的接班人。

第五节　培养幽默感

幽默是喜剧性的一种独特形态,它把内容和形式中美和丑的复杂因素交合为一种直率而风趣的形式外化出来。幽默所引发的笑,常常带有轻微的讽刺意味。不用人所共知的一般直叙,而是用曲折、含蓄的方式说出来,使人一想就领悟其含义,逗人笑起来。这种逗笑技法,就造成幽默。幽默的形成,不仅来自语言,用语言造成这种逗笑方式,还可以用其他方法。卓别林的电影,那是无声影片,同样是幽默的,逗得观众大笑。幽默是指生活和艺术中的一种特殊的喜剧因素,又是指表达、再现、领悟生活和艺术中的一种特殊能力,是一种高超的艺术,是一个人综合能力的体现。幽默是一种语言艺术,通过幽默可以使人放松。这就是幽默的魅力,是他的价值之所在。

一、幽默的作用

(一)幽默可放松自己

幽默是放松自己和他人的一种过程,幽默其实是要有很高的语言技巧的。一个很不好的事情,也许幽默的人说出来就会让人觉得没那么不好。甚至觉得一个很不好的事情也会有好的一面。让人不会很悲观。幽默是生活中不可缺少的一种交流方式。大家通过幽默使自己得到放松,使自己和他人活的更快乐。幽默是一种特殊情绪的体现,它是人们适应环境的工具,是人类面临困境时缓解精神和心理压力的方法。

> **案例3-12　姚明的幽默**

姚明,他父亲教会他面对压力克服困难。姚明说,"我面对所有这些全新的压力的能力来自于我的父亲,在困难的时候,如果你对任何事情都能保持一种幽默的态度,你就能放松下来。"姚明的幽默也使他很快赢得了队友的好感。火箭队球星弗朗西斯称姚明为"王朝",期待他在NBA建立起一个明王朝。弗朗西斯说:"我个人认为我们能拥有一名像姚明这样的队友是一种幸运,姚明使我们有了一个全新的开始,我非常感激"。

（二）幽默体现才华

它不是油腔滑调，也不是嘲笑或讽刺。正如有位名人所言：心浮气躁难以幽默，装腔作势难以幽默，钻牛角尖难以幽默，捉襟见肘难以幽默，迟钝笨拙难以幽默，只有从容大度、平等待人、超脱世俗、游刃有余、聪明透彻才能幽默。幽默是一种才华、一种力量；幽默是一种气质、一种风度；幽默是一种文化、一种艺术；幽默是一种人生智慧、人生态度；幽默是才华的表现、智慧的流露、创造的结晶；幽默是一种境界，一种品位，一种美丽；幽默是审美情趣、艺术修养、文化素质的外在表现。

（三）幽默体现聪明睿智

它必须建立在成熟阅历和丰富知识的基础上。一个人只有有了审时度势的能力，渊博的知识，敏捷的思维，才能做到谈资丰富，妙言成趣。话说有一次诸葛亮，刘备，孙权，曹操四人同乘飞机，突然遇到紧急情况，需要跳伞逃生。这时候才发现机上只剩下三个降落伞包。大家一阵紧张，这时只见诸葛亮摇摇羽毛扇清清嗓子，说："这样吧，本人出几道题，能答上来的，就跳伞，答不上来的只好自己跳下去了"。其他人没办法只好同意。诸葛亮再摇了摇羽毛扇问刘备："天上有几个太阳？"刘备一想简单，回答："一个。"于是拿了个跳伞包下去了。诸葛亮再问孙权："天上有几个月亮？"孙权回答："一个。"也拿了个跳伞包下去了。最后轮到曹操，诸葛亮问："天上有几个星星？"曹操一怔，懵了回答不上来，只好自己跳下去了。没想到竟然跳在了海里，捡回一条命。曹操暗自庆幸。第二次又四个人坐飞机遇到紧急情况，四人一商量，得，还是老办法吧。诸葛亮又摇起羽毛扇问刘备："当年周武王战败纣王的那场战役是什么？"刘备一想简单，回答："牧野之战。"诸葛亮点点头，于是刘备拿了个跳伞包下去了。诸葛亮再问孙权："那场战役死了多少人？"孙权想了想说："大概有三四万。"诸葛点点头，孙权拿了个跳伞包也下去了，曹操不禁偷笑想："诸葛亮呀诸葛亮呀，本人可是贯古通今，尤其是军事，这次你可是栽了，呵呵！"只见诸葛亮问："他们都叫什么？"曹操一听差点没晕过去，只好自己跳下去了。没想到竟然又跳在了海里，捡回一条命。曹操暗自笑："我命大，看你诸葛老头能把我怎么办？！"第三次同样四个人坐飞机，飞机又遇到紧急情况，曹操一想，诸葛老头又要整我，干脆我自己跳下去算了，免受侮辱。于是一横心，跳了下去，在空中高速下降中。只听得上面诸葛亮的笑声传来："曹操啊曹操，你聪明一世，糊涂一时，哈哈，今天飞机上有四个降落伞！"曹操："啊——"的一声晕了过去。

（四）幽默与说笑不同

"笑话"与"幽默"的根本区别在于："笑话"不过是"一笑了之""一时之乐"而已，意味浅薄不可能留芳于后世。"幽默"则不然，它不仅蕴涵着丰厚的文化、修养，还展示着"冷面讨喜"的口才，并且暗含着一定的现实意义和生活哲理，从中予人快乐、使人从痛苦的情绪中挣脱出来，耐人寻味，寓意深刻。

二、培养幽默感

(一)要想幽默首先扩大知识面

知识面是幽默的基础,也是幽默的来源。知识在于积累,要培养幽默感必须先广泛涉猎,充实自我,不断从浩如烟海的书籍中收集幽默的浪花,从名人趣事的精华中摘取幽默的宝石。

(二)陶冶情操,洒脱面对人生

要有一颗宽容之心,善于体谅他人,要学会雍容大度,克服斤斤计较。同时还要乐观对待现实,乐观与幽默是亲密的朋友,生活中如果多一点趣味和轻松,多一点笑容和游戏,多一份乐观与幽默,那么就没有克服不了的困难,也就不会整天愁眉苦脸、忧心忡忡了。

(三)善于观察,提高观察能力

1.培养机智、敏捷的观察能力 是提高幽默素养的一个重要方面。只有迅速地捕捉事物的本质,以恰当的比喻笑谈诙谐语言,才能使人们产生轻松的感觉。当然在幽默的同时,还应注意在处理不同问题时要把握好灵活性,做到幽默而不落俗套,真正体现幽默的魅力。

观察就是一种有目的、有计划,而且比较持久的知觉过程,是知觉的高级形态,我们在观察事物时,不仅要用眼睛看,用耳朵听,用手去触摸,用鼻子去闻,用舌头去尝,更重要的还得用头脑去思考。因此,有人又把观察称为"思维的知觉"。观察比一般知觉具有更大的理解性,也就是说,人的思维活动在观察中有着重要的作用。观察是认识世界,发现科学奥秘,获得知识的大门,只有通过这道大门,才能登堂入室,探索新知。可以说,科学发端于观察。因为人们对客观事物进行观察、记忆,客观事物反映在人们的大脑皮层留下痕迹,这些痕迹的加深,就会形成深刻的印象。这个印象扩展开去,联想到新的事物与新的事物的组合,在脑子里创造出新的形象,这就是从印象扩展到想象的心理过程,人们在学习研究中沿着这个过程出发,就能有所创造,有所发明。因此,要想拥有一个智慧的头脑,就应该勇敢地拓宽视野,敢于观察,善于观察,为自己的智力发展开启一扇明亮的"窗户",为自己的大脑赋予一双"聪明的眼睛"!

2.观察力 是人们在对周围事物进行有目的的、有计划的知觉过程中,能全面、深入、准确、迅速地把握事物特征的才能。

观察力也是构成智力的主要成分之一,是智力发展的基础成分。许多科学家、研究学者之所以能够在他们的研究领域内有所成就,很多时候并不因为他们比他人更聪明,而在于他们更善于发现问题、探究问题,在于他们非同寻常的观察力,在于他们对身边看似寻常事物的超越一般人的敏锐洞悉。良好的观察力对孩子的成长与求知很重要。

观察力的发展离不开思维的进步,而思维是智力的核心。人们认识事物,都由观察开始,继而开始注意、记忆和思维。因而观察是认识的出发点,同时又借助于思维提高来发展优良的观察力。如果一个人的观察力低，那么他的记忆对象往往模糊而不确切、不突出，回忆过去感知过的事物时就常常模棱两可，记忆效果差，于是，在运用已有知识和经验进行分析和判断时就不能做到快速而准确，显得理不直、气不壮，综合分析和思维判断能力差，智力发展受影响，接下来，在以后的观察中，有效性、目的性、条理性差，观察效果不好，进一步影响思维的发展，形成不良循环。

从生理和心理的角度来看，一个人如果生活在单调枯燥、缺乏刺激的环境中，观察机会少，就会使脑细胞比较多地处于抑制状态，大脑皮层发育较缓慢，智力显得相对落后。相反，如果一个人经常生活在丰富多彩、充满刺激的环境中，坚持经常到户外、野外去观察各种事物和现象，大脑皮层接受丰富刺激，经常处于兴奋活动状态，其大脑的发育就相对较好，智力也较发达。

要想让自己更聪明些，要想提高学习效率，要想探索科学的奥秘，就得仔细观察。然而，并非任何随便的观察都能在科学上产生作用。没有观察的目的，不懂得观察的方法，这样的观察是不会发现什么的，对学习和工作也不会带来益处；相反，却会浪费时间，影响学习、工作的效率。因此，我们必须善于观察，培养和提高自己的观察力，可借鉴的方法有：

● 要在生活实践中养成观察习惯，随时留心观察身边事物。
● 要养成实事求是，从实际出发的作风。
● 要学会认定目标，自觉、持久地进行观察，如果漫无目的，必然漫不经心。
● 知识准备充足，有效的观察，必须具备关于观察对象的预备知识，知识准备越充足，对观察对象的理解就越深透。
● 采用科学方法来进行观察，通过锻炼会增强观察力，提高观察效率。这些方法有：顺序观察法、比较观察法、隐蔽观察法等。

（四）幽默——可以自己培养

据报道，美国的一些医院开设了诸多的幽默室为患者疗病。幽默室一经开放即收到患者和家属的欢迎，一些患者病情迅速好转，胜似"药到病除"。如此奇效显然得益于心理疗法恰到好处地运用，使患者心头的苦恼、忧伤和孤独得以摆脱。当然，人们要想身心健康、延年益寿，首先还必须重在自身幽默感的培养。人们应该如何培养自己的幽默感呢？

1. 乐观开朗　幽默与乐观是孪生姐妹。很难想象，一个遇到困难和挫折便愁肠百结的人，会具有幽默感！相反，一个具有幽默感的人却能从自己不顺心的境遇中发现某些"戏剧性因素"，而能使自己做到心理平衡。列宁的姐姐乌里扬诺娃说："列宁巧妙的幽默使人胸怀开朗。"只有当自己心胸开朗了，才可能使别人心胸开朗；只有自身具有感染力，才可能感染别人。

2. 进行创造性的劳动　幽默之所以为幽默，是将两种不相干的事件豁然串通起来，让人产生惊奇和有趣的感觉。因此，幽默的创造者必须具备丰富的经验，独创的能力，跳开常规的思路。

3.幽默训练 如对周围接触到的人，只要你和他熟，除工作外，可常说些有趣的话，多读一些中外幽默小品、名人趣事、歇后语等；遇事不妨度量大一点，想象让一个富有幽默感的人处在我此时的位置上，他将怎么办？平时可试着调动起自己所看到的、听到的、读到的一切材料，或取其一点，或相反相成，或望文生义……加以联系、比较、生发，说不定就能达到一语惊人的"幽默"哩！当然，幽默往往是猝然间诞生的，似乎容不得思索和考虑，这门艺术只能经过长期的学习和实践才能获得。

> **案例3-13　陈毅的幽默**

陈毅讲话大都不用稿子。但是，他出口成章，侃侃而谈，常常以机敏而风趣的言辞使听者折服。在一次会议上，有人看见他拿着一份稿纸，还不时地低下头看看，后来竟发现那是一张白纸。"陈总，您怎么用张空白的发言稿啊？"会后有人问他。他回答说："不用稿子，人家会讲我不严肃，信口开河。"

建国初期，陈毅任上海市市长。有一次对工商界人士演讲，讲台上摆放着名贵的鲜花和精美的茶具。陈毅一上台就说："我这个人讲话容易激动，激动起来容易手舞足蹈，讲桌上的这些东西，要是被我碰坏，我这个供给制的市长，实在赔偿不起，所以我请求支持会议主持人，还是先把这些东西'精兵简政'撤下去吧。"会场上的人们立刻发出了轻松的笑声。

在60年代的一个会议上，陈毅为落实知识分子政策而大声疾呼："不能够经过了几十年改造、考验，还把资产阶级知识分子这顶帽子戴在所有知识分子头上！"说到这里，陈毅摘下帽子，向参加会议的知识分子代表鞠了一躬，然后大声说道："今天，我给你们行脱帽礼！"这真挚的感情和恰到好处的幽默，使与会者为之动容。

（彭瑶　唐玉麟　许迪）

第四章 医患关系

> **教学目标**
>
> **知识**：掌握医患关系的定义，掌握医患沟通的模式，熟悉当前医患关系的现状。
> **技能**：掌握如何在临床上构建和谐的医患关系。
> **情感**：培养医者的同理心。

第一节 医患关系的模式

医患关系是"医""患"双方在医学诊疗过程中结成的特定的人际关系。医患关系的实质是"利益共同体"，医患双方有着"战胜病魔，早日康复"的共同目标。随着经济社会的发展和生物—心理—社会医学模式的转变，医患关系的内涵得以扩展，医患关系也发生了一些新的变化。

一、医患关系的定义

医患关系是医学诊疗活动中最重要、最基本的人际关系。医学诊疗活动中始终涉及两类当事人，即医务人员和患者，这两类人的关系，构成了医患关系。

医患关系定义有狭义和广义之分。狭义的医患关系是特指医生与患者之间的关系。广义的医患关系是指以医生为中心的医务人员群体（医方）与以患者为中心的群体（患方）在疾病诊疗、预防、康复保健活动中所建立的一种人际相互关系。广义的医患关系中"医"包括医、药、技、护、行政和后勤管理人员等；"患"包括患者、亲属、监护人、朋友、单位组织等社会关系人员。

二、医患关系的内容

医患关系的内容主要表现为技术和非技术两个方面。

（一）医患关系的技术方面

指疾病诊疗活动过程中医方与患方等围绕诊疗技术性问题建立的关系。如征求患方对疾病诊疗的意见，讨论制定双方同意的治疗方案等。

（二）医患关系的非技术方面

指医方与患方之间的"纯"人际关系，是一种由医务人员的医德医风、服务态度等人文素质的表现而引发的医患关系现象。医患关系非技术方面体现了社会人际关系中平等、尊重、诚信等最普遍、最基本的原则，如果没有这个原则，任何人际关系都将不能很好地维持。随着人们对"健康"意识的增强，生物—心理—社会医学模式的提出，对医务人员的要求也越来越高，在医学诊疗过程中，医务人员人文知识与素质的具体表现对患者的治疗效果有很大的影响，所以医患关系的非技术方面在当今医患关系中越来越重要。

三、医患关系的模式

医患关系模式是指在医学实践活动中医患双方互动的行为方式。它是根据在医学诊疗计划的制定和执行过程中医生和患者之间的关系来确定和划分的。目前被世界医学界广泛接受的医患关系模式是1956年由美国学者萨斯（Szase）和荷兰德（Hollender）提出的萨斯—荷伦德模式（表4-1）。此模式以医患互动、医患双方的地位、主动性的大小将医患关系分为以下三种基本类型。

（一）主动-被动式

此类型是一种传统的医患关系模式。在这种模式中，医生处于主动，而患者处于被动的地位，医生完全把握了诊疗活动的主动权、决策权，怎样诊疗医生说了算，医生是绝对权威，患者完全服从医生的安排。这一模式相当于生活中父母与婴儿的关系，也有称之为"父权主义模式"。这种模式的优点是充分发挥医生纯技术优势，缺点是缺少患者的个人意愿，可能会影响疗效并为发生医患矛盾埋下隐患。所以，这种模式一般运用于无自主能力的患者，如危重急症、休克等意识丧失的患者、婴幼儿、精神病和智力障碍患者。

> **案例4-1　ICU里的一位"渐冻症"患者**
>
> 李先生，65岁，是一位确诊为肌萎缩侧索硬化症（ALS，俗称"渐冻症"）患者。2023年4月12日，由于吸气困难加重入住我院神经科。4月13日夜间出现发热、血压下降，并且神志变差，昏睡，咳嗽无力，明确是由于出现重症肺炎，导致感染性休克以及呼吸衰竭，甚至影响到神志，医生马上进行了气管插管等措施，生命体征平稳后转到ICU监护治疗。在ICU（重症监护室）的诊疗过程中，面对的大部分是休克昏迷、急性创伤、难以表述主观意见等类型的患者，如不马上采取紧急的医疗措施，该患者可能很快死亡。对医务人员而言需要在第一时间作出紧急决断、迅速采取相应的诊疗措施（专断治疗）来挽救他们。（2023年11月16日广东省中医院）

（二）指导-合作式

在这种医患关系模式中患者被看作是有意识、有思想的人，有一定的主动性，可有限度、有条件地表达自己的意愿，医生也愿意调动患者的主动性，医患关系比较融洽。

但患者的主动性应该是主动配合医生，接受医生的解释与指导并执行医生的治疗方案，患者被要求与医生合作，医生仍然具有权威性，仍居于主导地位。这种模式因为存在互动成分，能发挥医患双方的积极性，有利于提高诊疗效果，减少差错，建立信任合作的医患关系，但医患双方权利的不平等性仍较大。这种模式相当于生活中父母与青少年之间的关系。目前，临床上的医患关系多属于此种模式。

案例4-2 患者的疑惑

在医院的门诊，一位35岁男性患者，因为头疼症状前来就诊。医生根据患者的症状和体征，进行了一些必要的检查后开具了药物。然而，患者对医生表示怀疑，认为自己有很严重的疾病。医生用自己的专业知识跟患者解释了诊断依据和治疗方案，最终患者依照医嘱治疗后好转。（2023年12月13日长沙医学院附属医院）

（三）共同参与式

在这种模式中，医患双方彼此具有同等的主动性，医患双方共同参与诊疗计划的决策、制定和实施。在诊疗实施过程中，医生不但要对患者在诊疗上作出建议和指导，而且还要不断接受患者的体验和感受等反馈信息，进一步改进诊疗计划。此模式相当于生活中成人与成人的关系，有助于医患双方的理解沟通，融洽关系，提高疗效。这种模式一般运用于慢性病或有一定医学背景的患者。

表4-1 萨斯－荷伦德医患关系模式

类型	医生地位	患者地位	运用范围	类似关系
主动-被动式	为患者做什么	被动接受做什么	重危急症无意识患者	父母与婴儿
指导-合作式	告诉患者做什么	要求合作做什么	急重有意识患者	父母与青少年
共同参与式	医患一起做什么	医患主动为伙伴关系	慢性病略懂医者	成人之间

临床实践证明，上述三种医患关系模式都有其相应的适用范围。医生应根据每个患者所患疾病的不同，心理状态上的区别，文化知识的差异，灵活地选择相应的模式。充分发挥医患双方积极性，加强医患沟通，共同制定医患双方同意的诊疗方案。达到最佳诊疗效果应该是作为现代医生应该追求的"理想模式"。

（四）当今医患关系模式

近年来，我国医学领域对"医患共同决策"的关注越来越多，并不断探索研究"医患共同决策"在不同疾病人群的临床决策中的应用可行性。"医患共同决策"是指医疗服务提供者，即医生或护士，邀请患者或其照顾者参与患者治疗决策的医疗服务模式。在医患共同决策过程中，医生帮助患者及其照顾者了解不同的治疗和替代方案，医患双方综合患者的疾病情况、个人喜好、教育背景和经济水平等多方面因素，针对治疗各个环节中某一医疗决策多种选择的利弊进行充分沟通，共同作出最终的医疗决策。

在"医患共同决策"中，医生与患者及家属能相融相通，体贴患者的痛苦，了解家属的需求。患者需要的是"共情",而不是"同情",医生所能给予患者的应该是发自内心的尊重,温暖的关怀以及对生活的希望,从而尽可能地保障其生存质量。而对于患者及其家属,也需要尊重医生,将与病情相关的信息传递给医生。良好的医患沟通是实现以患者为中心,减轻患者痛苦,创造最佳身心状态的需要,是促进医患间理解与支持,提高治疗效果的需要。

与传统医疗模式相比,"医患共同决策"能有效降低患者对治疗方案的疑虑、提高患者对治疗效果的满意度以及改善患者对治疗计划的依从性。"医患共同决策"不仅减少了医疗纠纷,更能节约医疗资源和费用,所以"医患共同决策"是医患关系改善的基石,具有重要的实践意义。

> **案例4-3 "医患共同决策"**
>
> 患者,女性,42岁,诊断为"精神分裂症",需要长期用药,予以中等剂量利培酮治疗,疗效好。出院后患者即停药,认为自己没病,导致病情经常反复,之后的每一年患者均因拒绝服药而病情加重,故每一年来院住院治疗。
>
> 当患者再次来院住院时,医生与家属(患者本人因当时病情原因无法沟通)进行了一次深入沟通:首先充分了解患者此次发病的原因,其次向家属了解患者治疗方面有什么需求,想要达到什么样的治疗目的。了解之后,医生肯定了既往药物治疗的效果,明确了依从性差是复发的主要因素,并讲明复发的危害以及长期治疗的重要性。经过综合考虑患者既往诊治情况、服药依从性差等问题,同时考虑到患者家庭支持性、经济情况等因素,提供给家属适合患者的治疗方案——建议予以长效针剂治疗。家属提及了长效针剂的疗效、安全性、费用等问题,医生都给予了详细解答。家属当时表示非常愿意尝试使用针剂治疗。经过治疗,患者病情很快缓解,对自己的疾病有一定的认识,患者本人了解到了针剂的使用方法和注意事项等,觉得针剂更适合自己,不用担心忘服或漏服药了。(2022年11月上海市奉贤区精神卫生中心精神科)

第二节 构建和谐医患关系

医生以治病救人为天职,"医"和"患"绝不是对立的,而是一致的。医患关系就像同一战壕的战友一样,应该是相互信任的关系。医患关系的实质是健康利益的共同体。只有医患双方团结一心、"同仇敌忾",才能最终战胜病魔。

一、新时代医患关系的发展趋势

随着医疗技术的日益复杂和当代医疗保健领域的变化,影响医方和患方的社会交往方式已经远远超出了两个人的社会范畴,并逐渐呈现出围绕技术自动化、经济利益化、需求多元化、维权法律化、媒介化等趋势,这些趋势正影响着医患关系的多重变化。

(一)技术自动化

医学高技术的应用,使诊疗方式正在逐步向自动化、信息化、遥控化发展。医生更多的是通过仪器设备获得患者的生理、生化指标等数据或身体部位的图像摄片,并为自己的诊疗提供依据。虽然这种技术自动化给诊疗带来便利,但也使得医患之间的沟通减少,信任感难以建立,关系日渐淡化。长此以往,医患关系将日趋失衡和紧张。

(二)经济利益化

随着医疗管理体制和经营机制的改革,社会财政对医院的拨款不能满足发展的需求,医院逐步成为自负盈亏的经营实体,医院内部经济目标管理已成现实。医院、医生不断重视和关心医疗活动中的经济效益,虽然国家已实施了城镇职工、城镇居民与新型农村合作医疗保险,但由于大众的收入差距大、医疗费用的过快增长等因素,也使得患方较多的关注自己在医疗活动中的经济利益。甚至出现某些医院为了吸引患者,出现"医患共享医保"的不良现象,某些医者也利用医疗特殊权利通过对患者的诊疗谋取不正当利益。医患之间的经济利益关系日益突出,医患关系呈现出"经济利益化"趋势。

(三)需求多元化

随着社会主义市场经济的发展推进,产生了一些新的社会阶层,不同群体阶层之间的经济收入的差距拉大,人们的价值观念也随之发生了较为深刻的变化,表现出价值观念的多元化。多元化倾向反映在医患关系上是"需求多元化"的改变。主要是患方对医疗服务的需求有层次上的差别,有的患者仅要求基本的医疗服务,有的则要求高层次"五星级"的医疗服务,而有的患者连基本医疗服务也难以实现。医患关系"需求多元化"趋势,也要求医院以患者为中心,能提供满足不同层次需求的医疗保健服务。

(四)维权法律化

随着法治社会建设的不断深入,人们的法律观念、法律知识和法律行为日趋普及。在当今的医疗活动中,医患双方都非常重视自己的权益,依法维权意识明显增强。患者越来越关注自己的知情同意权、隐私权,医院、医生也越来越重视依法行医。当医患双方发生矛盾纠纷时,大家不再依赖道德的力量来解决,而是更愿意通过法律的途径来处理。特别是《医疗事故处理条例》《医疗纠纷预防与处理条例》《中华人民共和国民法典》《中华人民共和国医师法》等颁布实施后,将更加推进医患关系"维权法律化"。

(五)网络媒介化

医患间的交流方式伴随着传播方式的改变从线下就医向线上问诊逐渐转变。以问诊咨询类、预约挂号类、疾病管理类等为主的健康类移动平台和远程诊疗的出现让医患之间的互动不断地突破时空的要求,打破传统医疗面对面交流的局限性。例如,医疗可穿戴设备实现了患者把医疗带在身边的目的,通过监测血糖、血压、心率健康指标来预警、纠正功能性病理状态,协助患者进行科学化的健康管理。医生则可以利用VR/AR来进行术前分析并进行模拟手术,医患间实现非接触治疗。未来随着"5G+AI"在医疗领域的推广,医患间的交流方式将被重新定义。

二、医患关系紧张的主要原因

(一)信息不对称

实际诊疗过程中医患双方不对称信息主要包括发病原理、诊疗原理、诊疗技术、诊疗方案、药物作用、药品价格、收费项目等。这些信息看不见摸不着,虽然最终以商品形式交换,虽然患者期望获取"身体康复"的使用价值,但绝大部分疾病很难做到药到病除。从患者角度考虑,该"商品"的交换价值未必能及时得到真正的体现。因此,一旦医患之间沟通不畅,或者医生在一定劳动强度下不能够细致耐心地做好解释说明,医患之间极容易形成紧张的关系。

(二)信任感危机

随着诊疗技术自动化的发展,为了更加快速和准确的诊断疾病,患方往往需要先花费基础的检查费用和占用大量的时间,而在这个过程中,患者和接诊医生之间并无过多的交流,医患无法在一开始就建立互相信任的关系。当患方花了钱,必然是希望能获取及时有效的治疗来消除病痛,而疾病的治疗效果一般很难得到充分保证,并不是花钱就一定能实现的事情,这与患者疾病情况、资源水平、医生专业等都有关系。当患方的付出没有得到期望疗效时,医患之间就很容易出现信任危机。

(三)资源不均衡

现实社会中,医疗资源大部分向城市集中,很多疾病在基层医院很难解决。三甲医院往往人满为患,从挂号到做各项检查都需要患者忍着病痛耗费大量时间排队,因而容易让患方形成急躁的情绪,最后在医生诊治过程中表现出来,造成医患之间关系紧张。而基层医疗因为资源有限,患者可能无法取得较好的疗效,因此医患关系并不会太融洽。

(四)身心压力大

医生每天接触相同相似的病例少则几十多则上百,长期工作过程中形成了司空见惯的心理,加上日常还需承担大量临床教学和科研任务。因此,医生在实际诊疗过程中可能会表现出疲惫、冷漠、急躁的状态,缺乏对患方的同理心,没有时间和患方进行过多的交流,使得患者在忍受病痛的同时背负较大的心理压力,加上患者天生的弱势地位,一旦在某个诊疗环节上沟通不畅,立刻就会引起医患之间关系紧张。所以要求医生要加强自身医德仁心的塑造,将劳动价值和社会价值统一起来。

社会高速发展过程中,经常出现房价居高不下、教育资源紧缺、经济通货膨胀等无法调节的民生问题,一旦医患两个群体在日常生活中因生活压力过大,呈现心理障碍等不良状态,就容易在诊疗过程中不相互理解和不相互配合,那么就会将对方变成自身心理压力的出口,造成关系紧张。

三、新时代构建和谐医患关系的方法

(一)国家和社会层面

1.继续建立健全法律法规

(1)法律及规范性文件的制定应从医疗行为的特殊性出发,结合法学与医学来论述医患关系。卫生行业领域的法律在制定和执行经常存在困难,无法给医患双方解决矛盾提供科学依据。相关法律的出台和实施一直滞后于医疗卫生事业的发展,阻碍了医疗纠纷的合理解决。在《医疗纠纷预防和处理条例》《中华人民共和国民法典》《中华人民共和国医师法》相继出台后,国家需从实际出发考虑前瞻性来健全相关法律法规,让医患关系变得更加规范化,让医患关系通过法律手段来调节,使医患双方都受到法律的保护和制约,就可以让医患关系问题得到很好的预防和处理。

(2)对现有的相关法律法规增补涉及医患关系的内容。以新闻传播为例,新闻媒体利用本身舆论平台的优势,引导社会舆论,建立社会伦理道德秩序是其责任和义务。然而,有的新闻媒体为了吸引公众注意,在医患纠纷中定位不准,扮演了不合适的角色,起到了负面作用。在《广播电视管理条例》《中国新闻工作者职业道德准则》等规范性文件上应该增加涉及可能影响医患关系的部分,包括医疗纠纷、医闹和伤医事件的报道应该遵从哪些规定。

(3)在医疗卫生行业提供健全的法律保障。加大医疗卫生投入有利于解决医疗资源不均衡的问题,提高医疗保障覆盖人群和报销比例,保障中、低收入阶层的医疗服务需求。目前很多公立医院为了快速扩张,逐渐丢弃公益性,使患方就医成本不断增高,间接引发了医患关系的紧张,所以利用法律刚性约束来实现对公立医院公益性的监管也是有效手段。

2.正面宣传和舆论引导 媒体作为社会舆论监督的重要媒介,在构建和谐医患关系等方面发挥着重要的作用。然而近年来,一些小众媒体受到医疗信息不对称的影响或者片面地追求点击率、阅读率、关注度,存在不实报道或者夸大了医疗纠纷事件的严重度,从而给医疗纠纷的处理带来极大的影响,也为缓解医患矛盾带来极大的不便。在新媒体时代,特别是随着微信、微博、抖音使用群体的急剧扩张,意见领袖的兴起成为舆论格局中的重要一级,其在舆论形成与走向中的节点作用受到瞩目。在医患纠纷发生时,传统媒体相较于自媒体反应显得明显滞后,现场画面往往通过自媒体在网络上快速传播。如果医患冲突稍微剧烈,自媒体很容易通过删减拼接、断章取义获得很高的点击率和关注度。在此情况下,一是要主流媒体快速发声,客观公正地报道新闻事实,引导舆论走向,以正视听;二是网络平台要对自媒体发布内容进行审核,一旦发现涉及医患纠纷等敏感性内容时要慎重发布;三是宣传部门要对网络进行净化,删除负能量的网络内容,指导网络平台适时地报道医护员工治病救人、热情奉献的事例和医患和谐的感人故事,合理引导舆论。

3.充分发挥社会组织的作用 完善各地医患维权协会、医患调解委员会、医患纠纷处置中心等医患调解社会组织工作机制,保障该类组织健康稳定运行。患方和全社会对该类社会组织了解得不够多,导致医疗纠纷人民调解委员会的作用没能充分发挥。一是要加大宣传力度提高对医疗纠纷人民调解委员会重要性的认识;二是进一步提高队伍素质,要加大业务培训,努力提高协会工作人员的整体素质和工作能力;三是进一步扩大调解委员会的服务项目,真正实现一站式服务。开设鉴定中心、医疗事故技术鉴定受理处等窗口,搭建好解决医患纠纷的平台,就地受理医患纠纷,扩大调解委员会工作覆盖面,打牢医患和谐的基础,最大限度地避免医患纠纷的发生。

4.推进社会心理服务体系建设 在全球经济下行的总体环境下,就业、住房、子女教育等问题不断显现,长时间经济上的巨大压力很容易让社会个体产生抑郁、偏激等心理疾病。因此我们要推进社会心理服务体系建设,其重点是提高心理诊室街道社区覆盖率,做好社会引导,提倡居民常态化心理体检,配备心理医生和专业心理咨询师,购置心理健康检测设备。在二级以上医院开设心理门诊,设置心理咨询中心。心理疾病患者就医时,医护人员应给予特殊关照,注意沟通技巧,避免医患冲突发生。

5.搭建医患交流互动平台 医疗机构和医护人员可以充分利用微信群、QQ群、微博、抖音等搭建医患交流互动的平台。例如,官方微信公众号的设立,可以集患病咨询、预约挂号、充值缴费、报告查询、问卷调查等功能于一体,在方便患者就医的同时,也拓宽了交流的渠道。医护人员本身也可以设置个人公众号,发布微信视频,建立个人的医患交流微信群、QQ群,整合不同类型的患者和病种,发布动态的医疗信息,宣传最新的医疗技术,在线回答患者的各种问题,但要注意对患者隐私的保护。随着线上平台的发展,患者和医生之间的了解逐渐变得深入,关系将变得更加融洽。

(二)患方和医方层面

1.解决信息不对称问题 信息不对称是两个陌生个体建立关系的障碍,同样是影响医患之间建立良好关系的最主要屏障,卫生行业和医疗机构应该继续加大信息公开力度,争取做到全覆盖、全方位、无死角。如此一来才能有助于提高"患"对"医"的认知度,构建好和谐的医患关系。

解决医疗信息不对称问题的方式可以包括:医疗机构不定期召开有关病症诊疗方面的宣讲会;做客媒体介绍专科疾病知识;利用自媒体发布专科保健和疾病预防知识;建立收费信息公开制度,多渠道公布诊疗收费种类和收费价格,方便患方随时查询;设置预防保健办公室,安排全科医生值班值守,随时接受患方电话、网络咨询。

2.构建医患命运共同体 新冠疫情暴发后,全社会迅速形成一股巨大的抗疫力量,在这种没有硝烟的战争中,所有人都有一个共同的敌人"新冠病毒",所有人都有一个共同的目标"抵抗病毒",包括医患在内的全社会达成了共识,守护他人的健康安全就是守护自己和家人,医患之间迅速走向全面理性合作。

构建和谐的医患关系同样需要构建医患命运共同体,首先要医患双方树立共同体意识,医患双方本身就是一个有机整体,当一方利益受损时,另一方必然相应地受损。其次要转变医护人员的思想意识,在当今社会,医疗工作者不仅仅是诊疗疾病的专家,更是患者健康的管理员，因为医患双方的共同出发点都是消除疾病，如果患方的权益没有得到保障，或者说没有从根本上消除病患，那么医疗工作者也就失去了劳动的价值和存在的意义。医生应该站在患方的角度来思考，来解除患方的思想负担，切实维护好患者的基本权益，和患者形成命运共同体，才能从根本上消除医患矛盾，建立良好的医患关系。

3. 加强医德医风建设 医患关系中医方在构建和谐医患关系中同样起到举足轻重的作用。各医院应持续改进医德建设工作，完善医德医风建设长效机制，不断提升医护员工思想政治素质和职业道德水平，医疗卫生人员一旦具备医德仁心，就能够和患方一起形成价值认同和情感认同，为促进医患关系和谐发展提供强大的精神助力。

重塑医患和谐之风应该自觉践行社会主义核心价值观，坚守平等公正的信念，改掉贿医陋习。改变贿医观念有助于促进医患关系和谐，更有利于促进在医疗机构营造一个风清气正的环境，医生会更加专注于诊疗患者，提升自身技术水平，患者会更加积极配合医生诊疗，最后促进医疗卫生行业整体更好向前发展。

> **案例4-4　医生饮用葡萄糖惹非议，差的不是钱而是信任**

近日，一则医生术后饮用葡萄糖解渴的视频引发热议。关于这瓶葡萄糖谁付钱的疑问一经提出，就在舆论场掀起了不小的波澜。无独有偶，一条河南医生在救护车内吃香蕉的视频，引发部分网友质疑："救护车上吃东西，还要不要救人了？"今天，我们就来聊聊这两件事。医生日常工作中的"无心之举"，引起了个别网友的"有心之论"，这样的结果是很多人没有想到的。明明是手术室里"苦不堪言"的一幕，却被解读成子虚乌有的"福利"；明明是忍着饥肠辘辘在现场抢救、与时间赛跑在救护车上充饥的一幕，却被质疑背离医者仁心，医生们的委屈也就不难理解。视频中的郑医生特意给出了详细回复：葡萄糖会算在科室成本，而非记在患者治疗成本中，可以说打消了网友的疑虑；救护车里当事医生解释前因后果，更是得到患者家属支持，"他们不应该被网友误解"。疑虑固然可以理解，但张口就来的"嘴炮"实不可取。个别网友煞有介事，怀疑医生"自导自演"，质问医院"财产流失"，俨然一副"明察秋毫"的样子。可是，他们看不到，医生护士走下手术台时沁着汗的衣衫；他们看不到，一群人累得口干舌燥、躺得横七竖八的疲惫模样；他们体会不到，这些战士刚刚结束跟死神的缠斗，还要与舆论里看不见的"唇枪舌剑"交手……正如一位医生所言：身体上的累是其次的，主要是心理上的压力，偶尔会有些"接受不了"。好在，付出与奉献、辛苦与努力，大多数网友看得分明。无数人在网上留言声援，心疼医生高强度的工作，甚至表示自己愿意为这瓶葡萄糖买单。这不仅仅是来自社会的善意，更是因为公众对医生这个职业的认可。可以说，正是手术台上、救护车里的全力以赴，让医患同心有了最深厚的感情基础，让我们愿意做"生命守护者的守护者"。

因为新冠肺炎疫情，医护工作者在今年的曝光度比往常要多出许多。有人这样说，平日医院里见惯了的薄薄白衣，在国家和人民最需要的时候就变成了一副铁甲。当病毒突袭而至，患者的生命安全和身体健康面临严重威胁时，是医护人员白衣执甲、逆行出征，奋斗在抗疫一线，用血肉之躯筑起阻击病毒的钢铁长城。这些"伟大叙事"的背后，也不过是一群又一群脱下白大褂、普通如你我的个体。医生和护士同其他所有人一样，累了需要休息、饿了需要吃饭、病了需要吃药。回到这两个事件中，医生连做两台手术，精神紧绷高强度工作八小时，中间不吃不喝；救护车当事医生上午10点出发，路上用了2个小时，现场抢救两个小时，为了不耽误后续的治疗工作才去买面包香蕉充饥。若是医生始终不吃不喝，可能会导致体力不支甚至是低血糖，最终受到伤害的其实还是患者。在救死扶伤面前，在任劳任怨面前，有些人不妨扪心自问，不问缘由的质疑，是不是太缺乏对人的关切温度？

换个角度看，关于医生喝葡萄糖、吃香蕉的争议也在提醒我们，信任才是医生与公众之间最有效的良药。对医院来说这是一个有益的启示，努力消除医治过程的信息不对称，才能避免陷入舆论漩涡；对公众而言这是一次善意的提醒，在日常生活中，在网上围观时，不只是捕捉具体而微的细节，还要了解更完整的故事，打开更全面的视野。
（2020年11月18日 人民日报评论）

执业医师资格考试真题

1.（2020年）良好的医患关系的作用是：
　　A.有利于实施预防措施　　B.有利于诊断和治疗
　　C.有利于患者的情绪　　　D.有利于医务人员的健康
　　E.以上都是

2.（2020年）应提倡的医患关系模式是：
　　A.指导—合作型　　　　B.主动—被动型
　　C.共同参与型　　　　　D.根据具体情况确定
　　E.以上都不是

3.（2021年）对于切除阑尾的术后患者，宜采取的医患模式是：
　　A.主动—被动型　　　　B.被动—主动型
　　C.指导—合作型　　　　D.共同参与型
　　E.合作—指导型

4~5题共用备选答案（2022年）
　　A.主动—被动型　　　　B.指导—合作型
　　C.共同参与型　　　　　D.强制—被动型
　　E.指导—参与型

4.一个昏迷患者被送到医院，医生对他进行处理，这种医患关系属于：
5.医生劝患者应该参加一些晨间锻炼，这种医患关系属于：
答案：1.E　2.C　3.C　4.A　5.B

（陈永衡　徐赛群　廖鸿纯）

第五章 医患沟通

> **教学目标**
>
> **知识**：掌握医患沟通的含义、特点、重要意义、内容及基本原则。
> **技能**：掌握医患沟通的基本策略。
> **情感**：培养尊重爱护患者的"白衣天使"责任感和"大爱无疆"的医者精神。

医患沟通，也属于人际沟通，是医疗机构的医务人员在诊疗活动中与患方等在信息、情感方面的交流，是医患之间构筑的一座双向交流的桥梁。医患沟通有利于医生对患者病情的了解，有利于对患者的进一步诊治，也是医疗事业中，医务人员所要掌握的一种沟通方式。医患双方通过交流沟通，化解矛盾，建立双方良好的互信合作关系。患方理解、支持、配合、参与医生的诊疗工作，医生则全身心地投入到患者疾病的诊疗过程中，不断提高医学诊疗水平。良好的医患沟通不仅能融洽医患关系，共同战胜疾病，同时也能促进医学的发展。

第一节 医患沟通的概述

一、医患沟通的定义

医患沟通（doctor-patient communication）是指在医疗卫生和保健工作中，医患双方围绕诊疗、服务、健康及心理和社会等相关因素，以患者为中心，将医学与人文相结合，通过医患双方各有特征的全方位信息的多途径交流，使医患双方形成共识并建立信任合作关系，指引医护人员为患者提供优质的医疗服务，达到维护健康、促进医学发展的目的。

医患之间的沟通不同于一般的人际沟通，患者就诊时，特别渴望医护人员的关爱和体贴，因而对医护人员的语言、表情、动作姿态、行为方式更为关注、更加敏感。这就要求，医务人员必须以心换心，以情换情，站在患者的立场上思考和处理问题。

医患沟通不仅是长久以来医疗卫生领域中的重要实践活动，而且也是当代经济社会发展过程中凸显出来的医学学术范畴。

二、医患沟通的特点

医患沟通是医患之间进行的一系列、有目的、互动的沟通行为，具有以下四个特点。

(一)有特定的沟通主体

医患沟通的主体为医方,既指医院,医、药、技、护人员,还包括医疗行政和后勤管理人员,但更多指的是具体的医生。

(二)有特定的沟通对象

医患沟通的对象为患方。是以身心有疾病、心理上存在着"应该得到关心照顾"的患者或患者亲属、监护人、朋友、单位组织领导等。

(三)有特定的沟通内容

医患沟通的特定内容不仅包括患者疾病的诊疗、健康问题和相关因素(服务、费用等)与需求。也包括了舒缓患方内心感受,润滑人际关系的感情交流。有效的医患沟通,表现在疾病诊疗,健康促进过程中,以多种渠道、多种形式、多个层级、多种内容来满足患方对医疗服务信息的需求。

(四)有特定的沟通环境

医患沟通一般发生在医疗机构这一特定环境。沟通的环境可能是压抑、紧张等消极的氛围。因此如何构建和谐的医患关系,更需要医方具备过硬的医患沟通能力。

三、医患沟通的意义

(一)防止医疗纠纷发生的重要途径

医患沟通是防止医疗纠纷发生的重要途径。例如,患方对治疗结果不满意,便可能围堵在医院门口,从而干扰医院秩序,轻则导致医患关系的紧张,重则发展成为严重的"医闹",甚至发生医护人员人身伤害事故,给卫生机构的社会形象带来恶劣影响。

(二)维护患方知情同意权的重要方法

我国医疗机构管理条例和医疗事故处理条例规定:实施手术、特殊检查、特殊治疗必须征得患者同意;并将患者病情、医疗风险、医疗措施、收费等内容介绍给患者及其家属。这说明患者有权知晓本人病情,有权选择医疗方案,了解治疗的基本情况。而要保护好患方的知情同意权,医患之间的当面沟通和书面沟通是最基本的方法。全面、及时、准确的沟通不仅能够让患方明白进行医疗救护的法律程序,而且能够为患方释疑,消除不必要的误会,保护患方人身权和财产权,维护和谐的医患关系。

(三)塑造医院形象的重要前提

医方通过与患方的沟通交流将医院先进的医疗设备设施、精良的技术与优质的服务介绍给患者。同时,通过医患沟通给予患者人文关怀,与患者建立良好的关系,让患者感受到医院的温暖和医务人员的热情与周到,从而对医院形成良好的印象并口碑相传,使医院知名度扩大,在社会人群中形成良好的声誉。所以,加强医患沟通是塑造医院形象的重要前提。

(四)医院可持续发展的需要

在市场经济条件下,医生、医院与患者、家属是一对相互依赖、相互矛盾的关系,医院的可持续发展离不开患方的信赖与支持,患者的幸福安康也离不开医疗机构和专业医生不懈的努力。建立相互尊重、相互信任的医患关系是医院健康发展的保证。而医学是一个高风险的行业,虽然人类在医学领域不断取得新突破,但癌症、艾滋病等众多疾病仍然未被解开。在治疗过程中,因为患者身体素质、心理承受能力等方面存在个体差异,发生意外在所难免。即使在医学高速发展的今天,疾病确诊率以及各种急症抢救的成功率还达不到100%。但是众多的患者对医院和医生的期望值过高,很多人认为进入了医院就是进入了"保险柜",治不好就是医生的过错。因此医患沟通应增进患方对医疗风险的认知,降低不太实际的期望值,增强对医院医生的信任感,提高医院的知名度,实现可持续发展。

(五)适应现代医学模式的需要

随着现代医学模式从单纯的"生物医学模式"转变为"生物—心理—社会医学模式",医患关系也多以"共同参与式"的形式出现,医患双方相互尊重、平等相待。要求医生既要重视生物、遗传、创伤等因素对患者身体健康的损害,又要关注患者的心理、社会因素,还要尊重患者的个人意愿,真正做到以患者为中心,而加强医患双方的沟通交流则是实现这一转变与要求的基础。

(六)构建和谐医患关系的需要

构建和谐医患关系是医患双方的共同心愿,也是全社会的共同愿望。医生是一种实践性强、风险性高的职业。目前还有许多疾病没有被人类完全认识,有的已被认识但还没有有效的治疗方法。所以,医学诊疗活动具有一定的危险性和未知性,加之人体结构与病理变化的复杂性和个体差异性,医生在诊疗疾病的过程中都难免存在疑虑,而患者由于缺乏医学专业知识,以及迫切希望恢复健康的心理,常对诊疗效果期望过高,不能很好地、客观地理解医学诊疗活动的特点。因此,在这种情况下,医患双方及时地沟通交流,才能取得患者的理解、配合与支持,建立互信的合作伙伴关系,化解医患矛盾,避免或减少医患纠纷,构建和谐的医患关系。

(七)依法行医的要求

现已颁布施行的《中华人民共和国执业医师法》《医疗纠纷预防与处理条例》等对医生的告知义务作了要求,特别是《中华人民共和国民法典》规定:医务人员在诊疗活动中应当向患者说明病情和医疗措施。需要实施手术、特殊检查、特殊治疗的,医务人员应当及时向患者说明医疗风险、替代医疗方案等情况,并取得其明确同意;不能或者不宜向患者说明的，应当向患者的亲属说明，并取得其明确同意。这意味着，医生在诊疗活动中必须履行告知义务，让患者获得足以做出合理判断的医疗信息。可见，医患沟通已不再是道德要求，而是法律要求。医患沟通也是医师执业资格认证的必考技能。

第二节　医患沟通的原则

医方和患方的关系是一种特殊的人际关系，医患之间良好的沟通交流有助于疾病的诊断、治疗和康复。在与患方沟通时，医方需掌握一定的原则。

一、平等、诚信和尊重

平等是医患沟通的前提，医患双方都是平等的社会公民，都拥有作为人的尊严，需要理解和尊重，医务人员只不过是在医疗活动中所担当的角色、所行使的权利、义务不同。医务人员必须以平等的态度对待患者，决不能摆出高人一等、居高临下的架子。所谓平等，一是医患双方是平等的，没有高低贵贱之分；二是平等对待所有的患者，在医务人员眼中应只有患者，而不能以地位取人，以财富取人，以相貌取人，有亲有疏。例如，患方给医方送红包的现象，便是患方认为医方需要巴结，和医方并不是平等的关系。而医方收红包的行为，也是源于医方认为患方有求于自己，而自己地位更高的一种不平等的想法。

诚信是每个人都欣赏的一种交往品质，也是医患沟通的基础和前提。只有讲诚信，医患双方才能彼此信任，没有隔阂，相互配合才能共同承担起疾病诊疗的责任。医患沟通中的诚信，不仅是语言的真实，还表现在行为的真诚。作为医务人员首先要主动去赢得患方的信任，医务人员只有在医疗服务的各环节中，言行举止遵纪守法、恪守医德、更诚实、更守信，才能获得患方的信任和配合，也使患方更加尊重医务人员。

患者也需要讲面子、爱面子。无论在什么场合，和什么人沟通，如果能把尊重放在第一位，沟通即成功了一半。医务人员要尊重患者，在彼此尊重的基础上，双方才能进行友好的沟通。

平等、诚信、尊重是医患沟通应坚持的前提与根本的原则，能有助于构建和谐的医患关系。

二、以人为本和同理心

医学不仅是科学，更是人学。生物—心理—社会医学模式要求医务人员要关注患者的整体，在满足患者治愈身体疾病需求的同时，要给予患者心理和社会方面的关注。医生不应该只见病不见人，医生要治病，首先要治疗人。医务人员在沟通交流时，对沟通的对象要有一个基本的评判。如患者性格开朗，大大咧咧，则要提醒重视疾病，不要满不在乎；如患者性格内向，对病情过于担心，思想包袱重则应多鼓励，增强其信心。另外，对个别缺乏道德的患者或其家属，则必须有防范的准备，既要认真治疗，又要严格程序，以防对方钻空子，故意闹事。

医务人员与患方沟通时应具备同理心，应该尽量站在患者的立场上去考虑问题。想患者所想，急患者所急。应该避免只把自己认为重要或有必要的信息，传给患方。在进行沟通之前，不妨先站在患方的立场去思考，这样才能使沟通达到应有的效果。

三、依法和守德

在与患方沟通时，医务人员要严格遵守法律法规，切实恪守医疗道德。医务人员既要用好法律法规赋予自己的权利，又要履行好法律法规规定自己的责任和义务。同时，必须清楚患者依法享有的权利和应尽的义务，尊重患者的权利和义务，沟通与交流的内容与方式不能违背法律法规。医务人员要保持良好的医德医风，绝不能收受患方礼物，更不能向患方索要好处。法律和道德是医患沟通的保障，医务人员自身做得对、行得正，就能赢得患者的尊重和信任，就能在沟通中处于主动地位。

四、适度和距离

适度包括语言的适度和肢体的适度。

语言的适度包括：一是不能把话说得太满、太绝对，如保证治好之类的话，即使有十分把握也只能说到八分，否则，一旦发生意外，由于患方没有思想准备，会更容易造成纠纷；二是不应为了引起患方重视，把病情讲得过重，增加患方心理负担，反而对治疗不利；三是某些病，与患者亲属沟通应实话实说，对患者有时则需要"善意的谎言"。

肢体表达是沟通交流的另一种形式，运用肢体表达要适度，要符合场合，切忌感情冲动，动作夸张。沟通时，双方的距离要适当，太近或太远都不好。可根据患者年龄、性别因人而异，选择合适的沟通距离。如与老年、儿童沟通时距离可适当近些，以示尊重和亲密，年轻的医务人员对同龄的异性患者则不宜太近，以免产生误解。有时候适当的肢体动作也可起到良好的沟通效果，如在患者需求安慰的时候握手或拍肩可让患者缓解紧张。

五、克制和沉默

医务人员的态度和举止，在患者眼里可能会有特定的含义，如患者可能会把医务人员的笑脸理解成友好或病情好转的信息，可能会因医务人员眉头紧皱联想到自己病情是否恶化。因此，医务人员必须把握好自己的情绪，避免因不恰当的情感流露传递给患者错误的信号。另外，在沟通遇到困难时，也要注意克制自己，适当冷处理，避免矛盾激化。沉默也是一种克制，在医患沟通时运用好沉默也是必不可少的，特别是当患方情绪激动时，以温和的态度保持沉默，可以让患者或其亲属有一个调整情绪和整理思绪的时间，但沉默时间不宜过长，以免陷入僵局而无法继续交流。

六、准确和易懂

医生是专业技术人员，而绝大多数患者对医学知识缺乏理解，医生的责任就是将相关信息加以综合，用容易理解与接受的方式（如辅以模型、图片等）和患者交流。选用通俗易懂、深入浅出的语言与患者沟通，用语要朴实、口语化，忌用不良口头禅、医学术语或医学省略词，要使所表达的信息能够得到患者的接受和理解。同时，我们也应重视到语言"可治病，也可致病"，在医患沟通时，患者对医生所说的信息情况非常敏感，医生应有较强的语言表达能力，使用准确的、适当的语言表达，避免刺激患者，以免造成患者沉重的心理压力。

七、共同参与

疾病诊疗的整个过程需要医患双方的全程参与和良好沟通，双方主动保持沟通渠道的畅通是有效沟通的前提。医生要主动倾听患者及其家属的意见，尊重患方的意愿，让其参与诊疗计划的决策与制定，通过沟通了解患者所需，对问题作出解释。患方对诊疗计划、措施有不清楚或不同意见也可向医生提出，共同商讨、制订双方都同意的最佳诊疗方案。

> **案例5-1　换位思考，用爱沟通**

小儿外科收治了一位来自孟连，患有先天性巨结肠的拉祜族小朋友平平。特别的是，这名小朋友和他的家人由于不会普通话，语言不通，让救治过程变得十分艰难。"您好，孩子这次来情况怎么样？""平常腹痛明显吗？""今天吃了些什么，面条还是水果？"这些平日里简单沟通就能得到回复的问题，在此次救治过程中，往往要"连猜带比划"多次后才能得到结果。为了更好地沟通，医护人员还想出了用手机搜图片、打电话给能听懂拉祜语的朋友进行翻译。虽然语言不通带来一定困难，但救治孩子的重任一刻不能耽搁。最后，医护团队精诚合作下，历经5小时复杂操作，手术顺利完成。术后医护人员严密观察，又开始回到"连猜带比划"和"视频求助"连线的阶段，主管医生及责任护士对患者密切监测生命体征，观察腹部症状及体征变化，胃管、肛管及尿管引流情况，实时调整治疗方案，在半月后，平平终于顺利出院。

出院当天，平平妈妈用拉祜语对医护人员表达了衷心的感谢，虽然听不懂，但大家的心里却是暖洋洋的一片。因为爱意的流淌，早已跨越了语言的沟壑，让心灵默契地完成了一次无缝的连接，让医者和患者共同携手打赢了这场没有硝烟的战争。（2023年6月15日普洱市人民医院官微）

> **案例5-2　主动维护患方权益**

育龄期女性患者，停经50天，腹痛3小时伴阴道出血就医急诊。患者停经50天，自查尿hCG（+），三个小时前突发下腹痛，伴少量阴道出血就医急诊。接诊医生询问病史后，告知患者需要行妇科检查。患者以"妇科检查会导致流产"为由而拒绝。医生告知患者需行超声来确定是否为异位妊娠，患者又以"超声检查会影响胎儿"而拒绝。经接诊医生耐心地解释，明确告知疾病诊断的重要性以及超声检查对于胎儿的影响微乎其微，患者最终同意接受检查，被确诊为异位妊娠并及时行手术治疗，预后良好。

案例分析： 患方有权拒绝医生提出的某种检查或治疗措施，但医生必须要告知患方拒绝医疗可能出现的严重后果：

1. 对患者的生命构成严重威胁。

2. 对患者的原有疾病的治疗中断，病情可能出现反复甚至加重，可能会使以后的治疗变得更加困难甚至无法救治。

3. 有可能会导致患者出现各种感染、伤口延迟愈合、疼痛加重。

4. 有可能会导致某个或多个器官功能下降、部分或全部丧失。

5. 将会使原来的各项治疗花费变成浪费等。医生应尽量与患者沟通，并讲明严重后果，为防止可能导致的医疗纠纷，应将患者拒绝医疗和沟通的情况记录到病程记录中，并让患者签字确认。

案例5-3　区分对象，有效沟通

某公立医院，耳鼻喉科门诊，上午。

医生信息：杨某，主治医师，35岁。

患者信息：刘某，25岁，由母亲陪同，经检查，患者鼻咽部存在不明肿块，颈部淋巴结肿大，疑似鼻咽癌。

沟通场景：

杨医生：小伙子你先去取下药吧。

（刘某遂去取药）

杨医生与其母沟通：我刚刚摸了下他颈部淋巴结，然后再看他的鼻镜检查，他的鼻咽部有一个不明肿块，觉得这个肿块可能不是太好，因为没有做活检所以无法确定是良性还是恶性的，所以您要有个心理准备，希望您赶紧带他去某医院尽快做活检明确诊断，确定治疗方案。

刘某母亲（表现很焦虑）：我知道，他说他鼻子不舒服有一阵了，我老催他来看，可他就说没事，工作忙没时间，我也没想到可能会这么严重呀！

杨医生：工作再忙也要注意身体上的不适，尽早就医，您回去一定要督促他去某医院做检查，我先跟您说是怕他过于紧张，毕竟咱们现在还没有确诊。

刘某母亲：好的，医生，我一定让他尽快去做检查。

（刘某取药回来）

杨医生：小伙子，你还需要再做个检查，咱们这边做不了，你去某医院再检查一下吧，一定要尽快去，工作可以先放放，自己的身体最要紧，别让你母亲担心你。

刘某：好的，医生，我一定去。

该医生因为怀疑该患者为恶性肿瘤，选择先告知家属患者情况。因为诊断结果的不确定性，医生将可疑诊断告知家属一方面可以避免患者知晓后产生较大的负面情绪，不利于后续检查和治疗，也避免了当最后的诊断结果与该医生的诊断不相符时所产生巨大的情绪波动；告知家属可以对患者后期检查治疗产生积极作用，使家属可以认识到患者目前的情况，督促患者积极检查治疗，并对患者的日常生活起到良性引导。综上该医生处理得当，给予了患者及其家属足够的尊重与关怀。（2019年6月劳动保障世界）

第三节 医患沟通的时间及形式

一、医患沟通的时间

（一）院前（门诊）沟通

患者在门诊就诊时，门诊医师应从接诊、问诊、体格检查、辅助检查、诊断、治疗等环节进行医患沟通，征求患者的意见，取得患者对各种诊疗处理的理解与配合，应记录在门诊病历上。对需要住院治疗的患者，应说明住院治疗的必要性，简单介绍一下相关科室情况。

（二）入院时沟通

患者入院时，科室医护人员及实习学生应主动、热情接诊，安排好床位，告知住院须知、注意事项、生活指南及主管医师和责任护士的姓名、称呼。主管医师在查看患者后，应及时将病情、初步诊断、治疗方案以及进一步诊疗计划等与患者及家属进行沟通。

（三）住院期间沟通

患者在住院诊疗过程中，在以下时间点应及时进行医患沟通：病情变化时的随时沟通；有创检查及有风险诊疗处置前的沟通；治疗方案变更时的沟通；使用高值耗材、植入材料及贵重药品使用前的沟通；医保目录以外的诊疗项目与药品使用前的沟通；危急重病患者疾病转归的及时沟通；输血前的沟通；麻醉前的沟通；手术前、手术中改变术式时以及术后情况的沟通；患者欠费影响诊疗时的沟通等。通过沟通征得患者及（或）家属的同意与配合并签字确认。

（四）有意见时的沟通

发现患者及家属对诊疗、收费、服务等方面有意见时，要及时沟通，敢于承担责任，有错必纠，及时向患者及家属赔礼道歉。通过沟通，依旧不能化解的矛盾和问题，要及时上报，联合多部门做好矛盾化解工作。

（五）出院时沟通

患者康复或治疗周期结束出院时，医生应将患者在住院期间的诊疗康复情况、出院医嘱、出院后注意事项以及是否需要定期复诊等内容，明确、详细地告知患者及家属并及时解答患者的疑问，沟通后以书面形式交予患者及家属，并记录在住院病历中。

（六）出院后访视沟通

对已出院的患者，医生可在患者出院后1~2周内，采取电话访谈或登门看望等方式进行沟通，了解患者康复情况，密切医患关系。将访谈结果记录在患者随访本上，积累完整的临床诊疗资料。

二、医患沟通的形式

（一）床旁沟通

为最常见的沟通形式，医护人员每次查房时，在病床旁及时将病情、疗效、进一步诊疗计划与患者或家属进行沟通交流，多到床旁看望患者并与之交流沟通会使患者感受到医护人员的关爱与负责，形成良好的印象。但床旁沟通要注意保护患者的隐私。同时，医生之间有不同意见，不宜在床旁交流，以免引起其他患者与家属的不安，甚至引发医务人员之间或医患之间的矛盾。

（二）分级沟通

根据患者病情的轻重、复杂程度、预后的好坏及患者或家属对诊疗工作的认同与期望程度、应由不同级别的医护人员进行沟通。如普通疾病患者可由管理床位的责任医师与患者或家属进行沟通；疑难、危重、重大手术及治疗患者应由医疗小组的上级医生为主共同与患者或家属进行正式沟通；对治疗风险较大、治疗效果不佳或预后不良的患者，应及时组织科内、院内会诊，由科主任、医疗组长共同与患者及家属沟通，在沟通记录中请患者或家属签字确认。对已经发生或有发生纠纷苗头的患者要及时逐级报告，要集全科、全院之力重点沟通，及时化解、缓解矛盾，维持正常医疗秩序，再行进一步处理。

当患者疾病诊断不明或病情变化或医务人员之间对疾病诊疗有不同意见时，应及时组织相互讨论，统一认识达成一致意见后由上级医师与患者或家属沟通交流。下级医师对某种疾病的解释不肯定时，应及时请示上级医师，然后再与患者及家属沟通。医技科室医务人员与患者及家属沟通时，应与申请科室医师口径一致，避免超专业范围咨询回答。药剂科药师对处方有疑问时，应与相关科室医师沟通，不要让患者往返纠正。这样可避免患者和家属产生误会和疑虑的心理。如管床医师与患者或家属有误会或沟通障碍时，上级医师或科主任在了解情况后，应出面进行沟通，帮助消除误会和障碍。

（三）集体沟通

针对常见病、多发病、季节性疾病和在患者中带有普遍性的问题，由科主任、护士长、相关医护人员利用座谈会、病友联谊会、科普讲座等形式，召集患者及家属进行集中沟通，对疾病的发生、发展、疗程、预后及预防进行健康教育，并回答解释患者及家属的提问。某些疾病或重大检查、治疗，下级医师解释不全面，应先请示上级医师并与上级医师一同与患者及家属集体沟通。

（四）预防沟通

在医学诊疗过程中，应及时发现有意见或有医患矛盾苗头的患者，应将其作为重点沟通对象，及时报告科主任、上级医师、护士长，及时组织人员与患者及家属沟通，了解问题所在，及时化解，防止矛盾加剧。同时应作为交班的重点，使各班医护人员做到心中有数，有的放矢地做好沟通交流工作。

（五）书面沟通

对丧失语言能力或需进行某些特殊检查、治疗、重大手术的患者，患者或家属不配合或不理解医疗行为的或一些特殊的患者，应采用书面形式进行沟通。

（六）实物沟通

患者一般不是医学专业人员，对疾病和人体解剖结构不了解，医生可配合利用实物标本、图谱、模型对照讲解沟通，更形象地加深患者或家属的感官认识，便于患者或家属对诊疗工作的理解、接受与配合。

（七）载体沟通

医院应针对就医患者的一般需求，通过触摸屏、电子显示屏、公示栏、健康教育栏、服务电话、网络等载体，向就医患者提供与就医相关的详细信息。通过载体互动沟通，使就医患者及时了解就诊时间、就医流程、就医须知、专家介绍、服务指南、服务承诺、行为规范、收费规范、医药价格等情况。

第四节　医患沟通的基本策略

一、语言沟通策略

（一）口语策略

1. 用语文明　称呼是开启人际沟通的第一步，医生应该根据自己的年龄，结合患者的年龄与职业，多用尊称的原则，选择得体的称呼，融洽医患关系。如：对于年长的患者，称呼大爷、大叔、大婶等；对比自己年龄大的患者，称呼老张、老王；对同龄或比自己小的，称呼小张、小李或直呼其名。也可根据职业、职务称呼，特别是对于异性患者，如：张师傅、张老师、张工、张科长等。有时候用方言称呼，会使患方感到更加亲切。人们都喜欢被别人尊重，医生与患者交往中应根据人际交往的心理需要，尽量使用尊敬的称呼，切忌称呼：××床、××号，这样会有伤患者的人格尊严。在与患者初次见面时，应该互相介绍认识，从而建立医患初始关系。尊重、关爱与希望是人们基本的心理需要，医生在说话时要注意给患者尊重，能让患者感到喜悦，并能给患者以希望，尽量从积极的角度说话，杜绝不符合医疗服务宗旨和医德规范的行业忌语。在医患沟通时，医生得体的称呼、互相介绍认识、礼貌文明的语言，会让患者感到温暖、亲切，有利于建立和谐的医患关系。

2. 引导沟通　医生是否具有同理心是患者是否愿意交谈的关键。如果患者不能从医生那里得到理解和关心，他就不愿主动提供自己的详细病情及相关信息，医生就不能获取完整的临床资料。医生对谈话内容感兴趣，也是使谈话成为可能的前提，特别是与沉默寡言的患者交谈时，医生一方面要注意找患者感兴趣的事情，另一方面医生要对患者提出的话题进行扩展，逐步引导患者深入交谈。如果没有新的问题提出，可以结束谈话。结束时医生要把交谈内容进行小结,并请患者提出意见以核实其准确性。

3.灵活提问　提问方式一般分为开放式和封闭式两种。开放式的交谈是指患者不能用是或否来回答提问,便于患者主动、自由地表达自我,也便于医生全面了解患者的情况。如当患者说"医生,我头痛",医生应避免说"吃止痛片吧"这样的回答,应该说"哦,怎么个痛法,什么时候开始的",这样可以从患者的回答中继续提问,深入交谈,问清原因。再如一位要做手术的患者问医生"我对手术有点害怕",医生说"天天都有患者做手术,不用怕",谈话就结束了,其实医生也想安慰患者,可是缺乏语言沟通技巧,采取了封闭式的谈话,未弄清患者心里害怕什么,未能解决患者心里真正害怕的原因。在与患者交谈时,主要采用开放式交谈方式,适时采用封闭式提问方式,一般只需要患者回答"是、否、对、错"等简洁的回复,以便于医生提高工作效率和对关键信息有比较肯定的答案。比如,询问患者病史时,直接询问"是否有高血压史?糖尿病史?",患者只需要回复"是"或"否"。医方在询问患者时还需要避免诱问和责问,例如"吃了这个药好一些了吧?""怎么吃这么不卫生的东西?"等,诱问可能使患者对自己的病情描述错误,责问可能使患者产生愧疚或自责情绪。

案例5-4　无效沟通

一个患者去找医生说,大夫我吃了你的药,不见效,大夫问怎么会没有效?难道你认为我是卖假药的吗?大夫又说:你肯定吃的方法不对,也可能你吃不该吃的东西太多了。医生讲话的语调特别高,患者吓得都不敢说话了。

案例分析:医生没有分析药没有效的原因,是药写错了,还是这个患者的体质特殊,还是诊断不同。这明显是一个无效沟通,没有给患者解决问题,到底是吃药吃得不对,还是患者的行为方法不对,还是其他的原因要先弄清楚,再给患者解决问题。

4.清楚适当　有效的医患沟通要求把话说清楚,就是要让沟通对象能明白沟通内容。交谈过程中医生要把语言组织得明白具体,说话速度不要太快,要吐字清楚,思路清晰,把内容意思表达完整,少用省略的语言,避免使用术语和非必要的专有名词。同时,医生还要把话说得适当,说话适当是要求医生的沟通语言要适合沟通对象的特殊心境,要考虑对方的情绪和理解能力而做适当的表达,使传递的信息容易被患者理解并接受。事关诊断、治疗、预后等医疗问题时,说话要留有余地;对于诊疗活动中的局限性、相对性和不可避免的不良后果,要及时向患者及家属解释说明,取得理解与支持。

另外,医生在沟通中还要:少用祈使句,如"过来一下""去把CT片拿来"。多用征询语,如"一个小时后给您换药可以吗?";吩咐性语言前多用"请"字;慎用否定语,多用肯定语;对不利于治疗或违反规定的要求,要委婉地劝阻;忌用冒犯他人和有偏见的话语,多用鼓励和启示性语言;避免使用批评与责备的语言,多用可接纳性的语言。多用答谢语,善于用道歉语。忌用伤害性语言,如直接伤害性语言"你怎么这么不懂道理?",消极暗示性语言"这么晚才来看病,没救了!",窃窃私语"病情这么重,难哦!"

> **案例5-5　不良沟通，险酿医疗纠纷**

患者，女，42岁，因"发现甲状腺良性肿物4个月"入住甲状腺乳腺甲乳外科行手术治疗。常规术前准备完成后，术前1天主刀医生与其丈夫进行术前谈话。其丈夫询问："这个手术你们做得多吗？手术过程需要多长时间？"主刀医生出于对手术本身颇有自信及为了给患者家属信心，于是回答道："这个手术是本科的一个常规手术，整个手术过程大概2小时"。次日，患者8:00被接进手术室，于下午18:00出手术室，手术耗时约8小时以上。并且由于手术时间长、麻醉清醒延迟等原因术后被送进了重症监护病房（ICU）观察治疗。住院期间，患者家属为了配合治疗，对手术时间明显延长并没有提出异议。术后患者康复，顺利出院。出院后1个月，其丈夫内心对这一"简单手术"而进行如此长时间一事越来越纠结，怀疑医生水平有问题及疑惑术中究竟发生了何种意外，于是投诉至医院医务科，要求院方给出合理的解释。

医务科随后与主刀医生沟通事发经过，主刀医师意识到自己手术前沟通"自信过头"，造成患者及家属的不信任。随即与患者及家属积极沟通，解释手术时间延长一是患者解剖变异导致肿瘤暴露困难，其二自己刚刚从内地某医院来深圳工作，想建立口碑，手术做得较谨慎，故手术时间比预期的时间长。对于造成该误会表示了真诚的抱歉，患者及家属表示满意，不再深究此事。（2021年2月现代医药卫生）

5.及时回应　医生与患者交谈时，态度要认真，注意力要集中，不可一心多用，要用心倾听，了解患方的意愿与需求，不要随意打断患方说话，随意插话都是不礼貌的，适当时可鼓励患者表达。重视谈话中的信息反馈，要及时把接受的和理解的内容反馈给患者，如及时地点头，适时应答"哦、对、是的"或目光接触患者，简单发问、重复，以示重视或确认。当患者羞于表达自己的病情时，医生可根据经验替患者代述，并取得患者的肯定。

关注患者的沉默，并做出回应。谈话中患者的沉默有以下几种：①故意地沉默，这是在寻求医生的反馈信息，以证实自己所提供的信息是否是医生感兴趣的，这时医生应给予一般性的插话或引导；②突然从自己的谈话中想到了另外的事情，这时医生最好重复患者刚提到的内容，引导患者按照原来的思路说下去；③患者有难言之隐，这时医生应予以关切的态度，并承诺只是诊疗工作需要会为之保密。

6.切忌评价　由于每个医院的技术条件不同，医生的技术水平也有差异，对同一疾病或同一疾病不同阶段的认识可能不同，因而对同一疾病或同一疾病的不同阶段的诊疗方案也有可能不同。医生不能因为要突出自我而不考虑疾病的发生发展与诊疗是一个动态的过程，轻率地评价其他医生的诊疗效果，可能会导致患者的猜疑与不信任，甚至会引发医患纠纷。如"你在之前医院的诊断完全错误，早点过来就不会这么严重了！""这个医生不该给你做这个检查，花冤枉钱了。""这些医生怎么给您开这个药，完全错了。"

建议的口语表达：

（1）先生，您好，请坐，我是您的主治医师，请问您哪里不舒服？

(2) 请您不要着急，慢慢说。

(3) 您好，我是您的管床医师某某，我们来谈谈您的病情和诊疗经过，可以吗？

(4) 请您放松，让我为您做个检查。

(5) 别紧张，我们会认真研究您的病情，并制定一个合适您的方案。

(6) 别难过，请您相信您的病经过治疗是可以好转的。

(7) 我为您开了一些检查和化验，请按照我们的指引来做，有什么不清楚的地方可以问我。

(8) 我们将给您做治疗，可能会有一点不舒服，这很正常，实在难受就告诉我们。

(9) 您治疗后有什么不舒服吗？

(10) 谢谢您的合作。

忌用的口语表达：

(1) 快讲，哪里不好！怎么连自己的病都讲不清！

(2) 快脱，都是患者，有什么呀。

(3) 医学上的东西说了你也不懂！

(4) 太啰嗦了，你到底想说什么。

(5) 你家里人呢？怎么这么不负责任！把你往医院一送就不管了。

(6) 我们只管看病，其他事情管不了。

(7) 不要动，忍着点，哪有治疗不痛苦的。

(8) 得了这种病怎么好意思见人！

(9) 生病哪有不痛苦的，不要太娇气了！

(10) 是要命还是要钱啊，真是！

（二）书面语言策略

书面语言是双方借助文字、图画、图表等文字符号进行的沟通，包括各类知情同意书、协议书，以及医学知识与健康教育资料。书面沟通是医患交流重要的方式，也是医患双方权利的有效维护。与口头语言比较，书面语言具有能保存、不能涂改等优点，在医疗文书中广泛采用。由于书面语言具有法律效应，医疗机构出具的书面语言沟通必须具有规范性。

1. 专业性 书面语言需要使用专业化的医学术语，所以，在给患者出具书面资料时最好同时进行口语的解释。

2. 全面性 医务人员尽可能把医疗行为的效果、可能发生的并发症、医疗措施的局限性、疾病转归和可能出现的危险性等书写明确，并详细告知患者及其家属。沟通的结果也要记录并要求患者或者家属签字。

3. 清晰性 书面记录需要重点突出、条理清晰，书写字迹要工整，确保能辨认清楚，不存在争议。

二、非语言沟通策略

(一)环境舒适

患者和家属属于比较特殊的谈话对象,医患谈话应该选择合适的场地,对于疾病诊断的坏消息或听到坏消息后的反应会使他们在谈话中很容易出现情绪化,如焦虑、哭泣甚至愤怒等。所以,在安排谈话场地时应有所考虑,比如谈话的地方应有单独的隔离空间或单独的房间,这样一方面比较安静,便于患者及家属情绪的宣泄,又可保护患者及家属的隐私。交谈场地应备有足够的座位,需要时应该请家属一同参与,特别是与异性患者交谈时,应有异性医生或家属陪同一起参与交谈。房间内应备有茶杯、纸巾等供患者及家属需要时使用。

(二)良好印象

医生的仪表,言谈举止,在一定程度上反映了一个人的精神面貌,对初次交往的人来说极为重要。热情的握手、友好的请坐,不仅是礼仪的表示,更是对患者的尊重。医生着装整齐、态度和蔼、举止稳重、面目慈善,会使患者感到亲切、可靠,也会产生对医生的尊敬和信任。人们的交往都是从彼此的第一印象开始的,良好的开始能为后面的医患沟通打下坚实的基础。

(三)目光交流

眼神可以传达语言的态度甚至语言难以表达的情感。在与患者的沟通中进行适度的目光交流会让患者感到医生在意他。对医生来说,通过目光的交流感觉患者所提示的信息并能正确理解;同时,对于患者要善于运用目光交流,使其感受到鼓励和帮助,快速与患者建立和谐的关系。目光交流可以帮助双方的语言沟通的同步,保持思路一致。患者对医生的凝视多为求助,频繁地注视患者的医生更容易发现患者不舒服或不安的感觉。但如果患者很内向或痛苦哭泣时,医生则需要有意识地限制使用目光接触的次数,过多的注视会让患者感到有些难堪。在临床工作中,医生通过短促的目光接触检验信息是否被患者所接受,从对方回避的视线和瞬间的目光接触来判断患者的心理状态。理解并能熟练运用目光交流是医生进行良好医患沟通的基本功。

(四)表情控制

面部表情动作是人们表达情感和情绪最直接也是最常用的方法,一般是不随意的。患者面部表情的变化可使医生获取病情的相关信息,医生在与患者沟通时要善于识别、理解患者的面部表情;同时,也要善于调控自己的面部表情。积极、正面的面部表情带来正面的效果,负面表情带来负性情绪,影响双方沟通的效果。比如你觉得患者和你就某个方面所持有的观点或看法不同,你可能会无意识地用皱眉头来表达你的不同意,患者却可能由于看到你的态度而不愿继续表达他的意思和想法。有时医生还可能习惯性地表现某种面部表情而引起患者的误解。比如医生习惯性地表露一种类似于厌恶和不耐烦的面部表情，尽管医生内心并没有对患者厌恶和不耐烦的意思，却会极大地影响与患者的沟通。微笑是最好的语言，适时的微笑，关切的表情会让患者感受到医生的温暖和想患者之所想、急患者之所急的关心。但你的微笑和关切需要发自内心，虚假做作会适得其反。

（五）体势适当

身体姿态和肢体动作能传递丰富多样的信息，反映交谈双方的态度、关系和对交谈的意愿，能帮助和加强医患之间的语言表达。如放松自然的身体姿态不仅可以让自己觉得舒服，还可以让患者感觉放松，反之身体高度紧张，也会让患者不自在。微微欠身表示谦恭有礼，侧身表示礼让；适时地点头表示打招呼、同意，也可表示"我正在听，我对你说的表示理解"，鼓励患者继续说下去；身体前倾表示自己在认真倾听。跷二郎腿不停抖动、用手中笔在桌上连续敲打、双臂抱拢胸前、东张西望、不停看钟表则表示你对交谈不在乎、不耐烦和心不在焉，这些都会影响和干扰医患沟通的效果。

有时，适时、适当地接触动作可能会产生良好的效果。如在患者痛苦时，在场合允许的情况下，可进行适当的肢体安抚来表达对患者的安慰、当患者高热时用手背触摸一下患者的前额、为呕吐、咳嗽患者轻轻拍背、为动作不便者轻轻翻身变换体位、搀扶患者下床活动，做完检查后帮患者整理衣被并扶坐起来，双手握住患者的手以示祝贺康复及治疗成功等，这些接触都有益于医患沟通的进行，密切医患关系。

（六）距离有度

医患沟通的距离既不能太远也不能太近。太近了，会让人有压抑感，而太远了则会使两个人感觉在喊话而不是在谈话，应根据双方的关系和具体情况而定。医生对患者表示安慰、安抚时，距离可近些。正常医患之间交谈的距离约一个手臂或一个办公桌宽度的距离比较合适。医患交谈以对面或斜对面相视而坐比并排坐要感到舒服，双方的水平视线最好能在同一水平线上，这样可避免一方需要俯视或仰视对方。

值得注意的是，不仅要注意医方的非语言表现，还需要时刻关注患方的肢体表达。患者在感到疼痛或其他不舒服时，大多会自然表现出来，医生要善于捕捉，并做相应处理。如儿童患病后，往往会由活泼好动转变为无精打采、安静无力；老年患者肢体表达往往反应迟钝，医生应更仔细地观察老年患者的眼神、表情、步态等是否有病态反应；成年患者腹痛时会蜷曲身体或用手捂住腹部，腰痛时会两手护住腰部且行动不便，并同时表现出痛苦的表情，有时还会发出呻吟声；忍受心理巨大压力的患者，往往表情忧郁、目光呆滞。这时，医生在察觉到患者的不适表情时，要及时给予关爱并采取适当的手段帮助患者缓解病痛。如果对患者的某种信号的意义不是很确定，医生应问他有什么不舒服的感觉或担心什么，然后进行解释与引导。在这个时候，医生在某种意义上在扮演着心理医生的角色。

执业医师资格考试真题

1．（2017年U2-62）医生在诊疗过程中经常对患者使用医学专业术语，使患者难以理解，容易造成误解。这种医患交流的问题属于：
   A.回忆不良　　　　　B.沟通障碍　　　　　C.信息缺乏
   D.同情不够　　　　　E.依从性差

2．（2017年U2-49）有助于患者记忆的信息沟通方式不包括：
   A.规范使用医学缩略术语　　　　B.指导问题力求具体
   C.重要医嘱首先提出　　　　　　D.语言表达通俗易懂
   E.归纳总结医嘱内容

3．（2017年U2-114）某癌症患者，心理状态较差且预后不良，治疗过程中需要家属的积极配合。对此，医生关于患者的最佳告知方式是：
   A.告知家属部分病情并向患者保密　　B.告知家属实情并对患者适度告知
   C.告知患者部分病情并向家属保密　　D.直接告知患者实情
   E.告知患者及家属实情

4．（2018年U2-8）医患交流中，能够使得沟通更为有效与顺畅的方法是：
   A.尽量多用书面沟通　　　　B.避免表达态度和情感
   C.善用问句引导话题　　　　D.尽量使用医学术语
   E.提供的信息越多越好

5．（2020年U2-122）一患者入院后对医生抱怨自己没钱买药，病情加重后才住院治疗，子女对自己关心不足，医护人员更加关心其他患者对自己关心不够，要求更换医生，对该患者的行为，医生的正确做法是：
   A.批评教育　　　　　B.理解尊重　　　　　C.耐心倾听
   D.特殊照顾　　　　　E.转诊

6．（2020年U1-36）医患沟通的基本理念：
   A.尊重与理解　　　　B.共同参与　　　　　C.信托关系
   D.同情换位　　　　　E.主动至上

7．（2020年U4-79）医生对于患者的行为和表情细心观察，并给予回应，属于：
   A.言语沟通　　　　　B.非言语沟通　　　　C.言语沟通和非言语沟通
   D.目光沟通　　　　　E.以上都不是

8．（2022年U1-79）男性，38岁，因骨折外伤入院，血检HIV阳性，主管医生查房时对其大声询问是否有不洁性行为，患者感到愤怒，在本案例中，主管医生违背的医学伦理是：
   A.积极对传染病进行防治　　　　B.尊重科学，无私奉献
   C.进行宣传教育　　　　　　　　D.尊重患者人格和尊严
   E.对传染病进行上报和登记

9.（2023年U1-52）以下哪项不是引起医患沟通障碍的原因：

  A.尽可能不使用专业术语   B.患者对医务人员的不信任

  C.医务人员技术的缺乏   D.医务人员的防御与保护措施

  E.医务人员的优越感和控制欲

10.（2023年U1-54）临床问诊过程中，医生漫不经心，无精打采的反复询问患者无关紧要的问题，请问医生违背了什么原则：

  A.全神贯注，语言得当   B.耐心倾听，正确引导

  C.举止端庄，态度热情   D.全面系统，认真细致

  E.关心体贴，减少痛苦

答案：1.B 2.A 3.B 4.C 5.B 6.A 7.B 8.D 9.A 10.A

（张敬芳 朱正萍 袁丹）

第六章 医患纠纷

> **教学目标**
>
> **知识**：掌握医疗纠纷的分类，熟悉医患纠纷、医疗纠纷、医疗事故的区别与联系。
>
> **技能**：掌握医疗纠纷的处理策略，熟悉医疗纠纷的防范。
>
> **情感**：加强自身医德医风，强化医疗过程中的法律意识。

第一节 医疗纠纷与医疗事故

近年来，医患纠纷仍然呈多发态势，大众对医疗服务水平要求不断提高的同时，自身维权意识也不断提高。加之自媒体的发展，网络甚至成为患方"维权"的主要途径，但因为传播者的专业知识受限，客观上对医患纠纷的增加以及恶化起到了推波助澜的作用。医患纠纷的产生不仅干扰医院的正常秩序和医疗工作程序，甚至影响医疗卫生事业的发展与社会稳定。因此，作为一名医学生，在诊疗活动中如何正确认识、预防并处理医患纠纷是应具备的基本技能。

一、定义

医患纠纷指发生在医方和患方之间，不仅包括医疗行为异议引发的纠纷，还包括患方认为在诊疗护理过程中个人其他民事权益（生命权、健康权、平等权、名誉权、隐私权、选择权、监督权等）受到侵害引发的纠纷，以及包括医疗欠费纠纷以及刑事责任后果（如暴力伤医事件）等。因此，医患纠纷分为医方因素引发的纠纷和非医方因素引起的纠纷，前者称为医源性纠纷，后者称为非医源性纠纷。

医患纠纷涵盖范围较广，其中包含了医疗纠纷和医疗事故。为了将医疗纠纷预防和处理工作全面纳入法治化轨道，国务院于2018年发布了《医疗纠纷预防和处理条例》，定义医疗纠纷为医患双方因诊疗活动引发的争议。而早在2002年，为了正确处理医疗事故，保护患者和医疗机构及其医务人员的合法权益，维护医疗秩序，保障医疗安全，促进医学科学的发展，我国就颁布了《医疗事故处理条例》，定义医疗事故为医疗机构及其医务人员在医疗活动中，违反医疗卫生管理法律、行政法规、部门规章和诊疗护理规范、常规，过失造成患者人身损害的事故。

二、区别与联系

（一）区别

1. 医方违法行为的不同　在医疗纠纷中，即使医方不存在违法或损害行为，依然可能发生医患之间的纠纷，比如患者对治疗结果不满意或不接受也可能会举报医生治疗不当。

而医疗事故的发生则包括四个要素：（1）主体必须是医疗机构及其医务人员。（2）必须发生在诊疗活动中。（3）必须存在违法行为。（4）违法行为造成患者人身损害，并且达到一定程度，构成事故。诊疗行为包括诊断、治疗、护理、保健等具体的诊疗行为及相关的管理行为。非诊疗行为如非法行医、医务人员故意伤害行为等。

《医疗事故处理条例》第33条明确以下情况不属于医疗事故：（1）在紧急情况下为抢救垂危患者生命而采取紧急医学措施造成不良后果的。（2）在医疗活动中由于患者病情异常或者患者体质特殊而发生医疗意外的。（3）在现有医学科学技术条件下，发生无法预料或者不能防范的不良后果的。（4）无过错输血感染造成不良后果的。（5）因患方原因延误诊疗导致不良后果的。（6）因不可抗力造成不良后果的。

2. 责任人的不同　医疗纠纷的责任人，可能是医方，也可能是患方。医源性纠纷一般是医方违反相关规定等原因导致。非医源性纠纷大多是因患方不了解医学知识，不理解医院规章制度所致。

医疗事故的责任人，只能是经过考核和卫生行政部门批准或承认，并取得相应资格和执业证书的各级、各类医疗机构及其医务人员。

3. 责任人主观过错的不同　医疗事故的行为人，主观上只能是过失，不能是故意。医疗纠纷则不一定，可能是过失，也可能是故意。

主观过错分为故意和过失两种基本形态。故意是指明知自己的行为会产生危害结果，希望或者放任结果的发生。过失是指应当预见自己的行为会产生危害结果，由于疏忽大意未预见，或者已经预见，但轻信能够避免，结果未避免。如在实施诊疗行为时，医方故意造成患者死亡、残疾等损害的行为不是医疗事故，而是触犯刑法，构成故意杀人罪或故意伤害罪。《民法典》第1221条规定：医务人员在诊疗活动中未尽到与当时的医疗水平相应的诊疗义务，造成患者损害的，医疗机构应当承担赔偿责任。

（二）联系

一般认为，医患纠纷和医疗纠纷界限并不明晰。医患纠纷更加强调纠纷发生在医方和患方，而医疗纠纷强调的是纠纷发生在诊疗活动中。在相关法律条文中，医疗纠纷的定义更加明确。而医疗事故、医疗差错、医疗意外、并发症和产品质量、疾病自然转归等，都可能引发医患纠纷和医疗纠纷。但如果医患双方对医疗事故发生的原因认识一致，经协商调解，或患方未认识到其不良医疗后果系医疗事故所致，甚至明知是医疗事故，但患方放弃对医方的责任追究，便不构成医疗纠纷。

医患沟通与医疗纠纷关系密切。首先，医患沟通不良易引发医患纠纷。由于医疗行为具有很强的专业性，医患之间对医疗信息的掌握具有不对称性。为保障患者的医疗活动参与权和知情选择权，除了保护性医疗措施之外，医务人员应向患者说明其病情，告知治疗方案的适应证、疗效和可能出现的副作用，以取得患方的理解和配合。如果医患双方未进行有效沟通，没有建立良好的信任关系，一旦诊疗效果低于预期，患方会将医疗风险误认为是医务人员的责任，从而引发医疗纠纷。其次，有效的医患沟通可防范医疗纠纷。医患沟通是医生与患者之间交流的过程，是对患方的心理疏导的有效手段。通过沟通可以建立良好的医患关系，使患方能够了解病情、诊疗方案及疗效、费用、风险等情况，释疑解惑，缓解恐惧和焦虑；使医师了解患方对疾病的认知状况、心理状态以及医疗费用承担能力，在医疗过程中达到更好的治疗效果。有效的医患沟通能够增加医患之间的信任度，促进相互理解，达成共识，从而预防和化解医疗纠纷。

第二节　常见医疗纠纷的处理

一、医疗纠纷的类型

以导致纠纷的不同原因为标准，可分为：

（一）医疗过失纠纷（医源性医疗纠纷）

指引起医疗纠纷的原因来自医疗机构和医务人员方面的过失。由于医务人员疏忽、水平问题、经验不足或未严格遵守制度或操作常规而引起的纠纷。

依据医疗程序过程的不同，医方过失造成的医疗纠纷可分为医疗行政过失、医疗流程过失、医疗诊治技术过失、医疗物品过失、医疗环境过失、医疗人文过失和医疗文书过失等。

1. 医疗行政过失　是指医疗单位在医疗活动过程中所发生的主观上的故意或过于自信以及疏忽大意以致违反医疗卫生管理法律、行政法律及相关部门规章制度所造成的过失。常见的类型有资质错误、资源错误和制度错误。资质错误表现为医务人员无相关执业资质或者医疗单位超业务范围行医。资源错误表现为人力资源岗位设置缺陷和医用物品配置不当。制度错误则体现为重要制度缺失，制定的制度违法违规或放置应有的规定制度不执行。

> **案例6-1　超范围行医**

杭州市余杭区卫生健康行政执法队的执法人员在一次常规巡查中，发现一家诊所存在超范围诊疗情况。依据诊所提供的《医疗机构执业许可证》，其诊疗科目为：美容外科。美容外科是在保持患者组织器官功能不变的前提下，通过外科手术操作，增加形态美感的医学分支学科。常见的诊疗项目有眼部美容手术、鼻部美容手术、颌面部美容手术和乳房美容手术等。但执法人员却在就诊患者的病历档案中发现了热玛吉和皮秒项目的知情同意书。诊所声称看到热玛吉等比较火，就想着扩展业务，于是就和其他机构合作在诊所内开展了此类皮肤项目。然而热玛吉等项目属于美容皮肤科所属项目（将新兴皮肤美容科技与传统皮肤护理结合，以达到改善肌肤瑕疵，如色斑、痤疮、皱纹等情况，延缓肌肤衰老的医学学科），因此诊所属于超范围经营。

经查，该诊所共计为12名患者提供热玛吉、皮秒等多项美容皮肤科项目，共计收费四十余万元。根据相关法规，执法队对该诊所的违法行为作出"罚款3000元并吊销《医疗机构执业许可证》"的行政处罚。

诊疗超范围是医疗机构不可触碰的红线。具备《医疗机构执业许可证》，但不代表就能开展所有的诊疗项目，医疗机构只能在核准登记的诊疗科目里开展诊疗活动。（2022年6月13日杭州市人民政府）

2.医疗流程过失 是指医方人员在医疗诊治流程中未遵循规定的流程规范所导致的过失。常见的类型有未履行岗位义务、信息识别错误和信息传递错误。未履行岗位义务是指擅离职守、非正常状态值班（如饮酒状态）和岗位懈怠，未及时履行职责。信息识别错误是指患者身份识别错误、医疗操作部位错误或者相似物品识别错误。信息传递错误是指忽视乃至丢失重要检验结果，丢失重要检验标本，危急值未及时报告等。

> **案例6-2 患者身份识别错误**

患者陈某某，女，于2020年1月26日04:34在某中医院住院治疗，经抢救无效于6时许死亡。患者家属以输液瓶上的名字是"李某某"而非"陈某某"，对院方护士操作提出了质疑。当时受新冠肺炎疫情影响，医患双方同意待疫情缓解之后再进行协商。

经调查，当班护士吴某在患者输液瓶上手写的床位号、药品名称、药品规格，均与医嘱、处方一致。但该护士未遵守护理操作规范对患者姓名进行核对，在输液瓶上误将患者名字陈某某手写成李某某。经核查，当时县中医院该病区只有陈某某一人输液，并无叫李某某的患者。

事情发生之后，该中医院多次与患者家属沟通协商，双方目前就此事已达成和解，4月30日下午，医院方面支付了36万元"和解金"。（2020年5月2日哈尔滨日报）

3.医疗诊治技术过失 是指在诊治过程中，因医方人员相关医疗技术水平和经验欠缺，操作不规范等导致的过失。常见的类型有诊断错误、用药错误、操作错误等。诊断错误包括误诊、漏诊和延误诊断。用药错误包括药物名称/剂量/给药途径开错，忽略禁忌证用药，违反适应证用药等。操作错误主要发生在外科手术中，通常包括手术适应证/禁忌证的判断错误、术前准备不充分、手术方案选择不当、手术未彻底治疗原发病变、手术造成额外的组织器官损伤，以及麻醉相关操作不当（如麻醉药物选择错误、技术操作失误和麻醉意外处置不当等）。

> **案例6-3 手术遗留纱块**

2018年6月，四川一女子在攀枝花某医院接受剖宫取胎术和子宫次全切除术，因手术遗留3个纱块，引发患者术后反复腹痛，发生感染性休克，最终死亡。经当地卫健委调查，本次事件构成一级甲等医疗事故，结果认为，该医院手术室能力建设不足、管理不到位、缺乏对制度落实的监督纠错机制等问题。在此次手术更换手术包过程中，没有严格执行手术室管理相关制度。该医院承担主要责任。攀枝花市卫健委依据《中华人民共和国执业医师法》和《医疗事故处理条例》等相关法律法规，责令卫生局对承担主要责任的该医院及其相关医务人员作出处理：吊销该医院《医疗机构执业许可证》；吊销主持术前讨论和手术主刀的医生文某《医师执业证书》；吊销器械护士苏某《护士执业证书》；吊销巡回护士周某《护士执业证书》；暂停参与术前讨论的医生胡某执业活动6个月。（2019年1月12日中国经济网）

4. 医疗物品过失　是指在医疗活动中涉及的医用物品（主要指药品和医用器械）存在缺陷以致患者健康损害。医用物品过失包括药物器械资质缺陷、来源不正规、质量缺陷、超过有效期等。

案例6-4　输入过期药物

2018年10月武汉市民张某反映，其家人摔倒住进武汉某医院，在输液时发现药品过期5个月。当地区委宣传部发声明称，涉事医院承认，输注过期甘露醇确属医务人员护理差错，涉事责任护士被停职，全院通报批评。

声明中称，医院方面表态，患者项某某在本院治疗期间输注过期甘露醇事件，确属医务人员未严格落实查对制度导致的护理差错事件，并向患者家属道歉；建议患者家属待治疗终结后，可以通过正常途径申请医疗事故鉴定或通过第三方调解，院方愿承担责任。

同时，该院决定由分管医疗副院长和纪委书记对护理部主任、胸外科护士长进行诫勉谈话，并按规定给予相应经济处罚，对胸外科责任护士予以停职，按规定给予相应经济处罚，并全院通报批评；对全院药品领用环节及库存情况进行全面排查，加强药品采购和库存管理，查漏补缺。此外对有关负责人保留进一步追究的权利。（2018年10月26日新京报）

5. 医疗场所过失　是指医方提供的环境设施或服务保障存在不足导致患者人身或财产损害的过失。常见的类型有环境设施不足、提供食品不当和未能保障安全。环境设施不足是指在医疗场所中，现场提供的设施存在缺陷或使用不当导致患者损伤。提供食品不当包括提供有质量问题的食品或不恰当食品。未能保障安全主要指安保工作不足导致患者人身安全和财产安全受到损害。

案例6-5　患者院内因地滑摔倒

2022年9月，患者郑某在某医院住院期间，早晨从病房去水房接水。因水房热水器有渗漏问题，渗漏的热水流淌至水房门口，造成地面湿滑。郑某走进门口时不慎摔倒，并造成腰椎受伤，经进一步检查后被诊断为胸12椎体爆裂骨折，头皮挫伤。而后患者将该医院告上法庭，要求其承担赔偿责任。

经庭审，法官认为，在郑某住院治疗期间，该医院作为提供医疗服务及公共场所管理者，在为郑某提供医疗服务及公共场所管理时，应尽到按规定提供医疗服务及保障患者人身安全的义务。另外，郑某在行走过程中，也具有自身注意义务，综合各自的过错情况，对于郑某摔倒受伤造成的损失，法院认为原告负30%责任，被告负70%责任为宜。最终判决该医院赔偿郑某经济损失8万余元。（2023年1月16日司法裁判案例）

6. 医疗人文过失 是指医方提供的医疗服务中，因缺乏人文观念造成患者不理解或生命健康受损的过失。常见的类型有医患沟通不当、知情同意侵权、隐私侵权、过度医疗等。医患沟通不当是指医务人员因缺乏沟通技巧或责任心不强，对患者的病情、用药与费用解释不清晰，过度许诺治疗效果造成误解等，造成误解或损害患者情感。知情同意侵权是指未告知患者重要病情信息，没有尊重患者选择权以及实际医疗操作和所告知的内容与知情同意书上不相符。隐私侵权通常发生在诊疗过程中，医方未能保护患者隐私或将患者隐私信息传播到公共平台上。过度医疗则是医方出于医学知识不足或怀有不良动机，给患方开具不必要的检查项目或治疗措施。

案例6-6 随意将患者隐私信息发至网络

2023年1月，江苏省昆山市某医院妇产科医生姜某（男性）在其个人社交媒体账号上，公开发布了患者就诊时照片，且涉及隐私部位。在照片里可以清楚地看到女性患者的隐私部位，完全没有打码等保护性处理。涉事医生姜某在附文中写道"上班绝对严肃，下班放浪形骸"，还在评论区若无其事地与其他网友聊起自己任职科室的事情。就诊现场的图片中没有患者和医生的面容，只能看出医生正在给患者会阴部进行诊疗操作。尽管旁人无法从照片中识别出患者的个人身份，但没有任何人有权在未经患者同意的情况下，将其在诊室中的个人隐私泄露出去，随意地公开到网上。目前涉事医生已暂停执业，相关部门已启动调查，等待下一步处理结果。（2023年2月1日中国青年报）

7. 医疗文书过失 是指医方人员在记录和保存医疗事务工作的文书时出现缺陷损害患方权益的过失，主要包括医疗文书记录不当和医疗文书保存不当两方面。医疗文书记录不当是指医方不及时书写、不正规书写甚至伪造病历文书，以及违规开具不合法医疗证明。医疗文书保存不当是指病历文书丢失，或医方拒绝提供封存病历甚至故意隐藏销毁病历文书。

案例6-7 篡改病历

2022年，在某医院化疗出院2天后，64岁的穆某突然咯血身亡。因怀疑医院存在诊治不当，其儿子向当地卫健委投诉。经调查，通过调取医院的电子病历系统发现，穆某的入院记录在其死后被多次修改，其中的药方也被篡改。

穆某曾向其子女提及自己存在痰中带血的情况，并且在去世当日，其儿子曾与穆某的主治医生联系，"医生当时就提到，'是不是贝伐用多了？'"随后他查证发现，其父亲住院化疗期间，曾被施用4瓶贝伐珠单抗注射液，而该注射液是咯血患者的禁忌药物。对此有关业内医疗人士认为，患者家属不了解医疗术语，误把"痰中带血"理解为"咯血"，"咳痰带血是肿块上一些坏死的东西在咳痰时被带出来；而咯血是血管破裂出血,且咯出大于1/2茶匙的鲜红血液。咯血和痰中带血根本就是两码事,不能偷换概念。"

此外院方向法院辩称,原告没有证据证明院方的医疗行为与患者的死亡结果之间存在因果关系。依据相关临床治疗指南,使用"培美曲塞+铂类+贝伐珠单抗化疗"方案为一线首选、标准、有效治疗方案,而该方案系河南省抗癌协会及其他多名教授会诊后推荐,并经患者及家属同意后执行。

然而,当地卫健委却在随后调查中发现,穆某的《入院记录》内容被多次修改。其中,纸质病历中入院记录的"病史采集"部分,"患者或其授权人签名"处的"穆强(儿子化名)"字样及日期系院方事后伪造;病历中首次病程记录"诊疗计划5"的药方被修改,这种修改涉及用药原则和治疗方剂组成的核心内容,而且为患者出院后修改,应当认定为"篡改"。

最终,法院认定被告存在隐匿或拒绝提供与纠纷有关的病历资料的情形,且郑州市卫生计生监督局经调查认定被告存在篡改病历的情形,故法院推定其存在医疗过错。考虑到患者死亡后未进行尸检,导致多家鉴定机构以"死因未明确"退卷,故原被告双方各承担50%的责任。(2022年4月16日新京报)

(二)非医疗过失纠纷(非医源性医疗纠纷)

无医疗过失纠纷(医疗意外、并发症、病情自然转归)和医疗以外原因纠纷(患者不配合、医疗需求的矛盾、无理取闹等),或是由于患方缺乏医学常识,不明医疗真相,或对医院的规章制度不熟悉、理解不准确引起。这种纠纷的产生往往是由于医疗技术的局限性、治疗手段的限定性而造成的。在审判实践中,容易引起医疗纠纷的主要是医疗意外、并发症、病情的自然转归等几种情况。

> **案例6-8 胎儿出生出现锁骨骨折**

孕妇李某因怀孕临产住进了岳阳市某医院,在该医院产下一名女孩。女儿出生后,丈夫李某发现情况不对:孩子生出来后嘴脸乌青,哭闹不止。他没太在意,3天后办理了出院手续。回到家后,孩子依然哭闹不止,他带孩子找到某医院,医院建议去市医院检查。市医院的检查结果显示,孩子左锁骨骨折,并有可能发生左臂丛神经损伤,进而影响左臂的功能。李某认为这是妻子生产过程中医生和护士失误造成的,要求医院承担相应事故责任并对孩子进行治疗,同时要求免除医疗及护理的全部费用。但院方认为这是很常见的生产并发症,婴儿完全可以自愈。李某与医院多次协商未果,遂向岳阳市医疗纠纷人民调解委员会(以下简称调委会)申请调解。

医学专家对患儿病情进行解释:新生儿锁骨骨折是产伤性骨折中最常见的一种,本病的发生常由于胎儿迅速下降,前肩胛部挤向产妇的骨盆耻骨联合处,使脆弱的锁骨极度弯曲而发生骨折或助产人员牵拉胎儿肩部用力过猛,强拉胎儿娩出至骨盆口时,两肩剧烈向内压而引起。对于轻度骨折一般不需处理,对完全性骨折者,以8字法绷带固定两周,随着小儿的生长发育,肩部增宽,错位及畸形均可自行消失。听完专家的解释,李某夫妇终于能意识到医疗的局限性，对经治医生也从不信任转为理解。

在本案例中，胎儿顺产导致的锁骨骨折是常见的生产并发症，院方在顺产过程中未见明显过错。但是，李某的年龄超过35岁，在医学上属于高龄产妇，且胎儿体重较大，超过4公斤，理应采用剖宫产，而院方采取的是顺产的接生方式，这在医疗程序上存在瑕疵，院方应对患方进行一定的经济补偿。最终经过调委会的积极工作，双方达成调解，由院方补偿患方六千元，且患儿在院方进行后续治疗，如存在手臂神经损伤且出现后遗症，则可进行医学鉴定后再依规处理。（2021年10月17日腾讯网）

二、医疗纠纷的处理策略

（一）医疗纠纷的处理原则

1. 坚持事实为依据的原则　医疗纠纷的处理要建立在实事求是以及详尽、公正调查的基础上，必要时还需要进行医学鉴定，查明造成患者不良后果的原因、性质、程度及其间的因果关系，弄清事实真相，最终分清责任性质，并在正确划分直接责任和间接责任、主要责任和次要责任的基础上作出处理。

2. 坚持法律为准绳的原则　医疗纠纷的处理必须坚持以法律为准绳。除《宪法》这一根本大法外，目前已经有《中华人民共和国民法典》《中华人民共和国医师法》《医疗纠纷预防与处理条例》《医疗事故处理条例》以及原卫生部、自治区人民政府颁发的行政法规和规章等。社会政治、文化、经济的变化，医疗理念和技术的进步等使得医疗相关的法律法规也在不断推陈出新，我们必须基于当前最新的法律条文来处理医疗纠纷。

3. 尊重医学科学规律的原则　由于一些患者和家属因缺乏相关医学科学基本知识，容易导致对出现的不良后果造成误解，因此医务人员要重视对患者及其家属的医疗知识的宣传教育，并对可能会出现或已经出现的不良后果进行科学地解释。在医务人员内部也要注意防止两种不正确的现象发生，一是迁就患者家属的要求和人情相托而放弃原则，作出违反医学科学原理的结论；二是医务人员的内部矛盾和人际关系导致作出不符合临床实践常规的结论。最高法院规定，审理医疗纠纷案件不再以医疗事故鉴定为前提。也就是说当事人可以在没有医疗事故鉴定结果的前提下进行起诉。但是为了使医疗纠纷处理能符合医学科学的基本原理，维护公平正义，纠纷结论应尽量经医疗专家的技术鉴定后，根据医务人员有否违反规章制度和技术操作常规及其违反性质和程度，作出公平公正的处理。

4. 坚持医患地位平等的原则　患者作为接受治疗的主体，承受着疾病的苦痛，因此在处理医疗纠纷的过程中，要以患者为中心，充分保护患者的合法权益是医务人员应尽的义务与责任。但在疾病面前，医患双方是一个联盟，携手对抗病魔。在这个过程中，提供医疗服务的医疗机构和医务人员的合法权益也应得到充分保障。否则在医疗纠纷处理中将会出现"以患者为上帝"或"患者一定至上"等错误认知。在医疗纠纷处理中一定要坚持公平、公正，不允许有意庇护或包庇某一方而去无辜损害另一方，任何不公正的处理都会阻碍问题的解决，而且会使问题更加复杂化。

5. 坚持维护患方稳定的原则　出现医疗纠纷后，涉事双方应首先保障医疗卫生机构的工作秩序，不可影响其他医务人员的诊疗工作和患者的就医权利。维护稳定不是指满足患者一切要求，只求息事宁人，而是指做好患方的解释工作，避免其情绪过激做出违法行为，造成事件的扩大化、恶劣化，从而造成不良影响。过激的纠纷现场，如果被过分解读传播至网络媒体，则会加剧原本就比较紧张的医患关系，恶化当前医疗环境。

（二）处理医疗纠纷的策略

1. 平息争论　一些纠纷刚刚发生时，患方往往情绪激动、大吵大闹并在现场引起大量群众围观，可能引起其他人的打抱不平甚至推波助澜。当聚集的人群过多时，主要参与人就容易变得盲目、狂热而冲动，从而做出一些过激的行为。为了预防事态的扩大化，这时首要的任务是想方设法让矛盾双方分开，以维护医疗秩序，保护医护人员和患方安全。院方可驱散无关人员，请患方离开现场，到办公室坐下商谈，减少对医疗秩序的影响，并方便进行后续处理。

2. 耐心倾听　对于医护人员存在过失引起的患方不满，在耐心倾听患方的诉说时，态度要冷静，表情要友善。当患方情绪不稳，言语激烈的时候，我们切不可与之争辩，企图立马说服他，以免火上浇油，得不偿失。在患方没有严重过激行为的前提下，首先搁置争议，以平复患方心情为先。可先任由患者在合理的范围内发泄情绪，如言语发泄，而非暴力破坏。待其怒火稍过，我们要表示对其行为的理解，同时劝其不要着急上火，可为患方倒杯热水或轻拍其肩膀，让其感受到医院对他的尊重和重视。我们代表院方向患方就未能提供满意的医疗服务表示歉意，同时解释客观条件的不足和出现错误的原因，争取患方的理解。并尽量满足患方合理的要求，必要时由当事人当面向患方赔礼道歉。

3. 自我保护　对于医院没有过失，只是由于患方缺乏医学常识，对诊疗行为不理解造成的纠纷，我们耐心向其讲解相关疾病的有关医学知识、诊疗的风险性、可能出现的副作用及副作用的预防等，赢得理解和信任，使矛盾消解，做到大事化小，小事化了。有个别患方无论院方如何解释都不接受，扭曲是非，非要医院赔钱道歉，否则就威胁将曝光媒体，甚至采用一些非法措施阻挠医院的正常诊疗秩序。这种在医务人员没有过失的情况下，我们便要据理力争，正告患方医院是不怕胡搅蛮缠和媒体曝光的，可告知患方索赔的依据和方法，让患方通过第三方调解和法院诉讼等正常途径满足诉求。对于无理取闹、目无法纪、围攻辱骂、毁坏公物、行凶殴打的少数患方，我们也要有自我保护意识，处理此类纠纷，不要正面起冲突，不要单打独斗，要协同保卫科、地方公安部门一起处理。对医务人员、财物造成损伤的，坚决要求道歉赔偿。

4. 合理运用法律　对于重大医疗纠纷的处理，要上报医院分管领导。医院不能怕患方打官司，动不动就花钱息事宁人，这样既纵容了一些不法行为，又会损伤医务人员维权的积极性。因此，对于重大的医疗纠纷的处理，一定要以法律为准绳，以事实为依据，依靠卫生行政部门和司法部门走法律的途径解决。在整个医疗活动过程中，医院要做到每个环节都万无一失非常困难。因此医疗纠纷的发生亦在所难免。对于医方存在的过失,也要承认和做出补偿。作为医方应通过提高医疗质量、改善就诊环境、加强法制学习等来防范医疗纠纷的发生,并及时解决和处理医疗纠纷,防止医疗纠纷的恶化和扩大,使医疗纠纷逐渐减少。

为加快推进医疗服务领域信用体系建设,打击暴力杀医伤医以及在医疗机构寻衅滋事等严重危害正常医疗秩序的失信行为,建立健全失信联合惩戒机制,2018年9月,国家发改委、人民银行、卫生健康委等28个部门联合签署并印发了《关于对严重危害正常医疗秩序的失信行为责任人实施联合惩戒合作备忘录》(以下简称《备忘录》)。《备忘录》明确,严重危害正常医疗秩序的失信行为是指倒卖医院号源等破坏、扰乱医院正常诊疗秩序的涉医违法犯罪活动。以及2014年4月28日由最高人民法院、最高人民检察院、公安部、原国家卫生健康委员会联合印发的《关于依法惩处涉医违法犯罪维护正常医疗秩序的意见》中所列举的6类涉医违法犯罪活动,包括在医疗机构内故意伤害医务人员、损毁公私财物的;扰乱医疗秩序的;非法限制医务人员人身自由的;侮辱恐吓医务人员的;非法携带枪支、弹药、管制器具或危险物品进入医疗机构的;教唆他人或以受他人委托为名实施涉医违法犯罪行为的。这些政策的出台,是一种震慑也是为了预防医疗纠纷的发生。

(三)处理医疗纠纷的途径

目前而言,常用的医疗纠纷处理途径有协商和解、第三方调解、诉讼裁决。医患双方可以根据自身意愿和具体情况选择解决途径。

1. 协商和解 即医方与患方选择相互协商解决。医患双方本着合法、公正的原则,在双方平等自愿的基础上,对所发生的纠纷进行友好协商。双方通过摆出事实,酌情处理,分清各自责任,或者搁置争议,达成共识,形成解决协议,并最终签署协议书。这一解决方法较为常用,方便快捷,可有效化解矛盾,避免纠纷扩大化。在协商和解过程中,医方必须秉持诚信公平原则,既不可盛气凌人,对患方诉求置之不理,也不可抱着息事宁人的思想,一味允诺患方的不合理诉求。一般处理流程如下:

(1)立即报告 一线医务人员在医疗纠纷发生后,应立即向所在科室负责人报告,所在科室负责人应立即向本医疗机构负责投诉管理的部门报告,隐匿不报者,将承担可能发生的一切后果。若投诉人存在过激或扰乱医疗场所秩序等违法行为,医院应采用措施避免事态扩大化并向公安部门和卫生行政部门报告。

(2)调查处理 因医疗问题所致的纠纷,所在科室负责人应先进行调查,迅速采取积极有效的处理措施。负责人及时接待患方,听取其意见,针对患方的疑惑和不满解释相关问题,抚慰患方情绪,控制事态发展,防止矛盾激化,争取科内解决。如果患方能够接受所在科室提出的解决方案,则纠纷投诉到此终止,并将投诉和处理结果上报投诉管理部门。

(3)投诉管理部门处理 投诉管理部门接到涉事科室报告或者患方的投诉后,应及时做好登记,并向相关科室了解情况,必要时与科室负责人共同协商解决办法,为患方提供投诉解决方案。如果患方不能接受，请患方针对诊疗过程中存在的不满和诉求提供书面材料，投诉管理部门调查落实后提出解决方案，并向分管院长汇报，与患方协商处理，如患方接受，处理到此终止。

（4）投诉管理部门无法解决的医疗纠纷　对患方进行有关法律法规的宣传，维护自身权益需要采取合法合理的措施，切不可采用违法行为对医疗机构正常诊疗秩序造成不良影响，以免遭受相关法律的惩戒。建议患方进行第三方调解或发起民事诉讼，寻求纠纷的进一步解决。

2. 第三方调解　即医患双方在第三方机构主持下，进行协商谈判，最终达成协议，解决纠纷的途径。当医疗纠纷发生时，部分患方的情绪较为激动，出于对医方的不信任或对医方提出的解决方案不满意，为避免矛盾加深，可申请第三方介入。第三方机构对纠纷双方进行解释、疏导和教育，消除双方隔阂，达成一致意见，最终完成调解。根据第三方机构的不同，可分为医疗纠纷人民调解委员会调解、卫生行政部门调解和法院调解等。

3. 诉讼裁决　医方或患方向人民法院提出诉讼申请，经过法院主持、审理和依法判决，达成最终解决方案。医患纠纷发生时，双方不愿意自行协商解决、接受第三方调解，或协商与调解均不能达成共识，可由当事人向人民法院提起诉讼。一审法院作出的裁定，如果当事人不服，可在规定时间内提起上诉。法院的判决具有强制性，若当事人没有进行上诉或已有终审判决结果，则必须履行法院的裁决。

对于可能因医疗事故引起的医疗纠纷的诉讼时效，在《医疗事故处理条例》中，没有特别规定医疗事故纠纷的诉讼时效，双方对医疗事故的处理结果有争议的，跟一般民事纠纷的诉讼时效一致。《中华人民共和国民法典》第一百八十八条规定，向人民法院请求保护民事权利的诉讼时效期间为三年。当患者死亡，医患双方当事人不能确定死因或对死因存有异议，应当在患者死亡48小时内进行尸检，具备尸体冷冻条件的，可以延长至7日。尸检应当经过死者近亲属同意并签字。如果拒绝或者拖延尸检，超过规定时间，影响死亡原因判定，由拒绝或者拖延尸检的一方承担责任。

为更加明确医疗事故的双方责任，可进行医疗事故鉴定。医学会收到医疗损害鉴定委托书和鉴定材料后，应当在7个工作日内对委托鉴定事项和鉴定材料进行审查。符合受理条件的，医学会应当在决定受理后3个工作日内发出受理通知书。负责医疗事故技术鉴定工作的医学会应当自接到当事人提交的有关材料、书面陈述及答辩书之日起30日内组织鉴定并出具医疗事故技术鉴定书。鉴定事项涉及复杂、疑难或者其他特殊问题的，完成鉴定的时间可以延长，延长时间一般不超过30个工作日。延长鉴定时间应当书面告知委托人。当事人对首次医疗事故技术鉴定结论不服的，可以自收到首次鉴定结论日起15日内，向医疗机构所在地卫生行政部门提出再次鉴定的申请。所在地卫生行政部门在接到当事人提出再次鉴定申请的，应当在7日内移交省、自治区、直辖市地方医学会组织再次鉴定。

发生医疗纠纷后医疗机构要对患方提出的异议耐心给予解答,并做好思想稳控工作,积极与患方进行沟通,告知处置医疗纠纷程序和法律法规。对扰乱医疗机构正常就医环境,扰乱各级政府机关公共秩序,危害社会公共安全,侵犯人身安全等行为,依据《中华人民共和国治安管理处罚法》予以处罚;构成犯罪的,依法追究其刑事责任。

三、医疗纠纷的防范

近年来,有关医疗纠纷的报道日渐增多,这也使得医患关系成为被大众关注的社会热点问题。产生医疗纠纷的原因是多方面的,一部分医务人员确实存在医疗过失行为,导致患者生命健康受损进而引发纠纷。但多数情况下,医疗纠纷是由于沟通不良导致的。繁重的临床诊疗工作令一线人员疲于应对,部分医务人员在没有意识到沟通重要性的情况下,只顾着尽快完成诊疗工作,缺乏沟通技巧和策略,让患方感觉没有得到重视,或使其对诊疗工作存在误解,这在一定程度上导致了医患关系的紧张。事实证明,加强医患沟通,构建和谐的医患关系,医方要将治疗决策及时而准确地传递给患方,并取得其配合,促进双方达成共识。这有助于双方共同战胜疾病,促进患者早日康复。重视加强医患沟通,也可让一些医患矛盾因良好的沟通而被化解于萌芽状态。

医院作为24小时为广大人民群众提供医疗服务的公共场所,每日的诊疗量巨大,人员往来密集,属于比较难管理的复杂场所。为此,我们应从加强医院内部管理,依靠社会支持配合,开展综合治理等方面着手,预防和减少医疗纠纷的发生。

(一)完善医疗规章制度,加强质量监控

医院应当结合国家出台的关于医疗卫生的法律法规,联系工作实际,制定和落实各项医疗规章制度。其中医疗纠纷预防及处理方案尤为重要。方案应包括日常纠纷防范措施,医疗纠纷处理原则及具体流程,各部门主管人员及职责等。

医院应成立医疗纠纷管理小组,建立一套从分管院领导到各科室负责人的管理体系,落实院科两级的质量管控工作。在日常诊疗工作中,将质量管控贯穿全程,持续提升医疗服务质量。医院的管理水平提高后,将从整体上防范医疗纠纷的发生。同时在纠纷发生后,负责人员能迅速介入,尽快解决问题,抑制事态的扩大化。

1. 院级质量监控 医院质控组织除不定期抽查外,每月对各科室进行一次全面质量检查考核。监督各科室和医务人员对医疗卫生法规、规章、职责、诊疗护理规范、常规等的执行情况,同时对医疗工作中发现的医疗缺陷和问题进行动态分析、评估和跟踪调查,并制定改进措施,从严把控质量,使诊疗的全过程达到规范化、制度化、科学化的标准。

2. 科室质量监控 科室质量管理小组每月至少对本科各项医疗质量安全工作检查两次,尤其是重点部门、重点环节、重点人员,发现医疗隐患,提出整改措施,及时纠正,并做好相应的记录,防范医疗纠纷的发生。

(二)加强医德医风建设,树立全心全意为人民服务思想

习近平总书记强调"我国广大卫生与健康工作者要弘扬和践行社会主义核心价值

观，强化医德医风建设和行业自律，为人民提供最好的卫生与健康服务。"医院应通过道德模范榜样表彰和医德医风专题讲座等活动，引导广大医护人员提高职业素养，培育医德情操，规范执业行为，传承和发扬优良的医德医风，廉洁自律，维护白衣天使的良好形象。

医务人员也应认识到，医方与患方的关系应该是提供服务与被服务的关系，需要互相依赖、互相依存，但不应该互相对立。医务人员应该树立全心全意为人民服务的思想，把患者的病情和需求放在首位，坚持以人为本。不断地改善工作态度、严格工作纪律，增强服务意识、提高诊疗质量。只有这样，双方在携手共同对抗疾病的过程中才不易发生矛盾和冲突。

（三）强化医务人员法律意识，做到依法行医

医院应定期发放医疗卫生法案等学习资料，定期组织培训讲座，举办法律知识竞赛等多种形式进行医务人员法律意识的强化。接受规范的法律法规培训，将促使医务人员自觉地依法行医、诚信服务，有效避免医疗纠纷的发生。医护人员应端正思想，认识到学习法律知识是必要的，加强法律意识，有利于更好地做好医疗工作，更好地执行上级的指示，更好地保护医护人员自身和医院的权益，有针对性地做好患方的思想工作，将医疗纠纷的苗头在萌芽时就给予化解。

要求医务人员学习有关卫生法律知识，尤其是新出台的卫生法规，新制定和修改的一些医疗制度和规定。管理人员也必须及时熟悉和掌握相关法律条例，及时调整本医院的工作管理制度，及时向涉及人员做好宣传和解释工作。医院的一切工作必须围绕法律规定来开展，按照法律的要求来规范工作，在发生医疗纠纷时可以用法律的武器维护自己的权益。例如，《侵权责任法》（2010）第55条：医务人员在诊疗活动中应当向患者说明病情和医疗措施。需要实施手术、特殊检查、特殊治疗的，医务人员应当及时向患者说明医疗风险、替代医疗方案等情况，并取得其书面同意；不宜向患者说明的，应当向患者的近亲属说明，并取得其书面同意。而在《民法典》（2021）第1219条中，此条文被修改为：医务人员在诊疗活动中应当向患者说明病情和医疗措施。需要实施手术、特殊检查、特殊治疗的，医务人员应当及时向患者说明医疗风险、替代医疗方案等情况，并取得其明确同意；不能或不宜向患者说明的，应当向患者的近亲属说明，并取得其明确同意。医务人员未尽到前款义务，造成患者损害的，医疗机构应当承担赔偿责任。新修订的"明确同意"较"书面同意"，方式更灵活，指向也更有针对性、准确性。

（四）重视专业能力培养，提高医方业务素质

医务人员的医疗技术水平的高低，直接关系到患者的预后，也影响到医疗纠纷的发生与否。事实上，绝大多数医疗纠纷、疾病并发症都与医生的技术水平和临床经验密切相关，医生的业务素质提高后，许多并发症可以避免，许多危急病情可以平安度过。医疗机构要重视医护人员的医疗专业能力培养，完善培养制度。

在以往的一些医疗事故鉴定中，医方强调事件的发生是技术水平问题，因而要求鉴定委员会认定不属于医疗事故。但长期以此为理由来开脱责任，恐怕是很难让人信服。在用人制度上，必须把医护人员的业务素质和职业素养放在首位来考察。只有医护的业务水平从总体上提高后，医疗纠纷才可能避免。

例如，医院要抓好医务人员"三基""三严"培训："三基"是包括基础理论、基本知识、基本技能，"三严"包括严格要求、严密组织、严谨态度。定期举行院内新技术、新进展、新方法等的讲座和培训，切实提高医务人员的业务素质和技术水平。医院加强医务人员基本功训练，加大考核力度。医务人员认真执行医疗护理核心制度、诊疗护理常规和技术操作规范，并定期或不定期参与学习和考核。不定期选派科室业务骨干到上级医院进修培训，积极参加院内外学术交流和技术研讨，不断开阔眼界，同时做好所学知识的讲授工作，提高全员业务素质。新技术新业务的开展必须充分做好论证、预案、知情同意等准备工作，发挥团队作用，防范医疗纠纷的发生。

（五）加强医患沟通，共筑和谐关系

用真诚的微笑和友善的态度给予患者积极的心理暗示，缓解患者的紧张情绪，给予家属良好的心灵抚慰，既要治疗其身体上的疾病，也要关心其心理的变化，取得患方的信任与合作，为建立良好的医患关系奠定基础。医方应具备同理心，懂得换位思考，多了解患方需求，最大化满足患方的合理需求，减少激惹因素。不断改进工作，例如改善就诊环境、提供便民措施、药品价格公开等。

提倡医方与患方多沟通，充分讨论病情，与患方进行细致沟通，让患方理解采用的治疗措施和治疗中可能出现的并发症。这保障了患者的知情权，同时有利于医方及时掌握患方的思想意愿变化，有利于明确下一步治疗方案。医方在与患方接触的过程中，要注意说话的方式、方法，注意说法的内容，注意该讲什么，不该讲什么，怎么讲等。医方必须从有利于治疗，有利于患者康复的角度做工作，对于患方的提问，应该耐心、通俗地解答、解释。不要对患者的病情、治疗手段做保证性许诺，以免患方的过高期望和现有治疗水平不匹配导致纠纷发生。如果发现其他医务人员的治疗方案和处置措施有问题，不要在患方面前任意评价，应该及时找上级反映，及时更正处理。医方人员之间的意见分歧也不应该在患方面前流露，以免影响患方的情绪和医院的整体形象。

加强医患之间的交流和沟通，可增强患方对医疗技术局限性和风险性的了解，增强对医护人员的信任感，营造相互尊重、信任、理解的氛围，减少甚至避免医患间产生隔阂，构建和谐的医患关系。只有医患之间信息交换通畅、及时、不失真，才能保证患者能够清清楚楚看病，明明白白就医，医护人员也能根据患者的具体病情制定并开展合理的治疗方案，尽快解除患者病痛。

（六）防范因实习生引发的医疗纠纷

1. 加强岗前培训 科教科做好实习生岗前培训工作，培训内容包括医德医风、医疗法律法规、规章制度、岗位职责、医疗文书书写规范、医患沟通、安全教育以及临床实践技能等。

2.强化实习带教工作 各科室选派经验丰富、责任心强的高年资医护人员负责带教工作,做到言传身教,成为学生的榜样。同时带教期间要加强对实习学生的培训和考核,努力提高其理论知识、操作技能及应急能力,做好传、帮、带工作。

3.实习带教老师做到放手不放眼 实习带教老师应按实习大纲从理论、操作、医患沟通、人文关怀等全方位教导学生,多给实习学生实践机会,但要做到"放手不放眼"。鼓励学生积极操作绝不是放纵任其在患者身上胡乱摸索学习,而是在学生实践操作中做到全程监督,适度引导,及时指正,保证操作质量。同时做好示教患者的解释工作,以免产生纠纷。

(七)定期讨论纠纷原因,做好持续改进工作

医院及科室定期组织医护人员对近期院内外发生的医疗纠纷进行系统分析讨论,多角度、多层次找准主、客观原因,从中总结出带有普遍性的经验教训,对存在的问题进行持续改进,并做好全院的宣讲工作,从而有针对性地进行医疗纠纷的防范。

总之,医疗纠纷的防范与处理并不是靠一方的努力就能实现,离不开政府、社会、医方、患方的共同努力。作为一名医务工作者,应充分明确自身定位,悉知权利与义务,为医疗环境的和谐与进步贡献自己的力量。

执业医师资格考试真题

1.(2018年U2-5)患者有损害,但医疗机构不承担赔偿责任的是:
   A.在抢救生命垂危患者等紧急情况下未尽到合理诊疗义务
   B.患者或者其近亲属不配合医疗机构进行符合诊疗规范的诊疗
   C.未经患者同意公开其病历资料
   D.未尽到与当时医疗水平相应的诊疗义务
   E.输血错误造成不良后果

2.(2019年U1-108)男,30岁。因胸闷、胸痛到某医院做冠状动脉CT检查,注射造影剂后患者立即出现休克,经抢救无效死亡,医患双方发生纠纷。后经鉴定,认为患者死亡系临床中极为少见的造影剂过敏所致。根据《医疗事故处理条例》,该事件性质属于:

   A.医疗事故,医方承担主要责任　　　B.医疗意外,医方不承担责任
   C.医疗事故,医方承担轻微责任　　　D.医疗事故,医方承担全部责任
   E.医疗事故,医方承担

3.(2022年U1-102)男性,43岁,在工地从高处坠落昏迷,工友送至附近医院抢救,接诊医生全力抢救,未及时书写病历,抢救结束后,接诊医生在规定时限之内据实补记病历,请问该时限为:

   A.2小时　　　　　　B.4小时　　　　　　C.6小时
   D.8小时　　　　　　E.12小时

4.（2021年U1-83）老年患者发生脑出血急诊入院，无儿无女，其老伴经受不住打击出现精神恍惚。若要行急诊手术，应由谁同意签字：

A.等待家属清醒后签字　　　　　　B.医疗机构负责人

C.上报到市级卫生部门　　　　　　D.可直接行急诊手术

E.等患者清醒后签字

5.（2021年U1-105）某医院未经批准新设医疗美容科，从外地聘请了一位退休外科医师担任主治医师，该院行为的性质属于：

A.非法行医　　　　B.超范围执业　　　　C.正常医疗行为

D.特殊情况　　　　E.正常执业

6.（2022年U1-131）某医师欲开办诊所，在申请诊所程序的过程中租借李某医师诊所的《医疗机构执业许可证》，因雇佣的护士操作不当致使一名患者死亡，那么李某出借许可证的行为需要承担的法律责任：

A.罚款　　　　　　B.警告　　　　　　C.吊销执业证

D.训诫　　　　　　E.暂扣许可证

7.（2019年U1-14）因医疗机构的行为造成患者损害，应当承担侵权责任的情形是：

A.鉴于当时医疗水平的诊断

B.未经患者同意公开其病历资料

C.未说服患者近亲属配合符合诊疗规范的诊疗

D.医务人员抢救患者时尽到合理的诊疗义务

E.患者认为医务人员没有尽到合理诊疗义务

8.（2022年U1-80）某心理咨询师开了一家心理咨询所，聘请一位心理治疗师来进行兼职，卫生部门得知后，予以心理治疗师处罚，请问处罚的理由是什么

A.未变更执业地点

B.擅自予以心理咨询

C.未征得原单位同意

D.未给予行政部门备案

E.注册地点之外的机构开展医疗活动

9.（2023年U1-52）以下哪项不是引起医患沟通障碍的原因：

A.尽量不使用专业术语　　　　B.患者对医务人员的不信任

C.医务人员技术的缺乏　　　　D.医务人员的防御与保护措施

E.医务人员的优越感和控制欲

答案：1.B　2.B　3.C　4.B　5.B　6.C　7.B　8.E　9.A

（刘志航　陈若松）

第三节 医疗纠纷案例分析

案例6-9 高热患儿被输错液后死亡

1.案例介绍 2019年9月8日,5岁男童朱某因高烧前往某市人民医院就诊。据市人民医院出院记录显示,患者因"发热1天、抽搐1次"至该院门诊治疗,予以静滴"拉氧头孢、地塞米松"等治疗,病情无明显缓解,拟诊为"急性上呼吸道感染,高热惊厥"。入院后,主管医生给患儿开了甘露醇,用于降低颅内压。在输液快结束时,其母亲叫护士换药水,这时才发现给孩子输的不是甘露醇,而是甲硝唑。事后患儿母亲回忆,输液前当班护士并未核对患者和用药的信息。管床护士承认输错了液体,但没有采取补救措施。于是家属提出要转院。转院前院方给患儿进行CT检查。根据CT结果显示,市人民医院认为,经CT检查,朱某并未发现异常。虽经转院治疗,仍未挽回朱某的生命。当晚,朱某在某大学附属第一医院抢救无效死亡。

2.案例分析 朱某转入某大学附属第一医院后,接诊医生称,根据市人民医院出具的CT片显示,其丘脑已明显有水肿,并非市人民医院宣称的无异常。根据出院记录显示,朱某入院后给予退热(赖氨匹林0.25g)、保护胃黏膜(甲氰咪胍0.15g)、营养脑细胞(申捷20mg)等对症支持治疗。因患儿入院不久出现谵妄状态、胡言乱语、摸空等精神状况,予"安定"镇静,脱水降颅压(甘露醇75ml)1次、甲强龙(30ml)1次抗炎。但未提及将甘露醇错输成甲硝唑的诊疗一事。且甲硝唑为抗菌药,用于厌氧菌感染的治疗,多用于呼吸系统、消化系统、妇科等感染性炎症,且在注射时不建议快速滴入。甘露醇主要用于治疗各种原因引起的脑水肿,快速降低颅内压,防止脑疝。因此使用甲硝唑并没有起到治疗作用,反而会延误治疗,乃至加重脑水肿导致病情加重可能。

3.处理 事件发生后,市卫健委立即立案调查。经初步调查,确认当班护士违反操作规范,误输甲硝唑。市人民医院已对2名当班护士作出辞退决定。市卫健委等相关部门将依据最终调查结果,对相关人员依法依规作出处理。

4.教训和防范措施 加强职业道德教育,提高医务人员综合素质,强化医务人员的责任意识和法律意识,树立忠于职守,尽职尽责,全心全意为人民服务的敬业精神。认真落实各级人员岗位责任制,严格遵守各项医疗卫生管理法律法规,坚守岗位,遵守劳动纪律,严格执行各项操作规程,认真学习并全面理解医疗护理核心制度内涵,执行医嘱及各项处置时要做到全面的盘查。完善医疗差错上报制度,无论是个人或科室,一旦发生医疗差错都应及时上报,由当事人写出发生差错的全部经过,科室负责人负责组织调查,实事求是写出调查报告,组织科室人员进行讨论,定性和提出处理意见,根据造成差错的环节提出防范措施,并上报医务科备案。不允许瞒报,漏报或迟报情况的发生。

案例6-10 用错药致四岁男童死亡

1.案例介绍 2016年4月27日上午9时许,洋洋有些咳嗽,因为某市第三人民医院是医保定点医院，家人就把洋洋送到了这家医院治疗。可让人万万没想到的是，中午12时许，洋洋在接受第三步输液时，刚输上2~3分钟，突然出现了头晕、视力模糊、出现重影、看不见东西、嘴唇发紫、口吐白沫等症状，2~3分钟后，洋洋停止呼吸并昏迷。"当时主治医生储某不在场，值班护士和值班医生立即给予了抢救，并停止输液，更换液体。"高峰说，抢救持续了大约十几分钟，家属非常着急，在抢救过程中拨打了120急救电话，孩子随后被送到淮南市某医院抢救，傍晚5时58分宣布死亡。

2. 鉴定 落款"某市第三人民医院医务科"的《关于患儿洋洋医疗纠纷的情况说明》中称，4月27日上午9时许，洋洋因"发热胸痛2天"到该院就诊，接诊医生是儿科主任储某，经过化验检查，发现洋洋有细菌感染征象，决定给予输液治疗，在开具处方时，误将维库溴铵（肌松药）当成化痰药（氨溴索）开出。4月30日，某市医学会出具了《医疗事故技术鉴定书》，鉴定书显示，根据医患双方提供的相关资料，鉴定专家组认为，某市第三人民医院医生储某用药错误，诊断与治疗不符；药师未按《处方管理办法》相关规定发药，即未予以审核处方就发药；护士在第一次使用维库溴铵该药时，未尽到注意义务；某市第三人民医院抢救不规范（未针对维库溴铵该药进行抢救）；维库溴铵是致死的主要原因，不排除该药过敏致死（在未进行尸检的情况下），鉴定结论是：构成医疗事故，本病例属于一级甲等医疗事故，院方负完全责任。

3. 案例评析 在庭审当中，公诉人指控，2016年4月27日，姚女士带着儿子洋洋到某市第三人民医院儿科就诊，儿科主任储某检查后，诊断洋洋有发热、咳嗽、咳痰、扁桃体肿大的症状，遂开含有克林霉素、阿米卡星、注射用维库溴铵等药物处方，让姚女士前往门诊药房交费取药。门诊药房当班药剂人员李某未按《处方管理办法》等相关规定，对处方用药与临床诊断的相符性未予以审核即发放药品。姚女士领药后，医护人员对洋洋进行输液，在输液进行到第三步时，洋洋出现严重不良反应，遂送入淮南某医院，后经抢救无效于事发当日死亡。2016年4月30日，经某市医学会医疗事故技术鉴定，本病例属于一级甲等医疗事故，院方负完全责任；同时认定，某市第三人民医院为合法医疗机构，医护人员为合法执业人员；医生用药错误，诊断与治疗不符；药师未按《处方管理办法》相关规定发药，即未予以审核处方就发药；维库溴铵是致死主因。公诉人认为，李某在工作中严重不负责任，违反规定发放药品，造成患者死亡，应当以医疗事故罪追究其刑事责任。

李某庭上表示对鉴定书有意见，声称自己不是药剂师，没有资格审核处方，是单位领导安排，他才发放的药；其是按处方拿的药，因为没有见过这个药，药品核对了，也问了主任，说是治疗化痰的，效果也很好。他还辩称自己并不知道自己所拿的是麻醉药品。李某认为自己对事故有责任、有过失，但对公诉人指控的罪名有异议，不认为自己的行为构成医疗事故罪，代理律师也为其做了无罪辩护。

案例6-11 护理医疗事故

1. 案例介绍 患者，女，76岁。咳嗽、憋气及发热2个月入院。初步诊断为慢性支气管炎并发感染，肺心病及肺气肿。入院后由护士甲为其静脉输液，甲在患者右臂肘上3cm处扎上止血带，当完成静脉穿刺固定钟头后，由于患者的衣袖滑下来将止血带盖住，所以忘记解下止血带。随后甲要去给自己的孩子喂奶，交护理员乙继续完成医嘱。乙先静脉推注药液，然后接上输液管进行补液。在输液过程中，患者多次提出"手臂疼及滴速太慢"等，乙认为疼痛是由于四环素刺激静脉所致，并且解释说："因为病情的原因，静脉点滴的速度不宜过快"。经过6个小时，输完了500ml液体，由护士丙取下输液针头，发现局部轻度肿胀，以为是少量液体外渗所致，未予处理。静脉穿刺9个半小时后，因病员局部疼痛而做热敷时，家属才发现止血带还扎着，于是立即解下来并报告护理员乙，乙查看后嘱继续热敷，但并未报告医生。

止血带松解后4个小时，护理员乙发现患者右前臂掌侧有2×2cm水疱两个，误认为是热敷引起的烫伤，仍未报告和处理。又过了6个小时，右前臂高度肿胀，水疱增多而且手背发紫，护理员乙才向医生和院长报告。院长组织会诊决定转上级医院，因未联系到救护车暂行对症处理。两天后，患者右前臂远端2/3已呈紫色，只好乘拖拉机送往上级医院。为等待家属意见，转院后第三天才行右上臂中下1/3截肢术。术后伤口愈合良好。但因患者年老体弱加上中毒感染导致心、肾功能衰竭，于术后一周死亡。

2. 鉴定及处理

（1）鉴定　经医疗事故鉴定委员会鉴定，结论为一级医疗责任事故。

（2）处理　护士甲给予行政降职处分；护理员乙给予行政记过处分；院长给予行政警告处分；将本次事故通报本地区各县医院；免去患者全部住院费，并给家属一次性补偿5000元。

3. 医学法学评析　本案是一起以违反诊疗护理规范、常规为主要原因的医疗责任事故。案中的护士甲严重违反静脉输液技术操作规程，在完成静脉穿刺之后，未能及时松解止血带，是造成患者肢体坏死及全身中毒感染致死的主要原因。同时，护士甲对本该由自己完成的输液任务交给并无输液知识和经验的护理员乙去完成，也是对工作不负责任的一种表现。所以护士甲理应承担主要责任。护理员乙由于技术水平和医学知识有限，对于患者在输液过程中出现的"手臂疼、滴速慢"等现象不能正确理解，未能想到其不正常的疼痛和滴速慢是因血液回流障碍所致，因而也就没有想到去查看一下右上肢有无受压迫之处，致使止血带在穿刺后9个半小时才被发现。另外，护理员乙发现止血带忘解时间已长达9个半小时，且已出现水疱时，仍未对此事引起注意，未向当班医生报告此事，使患者又延误10个小时。所以护理员乙也应对此案负责。本院院长在事故发生20小时后，组织会诊并决定转院是正确的，但在救护车联系不到的情况下，未能积极联系其他车辆迅速转院或请上级医院派人前来会诊，共同研究应急抢救措施，而是消极地对症处理，使患者又延误治疗两天，所以该院院长也对本案负有责任。

案例6-12　护士随意拔出右颈内静脉置管

1. 案例介绍　2014年3月11日16时5分，刘某因"上腹痛半天"入某院外三科治疗。诊断为：胆总管结石伴急性胆管炎；急性胆囊炎；肝内胆管结石；心律失常；急性胆源性胰腺炎。当日转入内四科进行治疗，好转后于3月21日转回外三科手术。3月

29日在手术室于左桡动脉穿刺并置管测压及右颈内静脉穿刺并留管,9时50分,在全麻下行胆囊切除+胆道镜探查取石+T形管引流术后,于11时50分带管转入ICU病区治疗。麻醉苏醒后于3月30日转回外三科。手术后恢复较好,于4月3日遵从医嘱进食半流饮食。4月4日晨10时许,刘某在床上进食早餐流质,护士张某带液体来输液时,拔出了刘某右颈部血管留置管,刘某当时便诉头昏,随后发生气促,呼吸困难,面色青紫,经抢救无效,于2014年4月4日11时15分宣告死亡。原告认为刘某的死亡完全系被告工作人员拔出右颈部血管留置管不当所致。双方为此产生争议,经协商共同委托四川民生法医学鉴定所对刘某尸体作解剖、病理检验。

2. 法院调查 2014年3月11日16时5分,死者刘某因"上腹痛半天"入住被告的外三科治疗。诊断为:胆总管结石伴急性胆管炎;急性胆囊炎;肝内胆管结石;心律失常;急性胆源性胰腺炎。当日转入内四科(消化内科)治疗9天好转,于3月21日转回外三科等待时机手术。3月29日,在手术室于左桡动脉穿刺并置管测压及右颈内静脉穿刺留置管,9时50分,在全麻下行胆囊切除+胆道镜探查取石+T形管引流术后,于11时50分带管转入ICU病区治疗。麻醉苏醒后于3月30日转回外三科治疗。手术后恢复较好,于4月3日遵从医嘱进食半流质饮食。4月4日上午10时许,刘某在床上吃早餐流质,护士张某带液体来病房输液,发现刘某身上的中心静脉置管松动、脱出,为避免意外发生,在没有医嘱的情况下拔出了刘某右颈部血管留置管,拔出后用棉签交由病员家属压迫拔出点(穿刺点),拔出后刘某便诉头昏,随后发生气促、呼吸困难、面色青紫等,经抢救无效,于2014年4月4日11时15分在病房宣告临床死亡。住院25天,发生后医疗费19600.76元,原告方自付医疗费7576.51元,其中拔管后抢救费用为119.18元。

3. 医疗鉴定 2014年4月10日,原告亲属魏某和被告共同委托四川民生法医学鉴定所对刘某做出死亡原因和因果关系鉴定。2014年6月17日,鉴定机构作出川民司(2014)病鉴字第119号司法鉴定意见书,该鉴定意见书认为,刘某因胆囊切除术后拔出右颈内静脉留置管后压迫止血处置不当突发神经源性休克致心跳、呼吸骤停猝死;医方拔管后压迫止血中的处置不当致医疗过错行为发生;医方过错行为与刘某死亡构成直接因果关系,约占60%参与度,刘某因心、肺患有疾病,与其死亡存在间接因果关系,约占40%的参与度。原告、被告各支付鉴定费6000元。诉讼中被告申请鉴定人出庭,支付鉴定人出庭误工差旅费500元。

4. 法院判决 被告医疗机构承担60%的责任。

5. 律师点评 医疗纠纷专业律师认为,本案的争议焦点在于护士拔管有无过错,如果有过错与患者死亡之间是否有因果关系,以及参与度如何。首先,护士拔管存在过错。护士张某拔出留置管,不属于"紧急情况"。该管出现缝线脱落不是刚发生的,并且也没有出现危及刘某生命、健康的任何严重后果出现,具有拔管指征,但不属于医生不在护士可以处置的"紧急情况"。涉及深静脉留置拔管需要医生的医嘱行为,该行为具有违法性。其次,患者的死亡原因问题。患者因拔管突发死亡属于意外事件。一般情况下,拔管压迫止血是不会产生明显的副作用和生命危险的问题。属于风险非常低的,无须履行告知义务的医疗行为。但是分析死亡原因应该和操作有关。死亡原因叶某律师认为，不外乎两种，一种是操作过程中，未注意封闭性，心脏舒张期漏气吸入了空气导致"空气栓塞"；一种是压迫过度导致颈动脉迷走神经兴奋，特异体质导致心搏骤停或神经源性休克。这两种与拔管关联的情况都是由于护士的操作问题导致。但是由于未做尸检。死亡原因仍然不排除其他原因。另外上述意外，并非不可以治疗，大部分经过抢救仍然是可以从死亡线上拉回来。但是结合医疗机构的疏忽和患者自身高龄、心脏疾病等，抢救并未成功。

再次，关于参与度，结合患者的高龄、心脏疾患；医疗意外的发生率；护士的违法恶劣性质；抢救补救措施等综合认定医疗机构承担60%的责任比较公正。

"医务人员在诊疗活动中未尽到与当时的医疗水平相应的诊疗义务，造成患者损害的，医疗机构应当承担赔偿责任。"

案例6-13　新生儿坏死性小肠结肠炎（NEC）纠纷

1.案例介绍　患儿系孕35周在某市某医院妇产科行剖宫产出生，生后反应差，呼吸急促，由该医院转入另一儿童医院新生儿内科，治疗12天后恢复正常，2007年10月30日因骶尾部畸胎瘤转入新生儿外科，11月3日上午行畸胎瘤切除术，手术顺利，术后生命体征平稳。

11月4日上午8:30左右，主任查房后认为患儿病情平稳，为暴露手术切口，将患儿俯卧，并撤去心电监护和吸氧设备，患儿就这样趴了近3个小时，中间没有医护人员查看。11:30左右，家属看到患儿脸色青紫，急按铃叫来医护人员，将患儿平卧，同时予以吸氧和心电监护，10分钟后患儿口唇转红，但精神萎靡、面色欠佳，下午即出现腹部膨胀，呕吐黄色液体，X线诊断为肠梗阻，医生考虑为新生儿坏死性小肠结肠炎（NEC），保守治疗效果不好，患儿病情逐渐加重，于11月8日因多脏器功能衰竭死亡。

2007年12月，死者父母将某市儿童医院诉至法院，要求承担赔偿责任。患方认为，患儿的NEC系医疗过错行为所致，发生NEC后，医方未予足够重视，错过抢救时机，最终导致患儿死亡。医方认为，医疗行为符合诊疗常规，治疗措施恰当，患儿发生NEC与医疗行为无因果关系，不应承担责任。

2.鉴定　受某市区法院委托，某市医学会于2008年7月出具了不属于医疗事故的鉴定结论，并分析认为：患儿在骶尾部手术后出现缺氧表现与其基础疾病有关；患儿发生NEC与其自身基础差（早产儿、低体重儿）、感染、手术创伤等因素有关；患儿发生NEC后，医方对其内环境变化监测不力，与患方沟通不够充分。

原告对市级医疗事故鉴定结论不服，申请重新进行法医学司法鉴定。2008年10月，受法院委托，某大学司法鉴定所出具了法医司法鉴定结论：

（1）在发生NEC前，院方对患儿监护不力存在过错。

（2）本例患儿病情加重、死亡与其自身疾病条件有关，与院方医疗行为无直接因果关系，但院方的过错可能影响NEC的发生和发展。

3.医事法律评析　某大学司法鉴定所"在发生NEC前，院方对患儿监护不力"的鉴定结论是正确的。该鉴定分析说明已经指出"自2007年11月4日9:00至14:00之间缺乏危重症护理记录,使患儿发生缺氧的具体时间难以确定。即在发生NEC前,院方对患儿监护不力",过错具体表现如下:

(1)俯卧位护理不当 俯卧位对患儿可能会产生以下影响:腹部受压影响腹式呼吸,面颈部受压可能导致呼吸道阻塞进而发生窒息;且因为这个时期的新生儿还不能抬头、转头、翻身,尚无保护自己的能力,更容易发生意外窒息。为了避免发生窒息,应采取正确的姿势和保护,如将患儿头部偏向一侧,以棉气圈垫于头部,增加舒适感,双手向上垫于软枕上,为避免胸腹及关节部受压,需用空心软垫垫于前胸、骨盆、髋部、膝和踝等关节处。同时需要有专人陪护或者给予监护,各型监护仪均配有报警系统,医护人员可根据患儿具体情况,设立报警阈值,以便及时发现病情变化。院方将患儿俯卧3个小时,未采取保护措施,不当停止监护又没有安排专人陪护,致使患儿窒息未被及时发现,存在明显过错。

(2)违反一级护理的要求 患儿当天的护理级别是一级护理,相应的护理要求是"密切观察病情变化,每30分钟巡视一次"(原卫生部《医院工作制度》第33条"护理工作制度")。院方违反上述要求,近3小时没有巡视患儿,同样致使缺氧没有被及时发现,而缺氧与NEC的发生直接有关。

4.司法鉴定分析 认可"院方的过错可能影响NEC的发生和发展"的司法鉴定结论,院方对NEC的发生应承担主要责任。司法鉴定分析说明指出"NEC的病因和发病机制可能与早产儿胃肠道功能不成熟、感染、肠黏膜缺血缺氧和摄入高渗溶液有关",并认为本例患儿系早产儿、加之患有早产儿肺炎,故NEC与其自身疾病条件有关,但缺氧窒息也是发生NEC的原因之一,理由如下:

(1)患儿虽系早产,但是NEC发生在生后16天,此时的年龄已是38周,胃肠道的发育已达足月儿的标准。

(2)肠道感染表现为发热、呕吐、腹泻等症状。患儿11月4日前体温正常,生命体征平稳,禁食无呕吐,无腹胀,小便有,尿量可(见11月4日9:30病程记录)故而不存在肠道感染的因素。

(3)患儿11月2日晚前一直是配方乳喂养(见二病区危重症护理记录单),没有发生腹胀、呕吐,2日晚后禁食(见二病区一般护理记录单),更不会有高渗乳、高渗溶液摄入史。

(4)患儿11月3日上午手术,手术满意,次日上午各项生命体征平稳,无呕吐、无腹泻,神志清楚,精神反应均可(见11月4日9:30病程记录),故手术创伤对NEC的发生没有产生重大影响。

(5)患儿11月4日上午发生缺氧,下午即出现腹胀,从时间的关联性来看,窒息缺氧导致NEC的可能性更大。

5.被告过错

(1)没有及时行影像学检查随访 NEC疾病初期及进展期每8小时行腹部X线检查,若腹部体征有明显改变应立即随访X线片(中华医学会编著《临床诊疗指南-小儿内科分册》74页）。但院方在11月5日考虑NEC后，只有5日、6日、8日三次腹部立位片，对腹部病情的变化跟踪不及时。

（2）没有重视维持血容量　NEC重症患儿要加强呼吸管理，要重视血容量维持，当PaO_2及$PaCO_2$正常而酸中毒不能纠正时，要考虑血容量不足（《临床诊疗指南-小儿内科分册》75页）。但院方没有做过一次血气分析，对PaO_2、$PaCO_2$是否正常、有无代谢性酸中毒均不了解，在11月7日出现无尿时，没有考虑低血容量的因素，仍给予呋塞米注射液（临时医嘱单），加重低血容量，促发多脏器功能衰竭。

（3）对手术指征的判断失误，错失手术良机　根据中国人民解放军总后勤部原卫生部主编《手术学全集-小儿外科手术学》，出现下列情形的应当行手术治疗：一是合并肠梗阻，及因肠管肥厚、水肿、僵硬致使肠内容物通过受限引起；二是腹壁红肿、发硬、腹肌紧张，常提示肠坏死；三是非手术治疗过程中临床表现恶化，如嗜睡、体温不升、呼吸暂停、心动过缓、休克、血小板进行性减少，多提示有肠坏死，应及早手术（114页）。对照上述规范，院方错失手术抢救时机。

1）患儿4日、5日、6日、8日四次腹部平片均提示肠梗阻，此为手术指征之一。

2）根据病程记录，11月4日、5日"腹胀明显、腹部静脉显露、腹肌紧张"，6日"腹壁红"，7日"腹膨胀明显"，8日9:00"腹胀如鼓、腹壁红"、X线"腹壁致密膨隆"，此为手术指征之二。

3）血小板10月19日$191 \times 10^9/L$，11月5日为$155.40 \times 10^9/L$，6日为$71.40 \times 10^9/L$，呈进行性下降，此为手术指征之三。

说明患儿具有明确的手术指征，院方应行而没有行手术措施，错失抢救时机，导致患儿病情不可逆进展，死亡。因此，被告的上述过错应是明确存在的，且与NEC的发展以及患者最终的死亡具有因果关系。

案例6-14　患者术后病情恶化死亡纠纷

1.案例介绍　2016年8月8日，患者卫某芳因2个月前无明显诱因感上腹剑下胀闷不适，前往某三甲医院门诊，后进入食管胃肠外科住院。入院时诊断为：1.胃窦低分化腺癌并幽门狭窄；2.胃潴留；3.反流性食管炎A级。2016年8月18日，患者接受"腹腔镜胃癌根治性远端胃大部分切除"手术，手术记录载明：麻醉成功后导入腹腔镜，入腹后探查肝表面光滑，肝十二指肠韧带、大网膜及盆底表面腹膜光滑，胃肿块位于胃窦处，肿物已经浸出浆肌层，侵及胰腺及横结肠系膜，根据探查结果行远端胃大部分切除术+D2淋巴结清扫。向右游离网膜与横结肠附着处，分离横结肠系膜与胰包膜，胃窦肿物侵犯胰腺，侵犯横结肠系膜，切除受侵害胰腺及横结肠系膜。根部结扎切断胃网膜右动脉，清扫第6组淋巴结。向右游离网膜与横结肠附着处，于根部结扎切断胃网膜左血管及胃网膜右静脉。顺十二指肠动脉打开肝总动脉、肝固有动脉及近端脾动脉鞘，清扫第8组、12a、11p淋巴结。于胰腺上缘显露胃左动静脉，结扎切断，清扫第7组淋巴结。切断小网膜附着处，切除腹腔干及小网膜，清扫第9、3、1组淋巴结，切断闭合十二指肠。术后给予心电监护、对症、抗炎、补液、支持等治疗，严密观察病情变化。2016

年9月5日患者卫某芳办理出院，出院诊断：胃窦低分化腺癌。出院医嘱：1.加强营养，适当活动，避免着凉感冒；2.忌食辛辣食物；3.三周后返院化疗；4.不适随诊。2017年6月18日，患者卫某芳在家中因病死亡。

患者家属韩某认为医院在诊疗的过程中，违反卫生法律法规和诊疗护理规范、常规，采取不适宜的治疗方案，导致患者卫某芳术后原有病症并未改善甚至症状较术前更为严重，最终导致患者卫某芳死亡。家属认为：（1）患者已经71岁，加上多年胃病史，医方贸然实行胃癌根治术，将胃癌病灶及大量器官组织切除，造成患者大出血，引发器官衰竭。最终造成患者死亡。（2）医方选择手术的原因之一是将患者幽门狭窄误判为幽门梗阻。（3）患者在手术之后，在2016年8月20日至8月30日每天都进行了大剂量的输血治疗，证明术后患者的身体状况不容乐观，并非病例中载明的手术顺利达到出院标准。（4）从长期医嘱单2016年8月8日的记载可见，患者入院时病情平稳，并不具备大型手术的必要性和紧迫性，直到手术前常规的医疗手段就可以缓解患者的痛苦、遏制病情，患者无需手术治疗。（5）从首次病程记录看，在2016年8月8日至8月16日患者的情况在好转，直接证明保守治疗更有利于患者病情。综上，患者作为72岁的老人，并不需要短时间内全部去除病灶，也不祈求治愈疾病，只希望减轻痛苦、延长生命，因此胃癌根治手术根本不适用于患者的年龄及身体情况。此外医方上述诊疗过错与患者最终死亡之间存在一定因果关系，应承担赔偿责任。患者入院时仅有两个病症，但在出院后因身体急速恶化入其他三甲医院治疗时被诊断出五个严重病症，无法排除患者死亡与医方的手术行为不存在因果关系。

2.分析与判决 患者家属主张医院治疗方案选择错误，同时胃癌根治术给患者造成了巨大身体伤害并导致了患者的最终死亡，但从病历资料看，患者2016年8月入院确诊为胃癌并幽门狭窄，有手术指征，无明确手术禁忌证，手术过程顺利，术后亦未显示出现严重并发症和其他意外情况。患者出院后，并未依医嘱回院进行化疗，于次年3月出现胃癌腹腔转移，于6月在家中死亡。本案中，家属并没有提供证据证明医院的手术不符合诊疗规范以及给患者造成了身体伤害，并进而导致患者的死亡。纵观患者的病程，患者自身疾病转归是导致其死亡的根本原因，因此家属主张医院应对患者的死亡承担赔偿责任依据不足，法院不予采纳。

案例6-15 郑某甲聚众扰乱社会秩序案

1.案例介绍 2014年8月22日23时许，某省某县某镇某村村民郑某乙在某镇一家按摩店按摩时感觉身体不适，经某镇卫生院抢救无效死亡。次日凌晨，被告人郑某甲与其他家属将郑某乙的尸体强行从太平间移至急救室，占用急救室至8月24日10时左右，导致医院急救室无法正常使用，后郑某甲伙同他人又把郑某乙的尸体装进冰柜横放在榜头镇卫生院门口，阻挡其他患者和医务人员进出，堵塞近一小时，然后沿街强行移动冰柜，企图将尸体抬往镇政府大院进行"闹尸"，致该镇主要街道交通瘫痪约一小时。

2.判决 法院认为，被告人郑某甲伙同他人以堵大门、"闹尸"等形式参加聚众扰乱社会秩序活动，致使卫生院的工作无法正常进行，道路瘫痪，情节严重，造成严重损失,其行为已构成聚众扰乱社会秩序罪,应依法惩处。据此,依法对被告人郑某甲判处有期徒刑十个月。

案例6-16 赵某伤医案

1.案例介绍 被告人赵某甲因怀疑自己身体不适系由某人民医院医生蔡某帮其点嘴唇的痣造成的。为报复蔡某,于2015年8月8日14时许,至该医院门诊二楼皮肤科诊室内,持事先准备好的剪刀将蔡某的面部等部位刺伤。该院护士李某制止赵某甲的行为时,赵某甲又用剪刀将李某的右小臂划伤。经鉴定:蔡某所受损伤程度为轻伤二级,李某所受损伤程度为轻伤二级。经江苏省扬州某司法鉴定所鉴定:赵某甲为完全刑事责任能力人。

2.判决 法院经审理认为,被告人赵某甲故意伤害他人身体,致二人轻伤,其行为已构成故意伤害罪,依法应予惩处。公诉机关起诉指控被告人犯罪的事实清楚,证据确实、充分,罪名成立,本院予以支持。但认定被告人赵某甲构成自首不当,依法予以纠正。被告人赵某甲的辩护人提出本案系医疗矛盾及被告人患忧郁症引起,其主观恶性及社会危害性较小及被告人系自首的辩护意见,经查,被告人因其自身原因而暴力伤医,其主观恶性及社会危害性均较大;本案系公安机关接警后到案发现场处警时当场将被告人带走并采取强制措施,不符合自首的构成要件,故对此辩护意见,本院不予采纳。被告人赵某甲的辩护人提出被告人归案后如实供述所犯罪行、当庭自愿认罪、积极赔偿被害人的损失且得到谅解,应酌情对其从轻处罚的辩护意见,经查属实,本院予以采纳。综上,本院决定对被告人赵某甲从轻处罚,鉴于其符合缓刑适用条件且所在社区愿意承担帮教责任,故给予其一定的缓刑考验期限,暂缓刑罚的执行。据此,依照《中华人民共和国刑法》第二百三十四条第一款、第六十七条第三款、第七十二条第一款之规定,判决如下:被告人赵某甲犯故意伤害罪,判处有期徒刑一年,缓刑一年。

案例6-17 宫某李某聚众扰乱社会秩序罪

1.案例介绍 2016年6月18日,宫某之妻李某在县人民医院产科生子后,因子宫大出血经抢救无效死亡,医患双方产生纠纷。经山西省有关鉴定机构认定,该县人民医院对产妇李某的诊疗过程存在不足,应承担相应责任。因双方就赔偿问题不能协商一致,在李某去世后,宫某和李某等人滞留在县人民医院五楼产科病房和11楼行政办公区,采用楼道悬挂白色横幅、静坐、吵闹、躺卧、睡觉等等种种行为,致使产科和行政办公区不能正常开展工作。另外还采用在医院院内大门口拉横幅、摆棺材、搭灵棚、举标语、在门诊部大厅喝酒、躺卧、大声哭喊、自杀等手段,并有阻碍民警传唤闹事者等行为,严重扰乱医院正常秩序近一个月之久。

2.判决 法院认定上述事实清楚,有相关书证、证人证言,现场勘验笔录、视听资料、二被告人的供述等证据,开庭举证、质证,证据间能够相互印证,形成了完整的证明体系,最终认定宫某李某等人聚众扰乱社会秩序的犯罪事实。

案例6-18 王某故意伤害案

1. 案例介绍 被告人王某2012年3月因头痛、左面部麻木到某市医科大学附属医院就诊,经诊断为鼻喉癌Ⅳ期,后一直在该院就诊。2015年6月16日8时许,王某认为给自己治疗的主治医生覃某在治疗过程中存在诸多懈怠和漠视而心怀不满,遂决定打击报复。王某将事先准备好的汽油泼洒至覃某胸、面部并引燃。后王某逃跑至地下室打电话报警并在现场等候。经鉴定,覃某全身多处火焰烧伤,损伤已构成重伤二级。

2. 判决 法院认为,被告人王某采用泼洒汽油焚烧的残忍手段对被害人实施伤害,手段恶劣、残忍,其行为已构成故意伤害罪,应依法惩处。据此,依法对被告人王某判处有期徒刑八年。

案例6-19 故意非法剥夺他人生命

1. 案例介绍 被告王某因患肺结核,于2011年7月27日至8月23日在湖南某市第三人民医院住院治疗,入院时由十二病区主任陈医生接诊,后由陈医生(被害人,女,33岁)担任主治医生。住院期间,王某对治疗效果不满,多次与陈医生发生争执。出院后,王某发现病情恶化,认为系陈医生在治疗过程中停药、换药、减药所致,由此产生怨恨,决意报复陈医生。为此,王某先后两次从其打工地广东省来到某市伺机报复,但均因故未能实施。2012年4月28日14时许,王某携带事先准备的折叠刀来到该医院,戴上口罩进入第十二病区,见陈医生独自在医生办公室,遂持刀捅刺陈医生背部。陈医生被刺后起身跑向办公室门口并跌倒在地,王某又上前朝陈的颈部、胸部、背部等处刺20余刀,致陈医生颈动脉破裂失血性休克死亡。

2. 判决 本案由湖南某市中级人民法院一审,湖南省高级人民法院二审。最高人民法院对本案进行了死刑复核。法院经审理认为,被告王某故意非法剥夺他人生命,其行为已构成故意杀人罪。王某因对住院期间的治疗效果不满,蓄意报复,持刀捅刺主治医生20余刀致人死亡,犯罪手段残忍,情节恶劣,罪行极其严重,应依法惩处。罪犯王某已于2014年4月21日被依法执行死刑。

案例6-20 如何处理胎儿死亡医疗事故

1. 案例介绍 小赵怀孕后一直在某市妇幼保健医院检查。随着腹部一日一日地隆起,小赵期待着小宝宝的诞生。预产期到了,小赵住进了某市妇幼保健院。但她生下的是死胎。小赵接受不了在她身体内孕育的小生命在没有出娘胎就消失了的现实。回想了生产的整个过程,她认为某市妇幼保健院对胎儿的死亡负有不可推卸的责任。但某市妇幼保健院认为,从受精到胎儿分娩,胎儿与母体之间始终处于动态、互相排斥和共同生存的对立统一的矛盾体系中,随时都存在着妊娠或继续或终止,这样两种完全相反结果发生的可能性。如部分脐带绕颈的胎儿,在妊娠期间,胎儿漂浮于羊水之中,脐带虽有绕颈,但松弛,不影响胎儿生长发育和胎位。但在分娩时,随着宫缩,胎儿进入产道,脐带拉直、绷紧,勒紧胎儿颈部导致其死亡。这一质的变化,可在瞬间内发生,他人无法阻止。事实上导致胎儿死于宫内的原因极其复杂,仅临床产科最常见的胎儿死亡原因就超过百余种。其中既有源自孕妇生理和病理方面的,也有源自胎儿自身的;既有自然因素,又有人为因素;既有直接因素,又有间接因素。甚至还包括心理、社会文化、经济等非生物学因素。因此必须对胎死宫内的性质进行严格界定,客观公正地区分医源性因素与非医源性因素,特别是对临产胎儿的死亡原因分析。为弄清胎儿死亡原因,医院建议对胎儿进行尸体解剖并进行医疗事故技术鉴定。为死去的胎儿讨个说法,小赵同意了医院的建议。不久,胎儿的尸检报告出来了。该报告分析:该胎儿有脐带绕颈一周史,病理检查见脐血管壁炎症,脐静脉内血栓形成,胎盘灶性梗死、炎症,双肺淤血、水肿,羊水吸入、灶性炎症。根据病史及尸检所见分析,该胎儿系宫内感染致脐血管炎症,血栓形成引起胎盘灶性梗死、炎症造成缺氧致羊水吸入性肺炎死亡。

2.鉴定及结果 某医学会对小赵的胎儿死亡进行医疗事故鉴定。鉴定分析认为:

(1)产妇入院 该产妇入院时已过预产期,检查胎头高浮,入院后2次感觉胎动减少、胎动消失,B超提示脐带绕颈,产妇有高危因素,医院未引起重视,未及时终止妊娠。医务人员2次阴道操作后均未用抗生素预防感染,违反了医疗操作常规,使产妇高热。

(2)鉴定 胎死宫内系缺氧合并宫内感染。因此,某市妇幼保健院的医疗行为与胎儿的死亡存在因果关系是毫无疑问的,但鉴定专家在对该起医疗事件是否构成医疗事故,如果构成医疗事故,该事故构成什么样的等级等问题上,却遇到难题。原因是现行《医疗事故处理条例》(下称《条例》)以及相关规定中对胎死宫内的定性、事故分级没有进行明确的界定。《条例》规定,本条例所称医疗事故,是指医疗机构及其医务人员在医疗活动中,违反医疗卫生管理法律、行政法规、部门规章和诊疗护理规范、常规,过失造成患者人身损害的事故。也就是说构成医疗事故要有"人身损害",也就意味着医疗事故是对"人"的损害。但我国法律规定自然人的民事权利能力从出生开始,未出生的胎儿显然不是法律意义上的"人"。因此,从严格的意义上说医疗机构对死于腹中的胎儿来说不构成医疗事故。医疗事故分四级,患者死亡构成一级甲等,一级乙等到三级则要求患者有残疾现象。小赵十月怀胎希望落空,对其本人而言,生理及心理上的损害是不言而喻的。但小赵本人并没有留下什么后遗症和残疾,因此,医疗机构显然不构成三级以上的医疗事故。现在只剩下四级医疗事故。四级医疗事故系指造成患者明显人身损害的其他后果的医疗事故。《医疗事故分级标准》对造成患者四级医疗事故的情形进行了列举,其中15条涉及胎儿问题,即剖宫产术引起胎儿损伤,但对胎儿宫内死亡的却没有规定。经讨论,鉴定专家对该起医疗事件定为四级医疗事故,医院承担主要责任。

(3)判决 《医疗事故处理条例》的规定,造成患者残疾的,精神损害抚慰金的赔偿年限最长不超过医疗事故发生地居民年平均生活费的3年。也就是说即便患者构成一级伤残,比如患者呈植物人状态,精神损害抚慰金就是3年的生活费,不构成残疾的则没有精神损害抚慰金的赔偿。四级医疗事故是患者不构成残疾的医疗事故等级,因此,根据《条例》的赔偿规定,小赵不能获得精神损害的赔偿。但十月怀胎的艰辛,爱的结晶的消失,小赵的最大打击显然是精神上。为此,小赵决定挑战《条例》的规定,向法院提起诉讼要求某医院除赔偿《条例》规定的赔偿项目外，赔偿精神损害抚慰金6万元。根据法院受案后也遇到了法律问题，因为法律明确规定自然人的民事主体资格从出生时开始，意味着我国的胎儿不具有健康权、人格权等民事权利，因此，要对小赵的胎儿宫内死亡给予损害赔偿没有法律依据。但胎儿在未出生时是母体的一部分，胎儿的受损在法律上就是对母体健康权的侵犯。根据现有法律规定，公民的健康权受到侵犯是可以要求精神损害赔偿的。因此，法院认为，被告某医院的医疗事故造成原告产下死胎，使其十月怀胎欲为人母的美好愿望落空，对原告心灵造成的创伤是显而易见的，故原告的精神损害抚慰金的主张应予以支持，但赔偿数额应结合损害后果、过错程度、侵害方式、当地的生活水平等因素予以考虑，酌定为5万元。

案例6-21 诊治不及时赔偿案

1. 案例介绍 2021年3月24日10时22分，史某因"腹痛5小时"至某三甲医院门诊就诊，初步诊断为：腹痛；肠梗阻；腹腔感染；肾功能不全。2021年3月25日4时13分至某三甲医院急诊内科就诊，初步诊断为憋气待查。2021年3月25日14时55分因"突发腹痛、腹胀伴停止排气排便3天"入院治疗，入院初步诊断为：1. 肠梗阻；2. 急性弥漫性腹膜炎；3. 低血容量性休克；4. 肾功能不全；5. 心功能不全；6. 双侧输尿管术后支架植入术后；7. 双侧肾积水输尿管狭窄；8. 低蛋白血症；9. 代谢性酸中毒；10. 高乳酸血症。当日22时06分转入重症监护科治疗，2021年3月26日10时29分死亡。

2. 鉴定及判决

（1）鉴定 鉴定意见如下：被鉴定人史某符合在患有左肾萎缩的基础上因肠梗阻引起感染性休克，终因多器官功能障碍综合征（MODS）而死亡。该医院在对被鉴定人的诊疗过程中存在过错，该过错与被鉴定人的损害后果有因果关系。部分鉴定内容如下：①医学影像学检查属于辅助检查，患者的诊断是临床医师确定的，医方病历中没有医师的诊断。医方需根据被鉴定人的临床表现及辅助检查对梗阻的类型进行鉴别，不同类型治疗方式存在不同。医方门诊及住院均诊断"肠梗阻"，没有对肠梗阻的部位及类型进行诊断及分析。②法院提供的鉴定资料中没有被鉴定人留观期间的观察记录；内科病历及处方、单据不能代替外科观察记录；只能证明被鉴定人确实在医方留观。③与医方对被鉴定人的病情变化观察不仔细有关。④急诊内科腹部查体不全面，没有腹部听诊；内科就诊不能替代外科的诊疗行为，医方首诊科室对被鉴定人的诊治不规范。⑤被鉴定人留观期间，医方对被鉴定人的腹部情况没有观察及规范诊治；待被鉴定人已发生休克状态时才收住院，使患者丧失手术机会。⑥被鉴定人24日就诊医方，留观至25日收入院，按天数算就为2天（已超过24小时）。被鉴定人14:55入院，医方16:00以后才开医嘱和处置。⑦应在留观期间仔细观察病情，合理治疗；可能被鉴定人的病情不至于发展至中毒休克的严重程度。鉴定意见书中没有认为被鉴定人死于绞窄性肠梗阻。⑧正因为被鉴定人自身存在一定的不利因素，所以给予同等原因。给予医方承担同等原因，客观、合理、公平、公正。

（2）判决 患者在诊疗活动中受到损害，医疗机构及其医务人员有过错的，由医疗机构承担赔偿责任。本案中，因某司法鉴定所具有相应的鉴定资质，其鉴定所依据的材料真实，鉴定程序合法，尽管双方对鉴定结论持有异议，但未就其对鉴定意见提出的具体异议举证予以证实，故该机构出具的鉴定意见可以作为本案认定事实的依据。根据鉴定意见，法院结合死者的伤情、住院病历及鉴定意见认定的结论，由某医院承担50%的赔偿责任。

判决：某医院于判决生效后三十日内赔偿患者家属医疗费1190.09元、住院伙食补助费100元、尸检鉴定费10000元、丧葬费28221.5元、交通费25元、死亡赔偿金756020元、精神损害抚慰金60000元。

案例6-22 延误抢救时间赔偿责任案

1.案例介绍 钟某，男，32岁，因交通事故受伤，急送到某卫生院抢救，卫生院进行了诊断性腹穿，抽出不凝固血性液体，诊断为"外伤性脾破裂"，认为本院条件不够，建议急转乙人民医院（三级甲等医院）抢救，钟某被送到乙医院后，已经神志模糊，面色苍白。此时家属尚未到医院。乙医院医生给钟某检查后，进行头部CT检查，送往CT室。30分钟后，钟某被送到乙医院普外科，王医生看了患者后，测血压"很低"，10分钟后给钟某输液，王医生又去看其他患者了。20余分钟后，钟某出现心跳呼吸微弱后心跳呼吸停止，王医生立即对钟某进行心肺复苏，并通知查血型、交叉配血、备血。经过一个小时的抢救，钟某心跳呼吸没有恢复，瞳孔散大固定，心电图呈一直线且死亡。

2.鉴定与判决 钟某的家属到医院后，钟某已经被送往太平间。钟某的家属不能接受死亡的事实，认为乙医院未及时对钟某进行抢救，延误抢救时间，导致死亡。要求乙医院赔偿死亡赔偿金，丧葬费，未成年家属抚养费等共224500元。协商不成，钟某的家属起诉到该市某区人民法院。法院开庭审理后，认为需要进行医疗事故技术鉴定，委托该市医学会进行了医疗事故技术鉴定。结论：钟某于15:30送至乙医院普外科，接诊医师在已明确钟某可能有脾破裂的情况下，未及时给予输液输血，而是让钟某做CT检查，直至送到普外科前一直未进行输液输血，耽误了抢救时机，导致死亡。属于一级甲等医疗事故，医院负主要责任。法院据此判决：乙医院赔偿钟某的家属死亡赔偿金，丧葬费，未成年家属抚养费等合计205654.22元。

3.案例评析 本案中乙医院在钟某被送到该院后，采取的措施不当，钟某在卫生院已经进行了诊断性腹穿，抽出血性液体，已经可以基本诊断为肝或脾破裂内出血，而医生却未按已经明确的肝脾破裂诊断进行抢救，而是在未采取任何抢救措施的情况下，让血压已经不平稳的钟某做头颅CT检查，耽误了抢救时机，导致死亡。作为救死扶伤的天使，应当有高度的责任心，不要拿患者的生命不当生命。本案中，乙医院医生可能经验不足，认为车祸损伤，一般可以有外伤性脑出血等严重问题，所以让患者先做头颅CT检查，以明确，而未料到此时抢救失血性休克才是当务之急。

案例6-23 非法行医致人死亡

1.案例介绍 2015年以来，被告人陈某在未取得《执业医师资格证》及《医疗机构执业许可证》的情况下，在某村开设诊所从事医疗活动。2018年12月11日上午，被告人陈某在上述诊所为被害人李某输液，后被害人李某出现药物过敏反应，经送市中医院抢救无效死亡。经汕头大学司法鉴定中心鉴定，被害人李某符合在高血压、冠心病及其陈旧性心肌梗死基础上，发生急性扁桃体炎、咽喉炎（上感），急性胃肠炎、反应性脾炎，再发急性心肌梗死，加之相关医疗过错，导致心源性猝死，非法行医行为系被害人李某死亡的中介原因、辅助原因。案发后，被告人陈某报警并在医院等候民警处理。

2. 鉴定与判决

（1）**鉴定** 经鉴定，被告人陈某的非法行医行为系被害人李某死亡的中介原因、辅助原因，故陈某的行为与李某的死亡之间具有因果关系，陈某理应承担本案的赔偿责任。根据《中华人民共和国侵权责任法》第二十六条规定："被侵权人对损害的发生也有过错的，可以减轻侵权人的责任。"虽然鉴定意见亦指出李某是在因其个人体质状况的原因下，加之相关医疗过错，导致心源性猝死，但是身体状况仅系李某身体的一种客观情况，与其主观心理状态无关，其身体状况虽对损害后果具有一定的影响，但这不属于法律意义上的"过错"范畴，本案损害后果的产生是因陈某的"医疗过错"而引发，李某对于本案损害后果的发生并没有过错，因此不具有减轻侵权人陈某赔偿责任的法定情形。

（2）**判决** 被告人陈某犯非法行医罪，判处有期徒刑一年四个月，并处罚金人民币5000元。被告人陈某应于本判决生效后十日内赔偿附带民事诉讼原告人家属经济损失人民币860378元。

案例6-24 过失致人死亡罪

1. 案例介绍 马某系一家医院的停薪留职人员，有执业医师资格证。某日被告人马某在私自开设的未取得"医疗机构执业许可证"的诊所内，为前来就诊的侯某接生，造成侯某产后子宫下段撕裂，致羊水栓塞、失血性休克，经送医院抢救无效于当日死亡。被告人马某因涉嫌非法行医罪被逮捕。

2. 鉴定 法院审理后认为，被告人马某明知非法为他人接生可能会出现致人伤亡的危害后果，但其却轻信自己的医疗条件和技术水平能够避免，以致被害人死亡，其行为构成过失致人死亡罪。被告人马某犯过失致人死亡罪，判处有期徒刑六年。被告人马某赔偿附带民事诉讼原告人各项经济损失共计人民币270569.15元，于判决生效后7日内付清。该案宣判后，被告人及其附带民事诉讼原告人均未提出上诉。本案争议的焦点是，被告人马某已具有医师执业资格，但在未取得"医疗机构执业许可证"的诊所内非法行医，造成他人死亡，其是否构成非法行医罪的主体。

3. 案例分析 马某从事医疗活动，未经注册，也未取得"医疗机构执业许可证"，其明知开办的诊所不符合医疗行政主管部门的要求，仍为他人接生，系违反行政管理法规的行为，而我国刑法并未将此类违反行政管理法规的行为视为犯罪行为来处理，故其行为不宜认定为非法行医罪。被告人马某在明知非法为他人接生可能会出现致人伤亡的危害后果的情况下，却轻信自己的医疗条件和技术水平能够避免，以致被害人死亡，其行为完全符合过失致人死亡罪，故应以过失致人死亡罪进行定罪处罚。

案例6-25 精神病患者自杀身亡

1.案例介绍 周某系某高校大学生,因精神分裂症住进某医院精神病科。住院后的第二天,周某在医院厕所窗户的铁护栏杆上自缢身亡。医院为其买了寿衣,将尸体运回老家,并将所交住院费2000元全部退回。因调解不成,周某夫妇将医院诉至法院,要求赔偿各种费用10090元及精神损失8400元。

2.鉴定与判决 法院经审理后认为,周某作为精神病患者,系无行为能力人,医院对其有监护责任。周某在医院自缢身亡,虽然医院采取了积极的抢救及善后工作,但仍然应当承担责任。但考虑到精神病患者自杀行为的难以防范性,故对周某父母提出的合理要求及必要的损失给予一定的赔偿。但周某父母提出的精神损失费的要求,没有法律依据。法院判决,医院在判决生效后十日内赔偿周某父母各种费用共计22641元。宣判后,双方均不服,分别提起上诉。周某父母认为,原判赔偿数额偏低,请求改判某医院赔偿10万元。医院认为,原判认定医院对周某负有监护责任,没有法律依据,医院没有过错,不应承担赔偿责任。

3.案例评析 周某系无行为能力的精神病患者,住院期间,院方不允许家属陪护,且入院时已告知可能有轻生的念头,医嘱中也注明专护,但仅一天,周某即自缢身亡,说明医院监护不力,造成患者自缢身亡。依法应承担一定的赔偿责任。原判考虑到周某自缢身亡,责令医院适当赔偿,并无不妥。周某父母在儿子死亡后,处理丧事过程中的花费,合理的开支,原判已责令医院承担。现要求赔偿10万元,没有法律依据,本院不予支持。法院判决,驳回上诉,维持原判。

案例6-26 生病绝望跳楼身亡

1.案例分析 2013年3月11日,张某深感身体不适,和家人一起到某市某医院检查,诊断为贲门肝癌转移术后复发,当即决定住院治疗。但是在住院的期间,3月17日上午,张某趁着陪护他的儿子出去办事的空隙,悄悄给亲人、朋友写了遗书,遗书内容为:"我实在难以忍受这病痛的折磨,因此,我决定走了,请支持我的决定……"然后从四楼房间的窗户跳下身亡。事发后,张某的儿子对前来调查的民警说,其父张某2012年10月在南京医院检查时,已得知自己患了癌症。

2.家属态度 家属认为医院有三方面过错:一是医护人员没有尽到保密义务,告知了张某患肝癌的病情,使张某有轻生念头;二是医院安全措施不当,医院四楼当时正在装修,没有防护措施,也是导致张某跳楼死亡的原因之一;三是护理不到位,张某是重症患者,医护人员未尽到看护职责,他一个人从二楼到四楼,院方没有及时发现。因此,要求医院赔偿医疗费、丧葬费、误工费等损失18万余元。

3.医院态度 医院认为他们对张某自杀没有过错。首先,院方并没将病情告诉张某,只告诉张某的家属,张某曾在南京治病,当时就已知道自己身患癌症。其次,张某想自杀,与在何处自杀没有任何关联性。第三,张某是完全民事行为能力人,跳楼自杀系他的选择,从张某遗书来看,他自杀是因为其无法忍受病痛折磨。第四,医院对患者仅有医学上的监护，不负责照顾患者安全的义务，医院不可能限制患者的人身自由。医院基于以上理由，拒绝赔偿后，张某的亲属便将医院告上法庭。

4. 法院判决 法院审理后认为，张某因患癌症到医院治疗，医院的责任在于提供科学完善的医疗服务，医院对患者采取护理措施，其目的对患者进行观测生命体征，而不是对患者进行看管或限制患者活动自由，医院对患者不负有监护义务。从张某留下的遗书内容可以看出，张某作为完全民事行为能力人，具有辨认和控制能力，能够意识到自己跳楼所产生的严重后果，仍然采取以跳楼方式自杀，是其本人对生命健康权的放弃，而跳楼自杀的原因在于其本人无法忍受病痛的折磨，并非医院诊疗护理中的过错所致。即使医院在诊疗过程中，存在某些瑕疵，也不是张某自杀身亡的构成要件，与其自杀身亡无必然因果关系。况且，张某在住院前就已经检查得知自己患有癌症，现原告没有提供证据证明张某被医院告知病情致使其情绪恶化产生自杀念头，亦无证据证明医院存在管理上或护理上的过错，故张某亲属要求医院承担赔偿责任于法无据，法院不予支持。法院判决后，张某亲属没有上诉。

案例6-27 患者擅自外出爬山并坠山身亡

1. 案例介绍 2015年8月20日，原告李某的父亲因在单位摔倒致头部受伤，入住石家庄市区某医院进行治疗。治疗期间，二级护理，陪床一人。8月30日13时许，李某从家中赶到医院陪护时，发现其父亲未在病房内，经寻找未果，后询问某医院工作人员，均表示不清楚。随即李某向公安机关报案。9月1日，李某接到警方通知，称其父亲被发现于市郊某景区内，人已身亡，经尸检，认定为高空坠落致脑损伤死亡。

父亲的意外身亡让李某全家悲痛不已，其家属一致认为，某医院作为医疗机构，在李某父亲离开医院长达十几小时过程中，并未作进一步追查，在其家属发现患者不在时仍未引起足够重视，未积极寻找并及时报案，未尽到应有的管理义务，与其父亲死亡有直接的因果关系。于是，将某医院诉至法院，请求法院判决某医院赔偿死者家属护理费、丧葬费、被抚养人生活费、死亡赔偿金、精神损害抚慰金等共计60万余元。

2. 医院辩诉 某医院辩称，对李某父亲的诊治行为完全符合医学规范，不存在过错，且在李某父亲住院后，明确下达了医嘱：陪床一人。李某父亲所在单位也为其雇用了陪床人员。某医院认为，李某父亲具有完全民事行为能力，根据相关条例，医院没有任何权力限制患者的人身自由，其擅自外出爬山并坠落身亡，不是医院造成，不应承担侵权责任。而且，在事发当日13时许，某医院护士巡视时发现李某父亲不在后，就及时向公安机关报案，并非李某在诉状里所称在十几个小时之后才报案。

3. 法院审理 法院审理认为，公民、法人违反合同义务，或因实施侵权行为，给他人造成损害的，应当承担民事责任。该案中，李某父亲到被告处就医治疗，医患双方存在医疗服务合同关系。被告应全面履行服务合同，为患者提供科学、规范的医疗服务，该医疗服务表现为：被告需对李某父亲的病情所涉生命体征进行观测，而无须对其看管并限制活动，不负有监护义务。李某父亲入院后，被告依照其病情进行了医治，并明确告知他需二级护理，一人陪床，已尽到了所需护理方面的告知义务。李某父亲系成年人,具有完全民事行为能力,具有辨认和控制的能力,亦无精神异常,其自行离开医院,并在市郊景区坠亡,与被告的诊治行为无必然因果关系,且在当日15时左右,被告亦陪同家属一起调取监控录像,进行了积极寻找,已经尽到必要的管理义务,故原告要求被告承担其父亲死亡所造成的损失无事实及法律依据。最终,法院依法判决驳回原告的诉讼请求。

案例6-28 术中停电,医院担责

1.案例介绍 患者李某,在某医院接受"全脑血管造影+动脉瘤栓塞术",手术中,当医生连续实施放置微型弹簧圈的操作时,手术室突然停电,因供电不能在短时间内恢复,手术被迫停止。次日,李某突发呼吸骤停送进重症监护室治疗。两天后,其家属因患者病情危重,提出放弃治疗的要求,自动出院,患者回家后不久死亡。

诉讼中,李某的家属认为医院手术中出现停电是导致患者死亡的原因。医院辩称,患者死亡既不是手术失误,也不是手术中停电所致,而是患者病情危重的必然结果。医院提出"手术过程中突然停电是一种不可抗力"。

2.鉴定与判决 该争议经当地医学会组织的医疗事故技术鉴定,结论为"不属于医疗事故"。法院审理认为患者在医院的诊治过程中,因大脑后交通动脉瘤突发性破裂,蛛网膜下腔出血引起大片脑梗死、脑干功能衰竭而死亡。医方"虽诊断明确",治疗方案符合医疗原则,但在手术中突然发生停电,且短时间内不能恢复供电,使手术被迫中止,表明"医院在管理中存在疏漏"。法院依民法"有过错即有责任的原则"判决医院赔偿患方7万余元。

3.案例分析

(1)术中停电不属于不可抗力:《民法通则》和《合同法》均规定,不可抗力是指不能预见、不能避免并不能克服的情况。电力的发明、使用,极大地推动了社会的发展,方便了我们的生产、生活,同时,也会因种种原因停电造成巨大损失。对于突然停电这一生活中很普通的常识,不能与突发自然灾害、社会事件重大变革而形成的不可抗力相等同。

(2)医院对突发停电事件的应急机制:在建设部、原卫生部联合颁布的《综合医院建筑规范》中有这样的规定,"医院供电宜采用二路电源,如受条件限制,急诊部的所有用房、监护病房、产房、婴儿房、血液病房的净化室、血液透析室、手术室、CT室、加速器机房和治疗室、配血室以及培养箱、冰箱、恒温箱和其他必须持续供电的精密医疗装置,应有自备电源供电"。《医疗机构管理条例实施细则》中规定,申请医疗机构执业登记,有通风、供电、上下水道等公共设施不能满足医疗机构正常运转的情形不予登记。

(3)患方应承担一定的责任:医疗服务合同中,医方有告知义务,患方则有知情、选择权。本案例中,患方家属提出放弃治疗,患者回家后不久死亡,对于死亡这一后果,根据权利、义务对等的法律准则,应由患方承担一部分责任,否则就是对医方的不公。

(4)医方对停电的损失是否有追偿权:《合同法》第十章对供用电合同双方当事人

的权利、义务作了详细规定，第179条、180条、181条对供电人的供电责任作了说明，如果由于供电人违反这些规定，而导致用电人造成损失的，用电人可要求供电人赔偿损失。同时，如果由于第三人的原因导致用电突发中断的，用电人也可要求第三人赔偿损失。所以，医院可在查明断电的原因后行使自己的合法权利，当然，如果是由于自己内部管理的原因导致断电，那损失就只能自己承担了。

案例6-29　女婴注射疫苗后不治身亡

1.案例介绍　2019年1月15日，莫某在镇中心卫生院产下一子取名许某。2019年2月2日，许某因患病被送到镇中心卫生院就诊。医生杨某检查后见"娃娃反应很差，面色苍白，全身体温很低，口唇发绀，摸他耳垂都没反应，他妈妈喂奶含都含不住，吸都不吸"，见其病情重，予开药（没用消炎、止咳药）等简单处理后，嘱转上级医院。其父于当日将许某送至宜宾市某医院检查治疗，因医院告知没有床位，其父母随即带许某离开，未将其送至其他条件较好的医院就诊。回家后继续服用卫生院医生开具的药物。2019年2月16日，其父母将许某带到卫生院就诊，医生杨某再次接诊后发现许某双肺有湿啰音，医生给予抗感染、止咳、化痰药物雾化吸入等门诊处理。医生杨某在两次接诊许某的过程中，未出具诊断及处理证明书，2019年2月16日开具的处方签上也无临床诊断。其父母在杨医生诊治许某的过程中，未提及要给孩子××疫苗的事。因按照接种期限，许某满月后应进行××疫苗接种。在医生杨某处就诊后，许某被抱至卫生院疫苗接种处进行第二××疫苗接种。接种医生黄某、曾某询问了基本情况，了解到许某患感冒在该院医治，但测量体温后没有发现有发热症状。其父母告知接种医生，该种情况是否能打疫苗由医生决定。接种医生打电话询问其他医生后，认为没有发热症状，并且许某的父母回答的是许某无急、慢性疾病，打第一××疫苗的时候也没有发生什么反应，排除酵母成分过敏史。医生对其进行了量高、称重，显示发育正常。医生告知了疫苗注射的相关事宜后，其父在知情告知书上签字，并在预防接种登记表上签字。在此情况下，医生于2019年2月16日11时40分对许某进行了第二××疫苗接种。接种完疫苗，留观了20~30分钟，医生检查无异常后，于当日12时20分左右许某被带离医院，返途中出现口流白沫，脸色苍白，手脚僵直。其父母见状立即驾车返回卫生院，经医院医生查看，发现许某已经死亡。

2.鉴定　经四川某司法鉴定所鉴定分析为：（1）经尸检及组织病理学检查，可排除药物过敏反应；（2）许某应系患双肺支气管炎，脑膜炎，致急性呼吸衰竭死亡。鉴定意见为：许某系患双肺支气管炎，脑膜炎，致急性呼吸衰竭死亡。2019年2月17日，双方同时委托某司法鉴定所对许某的死亡，医方是否存在过错，医方的接种与许某的死亡之间是否存在因果关系，以及原因力大小进行鉴定。经鉴定分析认为：许某在中心卫生院××疫苗接种（第二剂）期间，医方存在：（1）儿科就诊时未行肺部X线等检查，无明确诊断，处置不当；（2）预防接种人员未在患儿就诊处了解、查明病情的情况下，盲目实施预防接种等医疗过错。其过错与患儿在患双肺支气管炎、脑膜炎（急性严重疾病）的情况下接受疫苗接种之后死亡有一定因果关系，原因力拟为同等原因。鉴定意见为：许某2019年2月16日镇中心卫生院××疫苗接种（第二剂）期间，医方的医疗行为（预防接种、儿科诊断）存在过错，其过错与患儿在患双肺支气管炎、脑膜炎（急性严重疾病）的情况下疫苗接种之后死亡有一定因果关系，原因力拟为同等原因。

3. 裁决 法院根据上述查明的事实和司法鉴定意见，认定原告许某父母的各项经济损失为748178.50元，最终根据责任比例，判决被告宜宾某镇中心卫生院于判决生效之日起十日内赔偿原告许某父母374089.25元。

案例6-30 术中遗留异物

1. 案例介绍 杨某于2016年9月10日在某县医院作剖宫产手术，县医院因工作失误将手术缝合断针遗留于杨某腹中未取出，双方为解决此事协商未果，杨某于2018年12月4日至12月7日期间入住该省第二人民医院，查出开放性腹部异物，经过手术取出异物为离断手术缝合针，长度约1厘米。

2. 鉴定与判决 2019年6月21日经当地卫健局鉴定，结论：本病例构成四级医疗事故，医方负完全责任。事后，双方因赔偿问题发生纠纷，经相关组织调解未达成一致意见。法院认为，县医院在对杨某进行剖宫产关腹缝合创口时未将缝针折断物从杨某体内取出，经鉴定为四级医疗事故，根据《中华人民共和国侵权责任法》第五十四条"患者在诊疗活动中受到损害，医疗机构及其医务人员有过错的，由医疗机构承担赔偿责任。"的规定，县医院应承担全部赔偿责任。最终判决由县人民医院于本判决生效之日起十日内赔偿杨某医疗费、误工费、护理费、住院伙食补助费、交通费、鉴定费、精神损害抚慰金共计18388.3元。

案例6-31 囊肿居然是医用纱布

1. 案例介绍 13年前，阜阳女子李芳（化名）在当年阜阳眼病专科医院接受剖宫产手术，顺利产下一名健康女婴。术后李芳的刀口恢复不是很理想，近半个月后才拆线。当时医生向李芳解释，可能是因为她比较胖，刀口恢复慢。回到家坐月子时，李芳还是觉得腹部疼痛难忍，只能靠吃药缓解。因身体一直难受，产假结束后李芳辞去工作在家养病。更让李芳难以启齿的是，因腹部经常疼痛，她无法和丈夫进行夫妻生活，也遭到丈夫埋怨。2014年3月，李芳来到医院体检，被告知盆腔里有囊肿。听取医生建议，李芳接受囊肿切除手术。让医生和李芳吃惊的是，从李芳体内取出的"囊肿"，居然是一块医用纱布。由于在体内时间太久，早已和内脏粘连在一起。因当年医生的疏忽，导致李芳13年饱受痛苦折磨。为了讨回公道，李芳将医院告上法庭。

2. 鉴定 2015年4月，经司法鉴定，李芳构成九级伤残。此外，经北京法源司法科学证据鉴定中心对李芳"腹部除2001年6月22日行剖宫产及2014年3月手术外，是否做过其他腹部手术"进行鉴定，结论为：未见过其他手术痕迹。根据《中华人民共和国侵权责任法》第五十四条"患者在诊疗活动中受到损害，医疗机构及其医务人员有过错的，由医疗机构承担赔偿责任。"可以推定院方有过错，并对原告损害后果承担赔偿责任。法院判决阜阳市某医院赔偿原告李芳经济及精神损失合计46万余元。

案例6-32 误将阑尾当肿瘤切除

1. 案例介绍 2012年5月24日,患者马某某因病在菏泽市某医院住院治疗。患者马某某以消化道穿孔、急性弥漫性腹膜炎被收入院,检查显示肠道内大量气体影、气腹、板状腹,怀疑是胃穿孔,要求患者马上接受剖腹探查术。手术终结后,医生告知家属说患者是阑尾炎,并已经将患者的阑尾切除。但患者手术后仍腹胀、腹痛,呕吐得更加严重,手术后在该院住院治疗了11天,患者于6月4日出院。但患者出院后一直不见好转,后到多家医院治疗,因菏泽市某医院在为患者治疗时已做了剖腹探查术,其他医院就没再为患者做剖腹探查术,患者经多方治疗后仍加重。2012年7月26日患者再次到菏泽市某医院治疗,于2012年8月2日对患者行肠粘连肠梗阻松解剖腹探查术,术中发现空肠有肿瘤,病理诊断是非霍奇金淋巴瘤。患者家属认为因菏泽市某医院在为患者诊疗过程中存在重大过失(在为患者马某某诊疗过程中,对漏诊空肠穿孔未进行修补,漏诊淋巴瘤空肠穿孔并误切阑尾),违反医疗操作常规,诊疗失误、漏诊,误切器官,因菏泽市某医院的过错使患者失去最佳治疗时机,导致患者病情加重,最终导致患者死亡。因被告的过失给患者家属在精神上、物质上均造成了巨大损害。为维护原告的合法权益,特诉至贵院,请求法院判令被告赔偿原告因患者住院的医疗费、误工费、护理费、住院伙食补助费、交通费、死亡赔偿金、丧葬费、被抚养人生活费、鉴定费、精神损害抚慰金等共计332873.4元,诉讼费用由被告承担。

院方认为:(1)被告对患者马某某诊断为急性弥漫性腹膜炎、上消化道穿孔给予采取剖腹探查手术这一诊疗行为完全符合诊疗规范,不存在任何过错,对此医院不应承担任何责任。(2)患者马某某所患非霍奇金淋巴瘤完全为其自发性疾病并致其死亡与被告的诊疗行为完全无关,因而对此被告亦不应承担责任。(3)被告在患者马某某入院时虽未诊断出其他疾病,这是由于其疾病的复杂性、多发性等因素决定的。如果医院对延误诊断承担责任的话,也仅限于因延误所扩大的医疗费用,对于马某某治疗淋巴瘤所支出的医疗等相关费用,属于其治疗原发病的费用,对此医院不应承担赔偿责任。(4)马某某属于农民,因而原告要求按照城镇居民计算赔偿数额,依法不应采信。(5)退一步讲,假如被告对患者马某某所患淋巴瘤存在漏诊漏治的话,其责任也仅仅局限于因漏诊漏治延误治疗所扩大的损失范围之内。

2. 审理与鉴定 法院认为:2012年5月24日,患者马某某因上腹部疼痛不适,急诊入住被告处,入院诊断为急性弥漫性腹膜炎,上消化道穿孔。当日急行剖腹探查术,术中探查发现"阑尾炎",行阑尾切除。2012年6月4日,患者马某某出院,在被告方住院病历首页注明:治愈出院。术后,患者马某某仍腹胀、腹痛、呕吐,又入住多家医院治疗。于2012年7月26日,入住牡丹区某医院,于同年8月2日再次行剖腹探查术,术中发现空肠有肿瘤,病历诊断为非霍奇金淋巴瘤,T细胞性瘤,经治疗无效,于2012年9月18日死亡。原告认为被告在对马某某的治疗过程中存在过错,要求被告赔偿,与被告协商未果,遂于2012年10月12日起诉至该院。在诉讼中,原告方提出司法鉴定申请书,该院技术科按程序于2012年12月28日委托北京某鉴定中心进行了鉴定。鉴定结论为：医院存在剖腹探查不仔细、不全面的瑕疵。实施剖腹探查术发现"阑尾炎"，欲切除阑尾器官，但未向患方书面告知，违反临床诊疗规范。术后，被鉴定人马某某持续存在腹胀等症状，两次腹部B超探查，均发现左中腹局部肠管壁增厚，左中腹淋巴结增大，病因不明，进一步提示术后诊断有误，但某医院未进一步行相关检查，未组织相关会诊。被鉴定人出院时医院亦未就其确诊病情履行告知义务，违反临床诊疗规范及诊疗注意义务。被告在上述对马某某的医疗过程中存在过失医疗行为，与被鉴定人马某某所患空肠非霍奇金淋巴瘤被延误诊治，最终导致死亡的损害后果有一定的因果关系。虽然菏泽市某医院对被鉴定人马某某的诊疗行为中存在一定的医疗过错，但也应考虑到，空肠非霍奇金淋巴瘤为自发性疾病，是极少见的空肠恶性肿瘤，该病的发生与上述医疗过错行为无因果关系。菏泽市某医院的过失医疗行为，只是延误了被鉴定人的确诊与治疗，使被鉴定人失去了相对较长时间生存的机会。鉴定意见为：菏泽市某医院对被鉴定人马某某实施的诊疗行为存在一定的医疗过错；该过错与被鉴定人被延误诊治的损害后果存在一定的因果关系；医疗过错参与度以25%左右为宜（参与度系数值20%~40%）。马某某在城区已连续工作、生活超过一年，死亡补偿金等赔偿标准，应以城镇人口标准计赔。

3. 判决 法院最终判决：（1）由被告菏泽市某医院赔偿原告医疗费、护理费、误工费、住院伙食补助费、死亡赔偿金、丧葬费、交通费、鉴定费等共计236761.6元；（2）由被告菏泽市某医院赔偿原告精神损害抚慰金10000元；（3）驳回原告的其他诉讼请求。

案例6-33 硬膜下积液手术并发感染死亡

1. 案例介绍 小张，男，10岁，2010年7月10日放学回家后说头痛，并有发热，家人猜想可能是感冒了，就找了些药给儿子服下。儿子吃了几天药不仅头痛发热没有减轻，反而慢慢开始出现看东西有重影，严重的时候四肢抽搐等症状。其父急了，连夜赶了几百里路，把儿子送到省医院神经内科救治。

根据初步诊断，医院考虑小张可能是颅内感染，于是让小张住院，在住院期间给予腰椎穿刺等相关治疗。住院后的第36天，小张突然出现四肢抽搐、头眼歪斜、呼之不应的情况，经治疗后有所恢复。过了2天，小张转入神经外科治疗后，先后作双侧硬脑膜下积液钻孔引流术、左侧枕顶部硬膜外血肿清除术，确诊为结核性脑膜炎，并进行相关治疗。1个月后，小张因经济困难要求出院。小张出院后，又先后到上海、广州、北京等医院门诊、住院治疗。当年的12月，小张在北京一家医院施行了左额硬膜下积液——腹腔分流手术。2011年1月，小张因并发感染死亡。

失去了小张的老张夫妇非常悲痛，以省医院在为小张诊治过程中存在误诊、3次引流无效的情况下没有及时改变治疗措施等医疗过错，导致小张死亡，侵害了小张的生命健康权为由，要求省医院赔偿。

2. 鉴定与判决 法院受理案件后，委托医疗过错鉴定机构对省医院的医疗行为有无过错以及该过错与小张的死亡之间有无因果关系进行了法医学鉴定，鉴定结论为：小张所患疾病为颅内感染，以结核性脑膜炎的可能性最大。省医院在对小张进行诊治过程中，无明显医疗损害和医疗过错。根据此鉴定结论，法院认定老张夫妇认为省医院有过失的主张缺乏相应证据支持，故驳回了老张夫妇的诉讼请求。

3. 案例评析　老张夫妇只提供了小张到医院治疗（医院对小张实施了治疗行为）、小张死亡（有损害后果发生）的证据。经过鉴定机构鉴定，省医院的诊疗行为没有违反操作规程（治疗行为不具有违法性），小张的死亡也并非由治疗行为引起（治疗行为与损害后果之间没有法律上的因果关系）。也就是说，省医院的医疗行为不符合侵权行为，不是侵权行为，故省医院没有责任对老张夫妇进行赔偿。

案例6-34　急腹症患者术后感染死亡

1. 案例介绍　患者初某于2014年10月21日就诊某医院，主因半个月余前饱餐后出现腹部持续性胀痛，以上腹部为主，伴恶心、呕吐，曾于当地医院就诊未见明显改善且疼痛程度进行性加重，为求进一步系统诊治来院。入院后经查体及辅助检查初步诊断：1.腹腔肿物待查十二指肠恶性肿瘤？2.高位不全性肠梗阻；3.胃潴留；4.慢性浅表性胃炎；5.双肾囊肿。2014年10月27日行胰十二指肠切除术，横结肠切除术，横结肠肝曲与降结肠吻合术。术后患者血红蛋白进行性下降，查引流液淀粉酶值：20080U/L，考虑患者胰漏并腹腔出血。2014年11月19日行剖腹探查：腹腔血肿清除引流术，腹腔双套管负压引流术，腹壁下引流术。术后患者凝血功能障碍，凝血因子Ⅷ缺乏，行输血、输凝血因子Ⅷ等治疗未见好转，经多次会诊确诊为血友病A。给予人凝血因子Ⅶ、凝血酶原复合物止血治疗，同时使用免疫抑制剂、输注红细胞、静脉营养、保肝等对症治疗。2015年1月27日转中国人民解放军某医院，2015年2月10日转北京某医院继续治疗，病情持续恶化，至2015年3月8日11:36分行床边心电图呈一条直线，双侧瞳孔散大固定（直径6mm），脑干反射消失，死亡。

2. 审理鉴定　应患者家属申请，法院依法委托北京某鉴定中心进行鉴定。鉴定结果：（1）被鉴定人初某以上腹部胀痛不适半个月余为主诉于2014年10月21日就诊某医院，2014年3月17日腹部CT提示左侧腹腔肿物，囊性成分为主，与空肠关系密切。2014年3月25日电子超声内镜提示腹膜后无回声区域，囊性占位？初步考虑腹腔肿物待查十二指肠恶性肿瘤，高位不全性肠梗阻，胃潴留，慢性浅表性胃炎，双肾囊肿。医方拟定剖腹探查术，并根据术中探查情况及病灶是否能完全游离，决定行包块局部切除、小肠部分切除及小肠端端吻合术或胰十二指肠切除术的诊疗方案合理。（2）术后患者出现腹腔内持续出血，查引流液淀粉酶值：20080U/L，提示胰漏，有再次开腹探查的指征，行剖腹探查，腹腔血肿清除引流术，腹腔双套管负压引流术，腹壁下引流术术式合理，符合诊疗常规。胰漏属于手术后并发症，关于该风险医方在术前已经予以书面告知，同时被鉴定人术后发生的获得性血友病A也会导致伤口延迟愈合造成吻合口瘘。（3）患者肿瘤术后出现持续出血，胰漏术后病情进一步加重，血液中凝血因子Ⅷ缺乏，后经多次会诊确诊为获得性血友病A。获得性血友病A是以循环血中出现抗凝血因子Ⅷ（FⅧ）的自身抗体为特征的一种自身免疫性疾病。其特点为既往无出血史和无阳性家族史的患者出现自发性出血或在手术、外伤或侵入性检查时发生的异常出血，多发于恶性肿瘤、自身免疫性疾病患者及围产期女性等群体。该病病情凶险，一旦确诊后应立即给予恰当的治疗。所有的患者应立即采取免疫抑制治疗以清除FⅧ抑制物，达到彻底治愈目的。治疗包括止血治疗（如输注人重组活化凝血因子Ⅶ、凝血因子Ⅷ浓缩制剂等）和清除抑制物治疗（包括环磷酰胺等激素治疗）。本例医方对患者获得性血友病A诊断不够及时，未明确诊断前即大量输注凝血因子Ⅷ而未能及时配合免疫抑制治疗具有一定盲目性，对患者病情有一定的加重作用。（4）医方病历管理存在瑕疵，如：病历记载前后有矛盾之处等。（5）患者死亡后未行尸体解剖，其具体死因无法明确，根据现有病历材料，其为感染致全身多器官功能衰竭死亡可能性大。被鉴定人初某为恶性肿瘤患者，术后突发获得性血友病A，由于凝血功能障碍及凝血因子抗体的存在，一方面导致手术伤口愈合困难，易发感染，同时为治疗血液中凝血因子抗体需长时间行免疫抑制治疗，会进一步加重感染，病情危重，预后极差。其最终死亡主要原因系自身肿瘤合并获得性血友病A病情发展的自然转归，医方在诊疗期间对于其获得性血友病A的诊断和治疗存在过失，与其死亡之间存在一定程度的因果关系，医方过失起轻微作用。鉴定意见如下：某医院的诊疗行为存在过失，与初某的损害结果存在一定程度的因果关系，医方过失起轻微作用。

3.法院判决 法院认为，因医疗机构的医疗行为而构成侵权的，患者要求医疗机构承担民事责任必须满足以下条件：患者受到损害；患者的损害是由医疗行为引起的或两者之间存在因果关系；医疗机构在实施医疗行为时主观上存在过错；行为具有违法性。现鉴定机关出具的鉴定意见明确载明某医院的诊疗行为存在过失，与初某的损害结果存在一定程度的因果关系，医方过失起轻微作用。根据上述鉴定结论并综合本案案情，法院认为某医院应当承担的具体责任比例为10%。鉴于此，某医院应当向患者家属赔偿相应的合理损失。判决：（1）某医院于本判决生效后七日内向患者家属赔偿医疗费121975.59元、交通费915.57元、护理费2085元、营养费500元、住院伙食补助费695元、救护车费用56元、丧葬费5080.2元、死亡赔偿金124812元、精神损害抚慰金20000元，共计276119.36元。

案例6-35 医生飞刀抽脂致患者死亡

1.案例介绍 2021年10月5日，宁夏回族自治区中卫市A整形诊所执业助理医师李某某应银川市B整形医院邀请，在未在当地卫健部门注册执业的情况下，赴B整形医院对被害人梁某某实施"抽脂手术"。李某某未做术前评估、无手术进程记录、无用药处方及术后医嘱，亦未在相关医疗文书中签字。术后，被害人梁某某在B整形医院留观期间，出现疼痛、呕吐、神志不清等反应，护士联系被告人李某某，李某某未及时到现场诊查，也未采取有效治疗抢救措施。2021年10月8日，被害人梁某某经送其他医院抢救无效死亡。

2.鉴定与判决 经宁夏法庭科学司法鉴定中心鉴定，被害人梁某某符合"抽脂手术"后，继发左大腿坏死性筋膜炎，多器官功能衰竭死亡。经银川市医学会鉴定，本案医疗过失行为与患者死亡存在直接因果关系，该医疗事故等级为一级甲等医疗事故。

2022年6月20日,宁夏回族自治区银川市金凤区人民检察院以李某某犯医疗事故罪向法院提起公诉。2022年12月8日,银川市金凤区人民法院以被告人李某某犯医疗事故罪,判处有期徒刑十个月。被告人李某某未上诉,判决已生效。

另外,卫健部门依法吊销B整形医院《医疗机构执业许可证》,并处罚款5.3万元;吊销李某某执业证书。为充分保护被害人合法权益,检察机关积极会同法院开展赔偿调解工作。最终被告人李某某赔偿被害人家属50万元,取得被害人家属的谅解。

3.案例评析 飞刀是外科领域的潜规则。很多偏远小医院无法进行一些大手术,患者也无法长途跋涉到大医院就诊。这时候,一些大医院的专家大夫就利用休息时间到偏远地区的医院主刀收取费用。从这个角度而言,飞刀可以让患者在当地就能接受较高水平的医疗救治,省去了舟车劳顿。

2005年卫生部出台了《医师外出会诊管理暂行规定》,规定医生外出会诊,医院和医院之间的会诊要有书面申请,医生应该经过所在医院同意并登记备案后,才能出诊;未经所在医疗机构批准,医生不得擅自外出会诊。

2014年11月卫健委发布《关于推进和规范医师多点执业的若干意见》,首次提出对医师多点执业实行注册管理。

2017年2月,卫健委颁布《执业注册管理办法》,终于第一次明确,医生可以在其他医疗机构执业,只需备案即可,无需注册医疗机构的许可。

2021年8月20日,新版《中华人民共和国医师法》通过决议,再次明确了多点执业的合法性,鼓励医生多点执业。

然而,目前规范医生外出会诊做手术的规定,仍然是原卫生部2005年制定的《医师外出会诊管理暂行规定》(以下简称《暂行规定》),《暂行规定》中明确医疗机构和医务人员外出飞刀,必须遵循该《暂行规定》所规定的程序,邀请会诊的医疗机构拟邀请其他医疗机构的医师会诊,需向会诊医疗机构发出书面会诊邀请函。内容应当包括拟会诊患者病历摘要、拟邀请医师或者邀请医师的专业及技术职务任职资格、会诊的目的、理由、时间和费用等情况,并加盖邀请医疗机构公章。用电话或者电子邮件等方式提出会诊邀请的,应当及时补办书面手续。医师接受会诊任务后,应当详细了解患者的病情,亲自诊查患者,完成相应的会诊工作,并按照规定书写医疗文书。

案例6-36 病理诊断误诊

1.案例介绍 2015年4月28日,患者高某到某医院住院做病理检查,入院诊断为:颈部肿物。2015年5月4日病理检查结果为:(左侧颈部)慢性化脓性炎症较多,组织细胞及嗜酸性粒细胞反应性增生。2015年5月7日,患者家属到病理科借病理切片及蜡块,到北京某医院进行检查。2015年5月14日,北京某医院病理会诊报告诊断为:(颈部)霍奇金淋巴瘤(混合细胞型)。2015年5月18日患者出院,出院诊断为颈部淋巴结炎。2015年5月19日,患者到北京某医院住院治疗,诊断为:霍奇金淋巴瘤(混合细胞型,B组)。自此之后至目前,患者为治疗上述疾病,在北京某医院住院20次,在人民解放军某医院住院58次,共计住院275天。

2. 案件分析与处理结果　患者认为因医院过错导致病情延误，导致一线方案无效后改用二、三线方案也无法治愈，现用大量进口药物维持治疗，治疗费用巨大。医院作为医疗机构，做同样病理检查，未能诊断出原告的真实病情，直接耽误了原告的最佳治疗时间，导致患者身体和精神受到巨大损害同时加剧原告的治疗负担。医院认为该例患者组织形态以炎症细胞为主，特别是中性粒细胞较多并形成坏死灶，未见典型霍奇金淋巴瘤诊断性的R-S细胞，所以在常规石蜡切片下没有霍奇金淋巴瘤的诊断提示。霍奇金淋巴瘤单纯依靠常规石蜡切片不能明确诊断，必须根据免疫组化检查甚至分子遗传学检测才能确诊；北京某医院在做了14项免疫组化检测的基础上才对该例作出了霍奇金淋巴瘤的诊断。医院当时受条件所限无法对霍奇金淋巴瘤进行相关的免疫组化检测。

3. 鉴定意见　医方对被鉴定人诊疗过程中存在以下过错：（1）未尽充分注意义务。被鉴定人高某入院时颈部淋巴结节已有增大，在他医院抗炎治疗未见明显好转，血细胞数量异常、碱性磷酸酶升高时，不能仅根据病变组织的病理检查进行诊断。虽然被鉴定人症状不明显，但在术后5月9日请血液科会诊后，亦未行PET/CT、骨穿、免疫组化等进一步检查。（2）未尽充分告知义务。若医院条件受限无法确诊，应告知被鉴定人家属病情情况，虽在5月11日建议转上级医院进一步治疗，但未见患者及家属签署知情告知书。根据目前材料，由于被鉴定人高某临床表现不典型，虽然医院未做进一步检查，导致被鉴定人高某不能及时治疗，但该过错未造成明显的损害后果，影响轻微，其后果发生根本原因为自身疾病转归。综上认为，根据送检材料，结合临床专家分析意见，认为医方在对被鉴定人高某诊疗过程中未尽到充分注意义务及告知义务，该过错与被鉴定人损害后果之间存在轻微因果关系，过错参与度为B级（1%~20%）。

法院认为，原告在被告处进行治疗，双方形成医疗服务合同，被告应当提供完善的医疗服务。原告以因感冒后发现颈部肿物到被告处治疗，被告治疗过程未尽充分注意义务，未尽充分告知义务，导致原告不能及时治疗，被告对原告的治疗存在一定过错。结合某司法鉴定中心鉴定意见，本院确定被告对原告的损害后果承担15%的赔偿责任，赔偿原告高某医疗费、住院伙食费、护理费、营养费、交通费、鉴定费、鉴定产生的交通费、精神损害抚慰金等，共计139309.96元。

案例6-37　侵害患方知情同意权

1. 案例介绍　赵某因间断便血至某医院住院治疗，检查诊断为"直肠恶性肿瘤"，医院评估病情后拟行"经腹直肠癌切除术"，手术中，医院决定将术式更改为"腹腔镜下直肠癌根治术"，与先前术式相比，更改后的术式需将患者肛门一并切除。术后，患者主张医院选择手术方式不当，且在术中改变术式时未与患者家属进行沟通，侵害患者的知情同意权，要求医院承担侵权赔偿责任。诉讼中，鉴定机构出具鉴定意见，认为患者不良后果系由自身疾病特点及治疗方式所致，医院采取"腹腔镜下直肠癌根治术"符合诊疗规范，但医院在术前谈话中对手术方式选择及可能改变手术方式未作重点告知，对保肛与否的利弊未与患者及其家属充分沟通，术中决定更改术式亦未再次与患者家属沟通，医院未尽到告知义务。

2. 审理情况 法院经审理认为，《民法典》第1219条规定："医务人员在诊疗活动中应当向患者说明病情和医疗措施。需要实施手术、特殊检查、特殊治疗的，医务人员应当及时向患者具体说明医疗风险、替代医疗方案等情况，并取得其明确同意；不能或者不宜向患者说明的，应当向患者的近亲属说明，并取得其明确同意。医务人员未尽到前款义务，造成患者损害的，医疗机构应当承担赔偿责任。"本案中，虽然某医院对赵某疾病作出正确诊断，手术方式选择未违反诊疗规范，但对手术方式选择、替代医疗方案等未充分尽到告知义务，侵害了赵某的知情同意权，故判令某医院承担相应侵权赔偿责任。

（郝一 刘丽 刘花艳）

附 录

一、中华人民共和国医师法

（2021年8月20日第十三届全国人民代表大会常务委员会第三十次会议通过）

第一章 总 则

第一条 为了保障医师合法权益，规范医师执业行为，加强医师队伍建设，保护人民健康，推进健康中国建设，制定本法。

第二条 本法所称医师，是指依法取得医师资格，经注册在医疗卫生机构中执业的专业医务人员，包括执业医师和执业助理医师。

第三条 医师应当坚持人民至上、生命至上，发扬人道主义精神，弘扬佑生命、救死扶伤、甘于奉献、大爱无疆的崇高职业精神，恪守职业道德，遵守执业规范，提高执业水平，履行防病治病、保护人民健康的神圣职责。

医师依法执业，受法律保护。医师的人格尊严、人身安全不受侵犯。

第四条 国务院卫生健康主管部门负责全国的医师管理工作。国务院教育、人力资源社会保障、中医药等有关部门在各自职责范围内负责有关的医师管理工作。

县级以上地方人民政府卫生健康主管部门负责本行政区域内的医师管理工作。县级以上地方人民政府教育、人力资源社会保障、中医药等有关部门在各自职责范围内负责有关的医师管理工作。

第五条 每年8月19日为中国医师节。

对在医疗卫生服务工作中做出突出贡献的医师，按照国家有关规定给予表彰、奖励。

全社会应当尊重医师。各级人民政府应当关心爱护医师，弘扬先进事迹，加强业务培训，支持开拓创新，帮助解决困难，推动在全社会广泛形成尊医重卫的良好氛围。

第六条 国家建立健全医师医学专业技术职称设置、评定和岗位聘任制度，将职业道德、专业实践能力和工作业绩作为重要条件，科学设置有关评定、聘任标准。

第七条 医师可以依法组织和参加医师协会等有关行业组织、专业学术团体。

医师协会等有关行业组织应当加强行业自律和医师执业规范，维护医师合法权益，协助卫生健康主管部门和其他有关部门开展相关工作。

第二章 考试和注册

第八条 国家实行医师资格考试制度。

医师资格考试分为执业医师资格考试和执业助理医师资格考试。医师资格考试由省级以上人民政府卫生健康主管部门组织实施。

医师资格考试的类别和具体办法，由国务院卫生健康主管部门制定。

第九条 具有下列条件之一的，可以参加执业医师资格考试：

（一）具有高等学校相关医学专业本科以上学历，在执业医师指导下，在医疗卫生机构中参加医学专业工作实践满一年。

（二）具有高等学校相关医学专业专科学历，取得执业助理医师执业证书后，在医疗卫生机构中执业满二年。

第十条 具有高等学校相关医学专业专科以上学历，在执业医师指导下，在医疗卫生机构中参加医学专业工作实践满一年的，可以参加执业助理医师资格考试。

第十一条 以师承方式学习中医满三年，或者经多年实践医术确有专长的，经县级以上人民政府卫生健康主管部门委托的中医药专业组织或者医疗卫生机构考核合格并推荐，可以参加中医医师资格考试。

以师承方式学习中医或者经多年实践，医术确有专长的，由至少二名中医医师推荐，经省级人民政府中医药主管部门组织实践技能和效果考核合格后，即可取得中医医师资格及相应的资格证书。

本条规定的相关考试、考核办法，由国务院中医药主管部门拟订，报国务院卫生健康主管部门审核、发布。

第十二条 医师资格考试成绩合格，取得执业医师资格或者执业助理医师资格，发给医师资格证书。

第十三条 国家实行医师执业注册制度。

取得医师资格的，可以向所在地县级以上地方人民政府卫生健康主管部门申请注册。医疗卫生机构可以为本机构中的申请人集体办理注册手续。

除有本法规定不予注册的情形外，卫生健康主管部门应当自受理申请之日起二十个工作日内准予注册，将注册信息录入国家信息平台，并发给医师执业证书。

未注册取得医师执业证书，不得从事医师执业活动。

医师执业注册管理的具体办法，由国务院卫生健康主管部门制定。

第十四条 医师经注册后，可以在医疗卫生机构中按照注册的执业地点、执业类别、执业范围执业，从事相应的医疗卫生服务。

中医、中西医结合医师可以在医疗机构中的中医科、中西医结合科或者其他临床科室按照注册的执业类别、执业范围执业。

医师经相关专业培训和考核合格，可以增加执业范围。法律、行政法规对医师从事特定范围执业活动的资质条件有规定的，从其规定。

经考试取得医师资格的中医医师按照国家有关规定，经培训和考核合格，在执业活动中可以采用与其专业相关的西医药技术方法。西医医师按照国家有关规定，经培训和考核合格，在执业活动中可以采用与其专业相关的中医药技术方法。

第十五条 医师在二个以上医疗卫生机构定期执业的，应当以一个医疗卫生机构为主，并按照国家有关规定办理相关手续。国家鼓励医师定期定点到县级以下医疗卫生机构，包括乡镇卫生院、村卫生室、社区卫生服务中心等，提供医疗卫生服务，主执业机构应当支持并提供便利。

卫生健康主管部门、医疗卫生机构应当加强对有关医师的监督管理，规范其执业行为，保证医疗卫生服务质量。

第十六条 有下列情形之一的，不予注册：

（一）无民事行为能力或者限制民事行为能力；

（二）受刑事处罚，刑罚执行完毕不满二年或者被依法禁止从事医师职业的期限未满；

（三）被吊销医师执业证书不满二年；

（四）因医师定期考核不合格被注销注册不满一年；

（五）法律、行政法规规定不得从事医疗卫生服务的其他情形。

受理申请的卫生健康主管部门对不予注册的，应当自受理申请之日起二十个工作日内书面通知申请人和其所在医疗卫生机构，并说明理由。

第十七条 医师注册后有下列情形之一的，注销注册，废止医师执业证书：

（一）死亡；

（二）受刑事处罚；

（三）被吊销医师执业证书；

（四）医师定期考核不合格，暂停执业活动期满，再次考核仍不合格；

（五）中止医师执业活动满二年；

（六）法律、行政法规规定不得从事医疗卫生服务或者应当办理注销手续的其他情形。

有前款规定情形的，医师所在医疗卫生机构应当在三十日内报告准予注册的卫生健康主管部门；卫生健康主管部门依职权发现医师有前款规定情形的，应当及时通报准予注册的卫生健康主管部门。准予注册的卫生健康主管部门应当及时注销注册，废止医师执业证书。

第十八条 医师变更执业地点、执业类别、执业范围等注册事项的，应当依照本法规定到准予注册的卫生健康主管部门办理变更注册手续。

医师从事下列活动的，可以不办理相关变更注册手续：

（一）参加规范化培训、进修、对口支援、会诊、突发事件医疗救援、慈善或者其他公益性医疗、义诊；

（二）承担国家任务或者参加政府组织的重要活动等；

（三）在医疗联合体内的医疗机构中执业。

第十九条 中止医师执业活动二年以上或者本法规定不予注册的情形消失，申请重新执业的，应当由县级以上人民政府卫生健康主管部门或者其委托的医疗卫生机构、行业组织考核合格，并依照本法规定重新注册。

第二十条 医师个体行医应当依法办理审批或者备案手续。

执业医师个体行医，须经注册后在医疗卫生机构中执业满五年；但是，依照本法第十一条第二款规定取得中医医师资格的人员，按照考核内容进行执业注册后，即可在注册的执业范围内个体行医。

县级以上地方人民政府卫生健康主管部门对个体行医的医师，应当按照国家有关规定实施监督检查，发现有本法规定注销注册的情形的，应当及时注销注册，废止医师执业证书。

第二十一条 县级以上地方人民政府卫生健康主管部门应当将准予注册和注销注册的人员名单及时予以公告，由省级人民政府卫生健康主管部门汇总，报国务院卫生健康主管部门备案，并按照规定通过网站提供医师注册信息查询服务。

第三章 执业规则

第二十二条 医师在执业活动中享有下列权利：

（一）在注册的执业范围内，按照有关规范进行医学诊查、疾病调查、医学处置、出具相应的医学证明文件，选择合理的医疗、预防、保健方案。

（二）获取劳动报酬，享受国家规定的福利待遇，按照规定参加社会保险并享受相应待遇。

（三）获得符合国家规定标准的执业基本条件和职业防护装备。

（四）从事医学教育、研究、学术交流。

（五）参加专业培训，接受继续医学教育。

（六）对所在医疗卫生机构和卫生健康主管部门的工作提出意见和建议，依法参与所在机构的民主管理。

（七）法律、法规规定的其他权利。

第二十三条 医师在执业活动中履行下列义务：

（一）树立敬业精神，恪守职业道德，履行医师职责，尽职尽责救治患者，执行疫情防控等公共卫生措施。

（二）遵循临床诊疗指南，遵守临床技术操作规范和医学伦理规范等。

（三）尊重、关心、爱护患者，依法保护患者隐私和个人信息。

（四）努力钻研业务，更新知识，提高医学专业技术能力和水平，提升医疗卫生服务质量。

（五）宣传推广与岗位相适应的健康科普知识，对患者及公众进行健康教育和健康指导。

（六）法律、法规规定的其他义务。

第二十四条 医师实施医疗、预防、保健措施，签署有关医学证明文件，必须亲自诊查、调查，并按照规定及时填写病历等医学文书，不得隐匿、伪造、篡改或者擅自销毁病历等医学文书及有关资料。

医师不得出具虚假医学证明文件以及与自己执业范围无关或者与执业类别不相符的

医学证明文件。

第二十五条　医师在诊疗活动中应当向患者说明病情、医疗措施和其他需要告知的事项。需要实施手术、特殊检查、特殊治疗的，医师应当及时向患者具体说明医疗风险、替代医疗方案等情况，并取得其明确同意；不能或者不宜向患者说明的，应当向患者的近亲属说明，并取得其明确同意。

第二十六条　医师开展药物、医疗器械临床试验和其他医学临床研究应当符合国家有关规定，遵守医学伦理规范，依法通过伦理审查，取得书面知情同意。

第二十七条　对需要紧急救治的患者，医师应当采取紧急措施进行诊治，不得拒绝急救处置。

因抢救生命垂危的患者等紧急情况，不能取得患者或者其近亲属意见的，经医疗机构负责人或者授权的负责人批准，可以立即实施相应的医疗措施。

国家鼓励医师积极参与公共交通工具等公共场所急救服务；医师因自愿实施急救造成受助人损害的，不承担民事责任。

第二十八条　医师应当使用经依法批准或者备案的药品、消毒药剂、医疗器械，采用合法、合规、科学的诊疗方法。

除按照规范用于诊断治疗外，不得使用麻醉药品、医疗用毒性药品、精神药品、放射性药品等。

第二十九条　医师应当坚持安全有效、经济合理的用药原则，遵循药品临床应用指导原则、临床诊疗指南和药品说明书等合理用药。

在尚无有效或者更好治疗手段等特殊情况下，医师取得患者明确知情同意后，可以采用药品说明书中未明确但具有循证医学证据的药品用法实施治疗。医疗机构应当建立管理制度，对医师处方、用药医嘱的适宜性进行审核，严格规范医师用药行为。

第三十条　执业医师按照国家有关规定，经所在医疗卫生机构同意，可以通过互联网等信息技术提供部分常见病、慢性病复诊等适宜的医疗卫生服务。国家支持医疗卫生机构之间利用互联网等信息技术开展远程医疗合作。

第三十一条　医师不得利用职务之便，索要、非法收受财物或者牟取其他不正当利益；不得对患者实施不必要的检查、治疗。

第三十二条　遇有自然灾害、事故灾难、公共卫生事件和社会安全事件等严重威胁人民生命健康的突发事件时，县级以上人民政府卫生健康主管部门根据需要组织医师参与卫生应急处置和医疗救治，医师应当服从调遣。

第三十三条　在执业活动中有下列情形之一的，医师应当按照有关规定及时向所在医疗卫生机构或者有关部门、机构报告：

（一）发现传染病、突发不明原因疾病或者异常健康事件；

（二）发生或者发现医疗事故；

（三）发现可能与药品、医疗器械有关的不良反应或者不良事件；

（四）发现假药或者劣药；

（五）发现患者涉嫌伤害事件或者非正常死亡；

（六）法律、法规规定的其他情形。

第三十四条 执业助理医师应当在执业医师的指导下，在医疗卫生机构中按照注册的执业类别、执业范围执业。

在乡、民族乡、镇和村医疗卫生机构以及艰苦边远地区县级医疗卫生机构中执业的执业助理医师，可以根据医疗卫生服务情况和本人实践经验，独立从事一般的执业活动。

第三十五条 参加临床教学实践的医学生和尚未取得医师执业证书、在医疗卫生机构中参加医学专业工作实践的医学毕业生，应当在执业医师监督、指导下参与临床诊疗活动。医疗卫生机构应当为有关医学生、医学毕业生参与临床诊疗活动提供必要的条件。

第三十六条 有关行业组织、医疗卫生机构、医学院校应当加强对医师的医德医风教育。

医疗卫生机构应当建立健全医师岗位责任、内部监督、投诉处理等制度，加强对医师的管理。

第四章 培训和考核

第三十七条 国家制定医师培养规划，建立适应行业特点和社会需求的医师培养和供需平衡机制，统筹各类医学人才需求，加强全科、儿科、精神科、老年医学等紧缺专业人才培养。

国家采取措施，加强医教协同，完善医学院校教育、毕业后教育和继续教育体系。

国家通过多种途径，加强以全科医生为重点的基层医疗卫生人才培养和配备。

国家采取措施，完善中医西医相互学习的教育制度，培养高层次中西医结合人才和能够提供中西医结合服务的全科医生。

第三十八条 国家建立健全住院医师规范化培训制度，健全临床带教激励机制，保障住院医师培训期间待遇，严格培训过程管理和结业考核。

国家建立健全专科医师规范化培训制度，不断提高临床医师专科诊疗水平。

第三十九条 县级以上人民政府卫生健康主管部门和其他有关部门应当制定医师培训计划，采取多种形式对医师进行分级分类培训，为医师接受继续医学教育提供条件。

县级以上人民政府应当采取有力措施，优先保障基层、欠发达地区和民族地区的医疗卫生人员接受继续医学教育。

第四十条 医疗卫生机构应当合理调配人力资源，按照规定和计划保证本机构医师接受继续医学教育。

县级以上人民政府卫生健康主管部门应当有计划地组织协调县级以上医疗卫生机构对乡镇卫生院、村卫生室、社区卫生服务中心等基层医疗卫生机构中的医疗卫生人员开展培训，提高其医学专业技术能力和水平。

有关行业组织应当为医师接受继续医学教育提供服务和创造条件，加强继续医学教育的组织、管理。

第四十一条 国家在每年的医学专业招生计划和教育培训计划中，核定一定比例用于定向培养、委托培训，加强基层和艰苦边远地区医师队伍建设。

有关部门、医疗卫生机构与接受定向培养、委托培训的人员签订协议，约定相关待遇、服务年限、违约责任等事项，有关人员应当履行协议约定的义务。县级以上人民政府有关部门应当采取措施，加强履约管理。协议各方违反约定的，应当承担违约责任。

第四十二条 国家实行医师定期考核制度。

县级以上人民政府卫生健康主管部门或者其委托的医疗卫生机构、行业组织应当按照医师执业标准，对医师的业务水平、工作业绩和职业道德状况进行考核，考核周期为三年。对具有较长年限执业经历、无不良行为记录的医师，可以简化考核程序。

受委托的机构或者组织应当将医师考核结果报准予注册的卫生健康主管部门备案。

对考核不合格的医师，县级以上人民政府卫生健康主管部门应当责令其暂停执业活动三个月至六个月，并接受相关专业培训。暂停执业活动期满，再次进行考核，对考核合格的，允许其继续执业。

第四十三条 省级以上人民政府卫生健康主管部门负责指导、检查和监督医师考核工作。

第五章 保障措施

第四十四条 国家建立健全体现医师职业特点和技术劳动价值的人事、薪酬、职称、奖励制度。

对从事传染病防治、放射医学和精神卫生工作以及其他特殊岗位工作的医师，应当按照国家有关规定给予适当的津贴。津贴标准应当定期调整。

在基层和艰苦边远地区工作的医师，按照国家有关规定享受津贴、补贴政策，并在职称评定、职业发展、教育培训和表彰奖励等方面享受优惠待遇。

第四十五条 国家加强疾病预防控制人才队伍建设，建立适应现代化疾病预防控制体系的医师培养和使用机制。

疾病预防控制机构、二级以上医疗机构以及乡镇卫生院、社区卫生服务中心等基层医疗卫生机构应当配备一定数量的公共卫生医师，从事人群疾病及危害因素监测、风险评估研判、监测预警、流行病学调查、免疫规划管理、职业健康管理等公共卫生工作。医疗机构应当建立健全管理制度，严格执行院内感染防控措施。

国家建立公共卫生与临床医学相结合的人才培养机制，通过多种途径对临床医师进行疾病预防控制、突发公共卫生事件应对等方面业务培训，对公共卫生医师进行临床医学业务培训，完善医防结合和中西医协同防治的体制机制。

第四十六条 国家采取措施，统筹城乡资源，加强基层医疗卫生队伍和服务能力建设，对乡村医疗卫生人员建立县乡村上下贯通的职业发展机制，通过县管乡用、乡聘村用等方式，将乡村医疗卫生人员纳入县域医疗卫生人员管理。

执业医师晋升为副高级技术职称的，应当有累计一年以上在县级以下或者对口支援的医疗卫生机构提供医疗卫生服务的经历；晋升副高级技术职称后，在县级以下或者对口支援的医疗卫生机构提供医疗卫生服务，累计一年以上的，同等条件下优先晋升为正高级技术职称。

国家采取措施，鼓励取得执业医师资格或者执业助理医师资格的人员依法开办村医疗卫生机构，或者在村医疗卫生机构提供医疗卫生服务。

第四十七条　国家鼓励在村医疗卫生机构中向村民提供预防、保健和一般医疗服务的乡村医生通过医学教育取得医学专业学历；鼓励符合条件的乡村医生参加医师资格考试，依法取得医师资格证。

国家采取措施，通过信息化、智能化手段帮助乡村医生提高医学技术能力和水平，进一步完善对乡村医生的服务收入多渠道补助机制和养老等政策。

乡村医生的具体管理办法，由国务院制定。

第四十八条　医师有下列情形之一的，按照国家有关规定给予表彰、奖励：

（一）在执业活动中，医德高尚，事迹突出；

（二）在医学研究、教育中开拓创新，对医学专业技术有重大突破，做出显著贡献；

（三）遇有突发事件时，在预防预警、救死扶伤等工作中表现突出；

（四）长期在艰苦边远地区的县级以下医疗卫生机构努力工作；

（五）在疾病预防控制、健康促进工作中做出突出贡献；

（六）法律、法规规定的其他情形。

第四十九条　县级以上人民政府及其有关部门应当将医疗纠纷预防和处理工作纳入社会治安综合治理体系，加强医疗卫生机构及周边治安综合治理，维护医疗卫生机构良好的执业环境，有效防范和依法打击涉医违法犯罪行为，保护医患双方合法权益。

医疗卫生机构应当完善安全保卫措施，维护良好的医疗秩序，及时主动化解医疗纠纷，保障医师执业安全。

禁止任何组织或者个人阻碍医师依法执业，干扰医师正常工作、生活；禁止通过侮辱、诽谤、威胁、殴打等方式，侵犯医师的人格尊严、人身安全。

第五十条　医疗卫生机构应当为医师提供职业安全和卫生防护用品，并采取有效的卫生防护和医疗保健措施。

医师受到事故伤害或者在职业活动中因接触有毒、有害因素而引起疾病、死亡的，依照有关法律、行政法规的规定享受工伤保险待遇。

第五十一条　医疗卫生机构应当为医师合理安排工作时间，落实带薪休假制度，定期开展健康检查。

第五十二条　国家建立完善医疗风险分担机制。医疗机构应当参加医疗责任保险或者建立、参加医疗风险基金。鼓励患者参加医疗意外保险。

第五十三条　新闻媒体应当开展医疗卫生法律、法规和医疗卫生知识的公益宣传，弘扬医师先进事迹，引导公众尊重医师、理性对待医疗卫生风险。

第六章 法律责任

第五十四条 在医师资格考试中有违反考试纪律等行为,情节严重的,一年至三年内禁止参加医师资格考试。

以不正当手段取得医师资格证书或者医师执业证书的,由发给证书的卫生健康主管部门予以撤销,三年内不受理其相应申请。

伪造、变造、买卖、出租、出借医师执业证书的,由县级以上人民政府卫生健康主管部门责令改正,没收违法所得,并处违法所得二倍以上五倍以下的罚款,违法所得不足一万元的,按一万元计算;情节严重的,吊销医师执业证书。

第五十五条 违反本法规定,医师在执业活动中有下列行为之一的,由县级以上人民政府卫生健康主管部门责令改正,给予警告;情节严重的,责令暂停六个月以上一年以下执业活动直至吊销医师执业证书:

(一)在提供医疗卫生服务或者开展医学临床研究中,未按照规定履行告知义务或者取得知情同意;

(二)对需要紧急救治的患者,拒绝急救处置,或者由于不负责任延误诊治;

(三)遇有自然灾害、事故灾难、公共卫生事件和社会安全事件等严重威胁人民生命健康的突发事件时,不服从卫生健康主管部门调遣;

(四)未按照规定报告有关情形;

(五)违反法律、法规、规章或者执业规范,造成医疗事故或者其他严重后果。

第五十六条 违反本法规定,医师在执业活动中有下列行为之一的,由县级以上人民政府卫生健康主管部门责令改正,给予警告,没收违法所得,并处一万元以上三万元以下的罚款;情节严重的,责令暂停六个月以上一年以下执业活动直至吊销医师执业证书:

(一)泄露患者隐私或者个人信息;

(二)出具虚假医学证明文件,或者未经亲自诊查、调查,签署诊断、治疗、流行病学等证明文件或者有关出生、死亡等证明文件;

(三)隐匿、伪造、篡改或者擅自销毁病历等医学文书及有关资料;

(四)未按照规定使用麻醉药品、医疗用毒性药品、精神药品、放射性药品等;

(五)利用职务之便,索要、非法收受财物或者牟取其他不正当利益,或者违反诊疗规范,对患者实施不必要的检查、治疗造成不良后果;

(六)开展禁止类医疗技术临床应用。

第五十七条 违反本法规定,医师未按照注册的执业地点、执业类别、执业范围执业的,由县级以上人民政府卫生健康主管部门或者中医药主管部门责令改正,给予警告,没收违法所得,并处一万元以上三万元以下的罚款;情节严重的,责令暂停六个月以上一年以下执业活动直至吊销医师执业证书。

第五十八条 严重违反医师职业道德、医学伦理规范,造成恶劣社会影响的,由省级以上人民政府卫生健康主管部门吊销医师执业证书或者责令停止非法执业活动,五年直至终身禁止从事医疗卫生服务或者医学临床研究。

第五十九条　违反本法规定，非医师行医的，由县级以上人民政府卫生健康主管部门责令停止非法执业活动，没收违法所得和药品、医疗器械，并处违法所得二倍以上十倍以下的罚款，违法所得不足一万元的，按一万元计算。

第六十条　违反本法规定，阻碍医师依法执业，干扰医师正常工作、生活，或者通过侮辱、诽谤、威胁、殴打等方式，侵犯医师人格尊严、人身安全，构成违反治安管理行为的，依法给予治安管理处罚。

第六十一条　违反本法规定，医疗卫生机构未履行报告职责，造成严重后果的，由县级以上人民政府卫生健康主管部门给予警告，对直接负责的主管人员和其他直接责任人员依法给予处分。

第六十二条　违反本法规定，卫生健康主管部门和其他有关部门工作人员或者医疗卫生机构工作人员弄虚作假、滥用职权、玩忽职守、徇私舞弊的，依法给予处分。

第六十三条　违反本法规定，构成犯罪的，依法追究刑事责任；造成人身、财产损害的，依法承担民事责任。

第七章　附　则

第六十四条　国家采取措施，鼓励具有中等专业学校医学专业学历的人员通过参加更高层次学历教育等方式，提高医学技术能力和水平。

在本法施行前以及在本法施行后一定期限内取得中等专业学校相关医学专业学历的人员，可以参加医师资格考试。具体办法由国务院卫生健康主管部门会同国务院教育、中医药等有关部门制定。

第六十五条　中国人民解放军和中国人民武装警察部队执行本法的具体办法，由国务院、中央军事委员会依据本法制定。

第六十六条　境外人员参加医师资格考试、申请注册、执业或者从事临床示教、临床研究、临床学术交流等活动的具体管理办法，由国务院卫生健康主管部门制定。

第六十七条　本法自2022年3月1日起施行。《中华人民共和国执业医师法》同时废止。

二、医疗事故处理条例

（2002年2月20日国务院第55次常务会议通过，2002年4月4日中华人民共和国国务院令第351号公布，自2002年9月1日起施行）

第一章　总　则

第一条　为了正确处理医疗事故，保护患者和医疗机构及其医务人员的合法权益，维护医疗秩序，保障医疗安全，促进医学科学的发展，制定本条例。

第二条　本条例所称医疗事故，是指医疗机构及其医务人员在医疗活动中，违反医疗卫生管理法律、行政法规、部门规章和诊疗护理规范、常规，过失造成患者人身损害的事故。

第三条 处理医疗事故,应当遵循公开、公平、公正、及时、便民的原则,坚持实事求是的科学态度,做到事实清楚、定性准确、责任明确、处理恰当。

第四条 根据对患者人身造成的损害程度,医疗事故分为四级:

一级医疗事故:造成患者死亡、重度残疾的;

二级医疗事故:造成患者中度残疾、器官组织损伤导致严重功能障碍的;

三级医疗事故:造成患者轻度残疾、器官组织损伤导致一般功能障碍的;

四级医疗事故:造成患者明显人身损害的其他后果的。

具体分级标准由国务院卫生行政部门制定。

第二章 医疗事故的预防与处置

第五条 医疗机构及其医务人员在医疗活动中,必须严格遵守医疗卫生管理法律、行政法规、部门规章和诊疗护理规范、常规,恪守医疗服务职业道德。

第六条 医疗机构应当对其医务人员进行医疗卫生管理法律、行政法规、部门规章和诊疗护理规范、常规的培训和医疗服务职业道德教育。

第七条 医疗机构应当设置医疗服务质量监控部门或者配备专(兼)职人员,具体负责监督本医疗机构的医务人员的医疗服务工作,检查医务人员执业情况,接受患者对医疗服务的投诉,向其提供咨询服务。

第八条 医疗机构应当按照国务院卫生行政部门规定的要求,书写并妥善保管病历资料。

因抢救急危患者,未能及时书写病历的,有关医务人员应当在抢救结束后6小时内据实补记,并加以注明。

第九条 严禁涂改、伪造、隐匿、销毁或者抢夺病历资料。

第十条 患者有权复印或者复制其门诊病历、住院志、体温单、医嘱单、化验单(检验报告)、医学影像检查资料、特殊检查同意书、手术同意书、手术及麻醉记录单、病理资料、护理记录以及国务院卫生行政部门规定的其他病历资料。

患者依照前款规定要求复印或者复制病历资料的,医疗机构应当提供复印或者复制服务并在复印或者复制的病历资料上加盖证明印记。复印或者复制病历资料时,应当有患者在场。

医疗机构应患者的要求,为其复印或者复制病历资料,可以按照规定收取工本费。具体收费标准由省、自治区、直辖市人民政府价格主管部门会同同级卫生行政部门规定。

第十一条 在医疗活动中,医疗机构及其医务人员应当将患者的病情、医疗措施、医疗风险等如实告知患者,及时解答其咨询;但是,应当避免对患者产生不利后果。

第十二条 医疗机构应当制定防范、处理医疗事故的预案,预防医疗事故的发生,减轻医疗事故的损害。

第十三条 医务人员在医疗活动中发生或者发现医疗事故、可能引起医疗事故的医疗过失行为或者发生医疗事故争议的,应当立即向所在科室负责人报告,科室负责人应当及时向本医疗机构负责医疗服务质量监控的部门或者专（兼）职人员报告；负责医疗服务质量监控的部门或者专（兼）职人员接到报告后，应当立即进行调查、核实，将有关情况如实向本医疗机构的负责人报告，并向患者通报、解释。

第十四条　发生医疗事故的，医疗机构应当按照规定向所在地卫生行政部门报告。

发生下列重大医疗过失行为的，医疗机构应当在12小时内向所在地卫生行政部门报告：

（一）导致患者死亡或者可能为二级以上的医疗事故；

（二）导致3人以上人身损害后果；

（三）国务院卫生行政部门和省、自治区、直辖市人民政府卫生行政部门规定的其他情形。

第十五条　发生或者发现医疗过失行为，医疗机构及其医务人员应当立即采取有效措施，避免或者减轻对患者身体健康的损害，防止损害扩大。

第十六条　发生医疗事故争议时，死亡病例讨论记录、疑难病例讨论记录、上级医师查房记录、会诊意见、病程记录应当在医患双方在场的情况下封存和启封。封存的病历资料可以是复印件，由医疗机构保管。

第十七条　疑似输液、输血、注射、药物等引起不良后果的，医患双方应当共同对现场实物进行封存和启封，封存的现场实物由医疗机构保管；需要检验的，应当由双方共同指定的、依法具有检验资格的检验机构进行检验；双方无法共同指定时，由卫生行政部门指定。

疑似输血引起不良后果，需要对血液进行封存保留的，医疗机构应当通知提供该血液的采供血机构派员到场。

第十八条　患者死亡，医患双方当事人不能确定死因或者对死因有异议的，应当在患者死亡后48小时内进行尸检；具备尸体冷冻存放条件的，可以延长至7日。尸检应当经死者近亲属同意并签字。

尸检应当由按照国家有关规定取得相应资格的机构和病理解剖专业技术人员进行。承担尸检任务的机构和病理解剖专业技术人员有进行尸检的义务。

医疗事故争议双方当事人可以请法医病理学人员参加尸检，也可以委派代表观察尸检过程。拒绝或者拖延尸检，超过规定时间，影响对死因判定的，由拒绝或者拖延的一方承担责任。

第十九条　患者在医疗机构内死亡的，尸体应当立即移放太平间。死者尸体存放时间一般不得超过2周。逾期不处理的尸体，经医疗机构所在地卫生行政部门批准，并报经同级公安部门备案后，由医疗机构按照规定进行处理。

第三章　医疗事故的技术鉴定

第二十条　卫生行政部门接到医疗机构关于重大医疗过失行为的报告或者医疗事故争议当事人要求处理医疗事故争议的申请后，对需要进行医疗事故技术鉴定的，应当交由负责医疗事故技术鉴定工作的医学会组织鉴定；医患双方协商解决医疗事故争议，需要进行医疗事故技术鉴定的,由双方当事人共同委托负责医疗事故技术鉴定工作的医学会组织鉴定。

第二十一条 设区的市级地方医学会和省、自治区、直辖市直接管辖的县(市)地方医学会负责组织首次医疗事故技术鉴定工作。省、自治区、直辖市地方医学会负责组织再次鉴定工作。

必要时,中华医学会可以组织疑难、复杂并在全国有重大影响的医疗事故争议的技术鉴定工作。

第二十二条 当事人对首次医疗事故技术鉴定结论不服的,可以自收到首次鉴定结论之日起15日内向医疗机构所在地卫生行政部门提出再次鉴定的申请。

第二十三条 负责组织医疗事故技术鉴定工作的医学会应当建立专家库。

专家库由具备下列条件的医疗卫生专业技术人员组成:

(一)有良好的业务素质和执业品德。

(二)受聘于医疗卫生机构或者医学教学、科研机构并担任相应专业高级技术职务3年以上。

符合前款第(一)项规定条件并具备高级技术任职资格的法医可以受聘进入专家库。

负责组织医疗事故技术鉴定工作的医学会依照本条例规定聘请医疗卫生专业技术人员和法医进入专家库,可以不受行政区域的限制。

第二十四条 医疗事故技术鉴定,由负责组织医疗事故技术鉴定工作的医学会组织专家鉴定组进行。

参加医疗事故技术鉴定的相关专业的专家,由医患双方在医学会主持下从专家库中随机抽取。在特殊情况下,医学会根据医疗事故技术鉴定工作的需要,可以组织医患双方在其他医学会建立的专家库中随机抽取相关专业的专家参加鉴定或者函件咨询。

符合本条例第二十三条规定条件的医疗卫生专业技术人员和法医有义务受聘进入专家库,并承担医疗事故技术鉴定工作。

第二十五条 专家鉴定组进行医疗事故技术鉴定,实行合议制。专家鉴定组人数为单数,涉及的主要学科的专家一般不得少于鉴定组成员的二分之一;涉及死因、伤残等级鉴定的,并应当从专家库中随机抽取法医参加专家鉴定组。

第二十六条 专家鉴定组成员有下列情形之一的,应当回避,当事人也可以以口头或者书面的方式申请其回避:

(一)是医疗事故争议当事人或者当事人的近亲属的;

(二)与医疗事故争议有利害关系的;

(三)与医疗事故争议当事人有其他关系,可能影响公正鉴定的。

第二十七条 专家鉴定组依照医疗卫生管理法律、行政法规、部门规章和诊疗护理规范、常规,运用医学科学原理和专业知识,独立进行医疗事故技术鉴定,对医疗事故进行鉴别和判定,为处理医疗事故争议提供医学依据。

任何单位或者个人不得干扰医疗事故技术鉴定工作,不得威胁、利诱、辱骂、殴打专家鉴定组成员。

专家鉴定组成员不得接受双方当事人的财物或者其他利益。

第二十八条 负责组织医疗事故技术鉴定工作的医学会应当自受理医疗事故技术鉴定之日起5日内通知医疗事故争议双方当事人提交进行医疗事故技术鉴定所需的材料。

当事人应当自收到医学会的通知之日起10日内提交有关医疗事故技术鉴定的材料、书面陈述及答辩。医疗机构提交的有关医疗事故技术鉴定的材料应当包括下列内容：

（一）住院患者的病程记录、死亡病例讨论记录、疑难病例讨论记录、会诊意见、上级医师查房记录等病历资料原件；

（二）住院患者的住院志、体温单、医嘱单、化验单（检验报告）、医学影像检查资料、特殊检查同意书、手术同意书、手术及麻醉记录单、病理资料、护理记录等病历资料原件；

（三）抢救急危患者，在规定时间内补记的病历资料原件；

（四）封存保留的输液、注射用物品和血液、药物等实物，或者依法具有检验资格的检验机构对这些物品、实物作出的检验报告；

（五）与医疗事故技术鉴定有关的其他材料。

在医疗机构建有病历档案的门诊、急诊患者，其病历资料由医疗机构提供；没有在医疗机构建立病历档案的，由患者提供。

医患双方应当依照本条例的规定提交相关材料。医疗机构无正当理由未依照本条例的规定如实提供相关材料，导致医疗事故技术鉴定不能进行的，应当承担责任。

第二十九条 负责组织医疗事故技术鉴定工作的医学会应当自接到当事人提交的有关医疗事故技术鉴定的材料、书面陈述及答辩之日起45日内组织鉴定并出具医疗事故技术鉴定书。

负责组织医疗事故技术鉴定工作的医学会可以向双方当事人调查取证。

第三十条 专家鉴定组应当认真审查双方当事人提交的材料，听取双方当事人的陈述及答辩并进行核实。

双方当事人应当按照本条例的规定如实提交进行医疗事故技术鉴定所需要的材料，并积极配合调查。当事人任何一方不予配合，影响医疗事故技术鉴定的，由不予配合的一方承担责任。

第三十一条 专家鉴定组应当在事实清楚、证据确凿的基础上，综合分析患者的病情和个体差异，作出鉴定结论，并制作医疗事故技术鉴定书。鉴定结论以专家鉴定组成员的过半数通过。鉴定过程应当如实记载。

医疗事故技术鉴定书应当包括下列主要内容：

（一）双方当事人的基本情况及要求；

（二）当事人提交的材料和负责组织医疗事故技术鉴定工作的医学会的调查材料；

（三）对鉴定过程的说明；

（四）医疗行为是否违反医疗卫生管理法律、行政法规、部门规章和诊疗护理规范、常规；

（五）医疗过失行为与人身损害后果之间是否存在因果关系；

（六）医疗过失行为在医疗事故损害后果中的责任程度；

（七）医疗事故等级；

（八）对医疗事故患者的医疗护理医学建议。

第三十二条 医疗事故技术鉴定办法由国务院卫生行政部门制定。

第三十三条 有下列情形之一的，不属于医疗事故：

（一）在紧急情况下为抢救垂危患者生命而采取紧急医学措施造成不良后果的；

（二）在医疗活动中由于患者病情异常或者患者体质特殊而发生医疗意外的；

（三）在现有医学科学技术条件下，发生无法预料或者不能防范的不良后果的；

（四）无过错输血感染造成不良后果的；

（五）因患方原因延误诊疗导致不良后果的；

（六）因不可抗力造成不良后果的。

第三十四条 医疗事故技术鉴定，可以收取鉴定费用。经鉴定，属于医疗事故的，鉴定费用由医疗机构支付；不属于医疗事故的，鉴定费用由提出医疗事故处理申请的一方支付。鉴定费用标准由省、自治区、直辖市人民政府价格主管部门会同同级财政部门、卫生行政部门规定。

第四章 医疗事故的行政处理与监督

第三十五条 卫生行政部门应当依照本条例和有关法律、行政法规、部门规章的规定，对发生医疗事故的医疗机构和医务人员作出行政处理。

第三十六条 卫生行政部门接到医疗机构关于重大医疗过失行为的报告后，除责令医疗机构及时采取必要的医疗救治措施，防止损害后果扩大外，应当组织调查，判定是否属于医疗事故；对不能判定是否属于医疗事故的，应当依照本条例的有关规定交由负责医疗事故技术鉴定工作的医学会组织鉴定。

第三十七条 发生医疗事故争议，当事人申请卫生行政部门处理的，应当提出书面申请。申请书应当载明申请人的基本情况、有关事实、具体请求及理由等。

当事人自己知道或者应当知道其身体健康受到损害之日起1年内，可以向卫生行政部门提出医疗事故争议处理申请。

第三十八条 发生医疗事故争议，当事人申请卫生行政部门处理的，由医疗机构所在地的县级人民政府卫生行政部门受理。医疗机构所在地是直辖市的，由医疗机构所在地的区、县人民政府卫生行政部门受理。

有下列情形之一的，县级人民政府卫生行政部门应当自接到医疗机构的报告或者当事人提出医疗事故争议处理申请之日起7日内移送上一级人民政府卫生行政部门处理：

（一）患者死亡；

（二）可能为二级以上的医疗事故；

（三）国务院卫生行政部门和省、自治区、直辖市人民政府卫生行政部门规定的其他情形。

第三十九条 卫生行政部门应当自收到医疗事故争议处理申请之日起10日内进行审查，作出是否受理的决定。对符合本条例规定，予以受理，需要进行医疗事故技术鉴定的，应当自作出受理决定之日起5日内将有关材料交由负责医疗事故技术鉴定工作的医学会组织鉴定并书面通知申请人；对不符合本条例规定，不予受理的，应当书面通知申请人并说明理由。

当事人对首次医疗事故技术鉴定结论有异议，申请再次鉴定的，卫生行政部门应当自收到申请之日起7日内交由省、自治区、直辖市地方医学会组织再次鉴定。

第四十条 当事人既向卫生行政部门提出医疗事故争议处理申请，又向人民法院提起诉讼的，卫生行政部门不予受理；卫生行政部门已经受理的，应当终止处理。

第四十一条 卫生行政部门收到负责组织医疗事故技术鉴定工作的医学会出具的医疗事故技术鉴定书后，应当对参加鉴定的人员资格和专业类别、鉴定程序进行审核；必要时，可以组织调查，听取医疗事故争议双方当事人的意见。

第四十二条 卫生行政部门经审核，对符合本条例规定作出的医疗事故技术鉴定结论，应当作为对发生医疗事故的医疗机构和医务人员作出行政处理以及进行医疗事故赔偿调解的依据；经审核，发现医疗事故技术鉴定不符合本条例规定的，应当要求重新鉴定。

第四十三条 医疗事故争议由双方当事人自行协商解决的，医疗机构应当自协商解决之日起7日内向所在地卫生行政部门作出书面报告，并附具协议书。

第四十四条 医疗事故争议经人民法院调解或者判决解决的，医疗机构应当自收到生效的人民法院的调解书或者判决书之日起7日内向所在地卫生行政部门作出书面报告，并附具调解书或者判决书。

第四十五条 县级以上地方人民政府卫生行政部门应当按照规定逐级将当地发生的医疗事故以及依法对发生医疗事故的医疗机构和医务人员作出行政处理的情况，上报国务院卫生行政部门。

第五章　医疗事故的赔偿

第四十六条 发生医疗事故的赔偿等民事责任争议，医患双方可以协商解决；不愿意协商或者协商不成的，当事人可以向卫生行政部门提出调解申请，也可以直接向人民法院提起民事诉讼。

第四十七条 双方当事人协商解决医疗事故的赔偿等民事责任争议的，应当制作协议书。协议书应当载明双方当事人的基本情况和医疗事故的原因、双方当事人共同认定的医疗事故等级以及协商确定的赔偿数额等，并由双方当事人在协议书上签名。

第四十八条 已确定为医疗事故的，卫生行政部门应将医疗事故争议双方当事人请求，可以进行医疗事故赔偿调解。调解时，应当遵循当事人双方自愿原则，并应当依据本条例的规定计算赔偿数额。

经调解，双方当事人就赔偿数额达成协议后，制作调解书，双方当事人应当履行；调解不成或者经调解达成协议后一方反悔的，卫生行政部门不再调解。

第四十九条 医疗事故赔偿，应当考虑下列因素，确定具体赔偿数额：

（一）医疗事故等级；

（二）医疗过失行为在医疗事故损害后果中的责任程度；

（三）医疗事故损害后果与患者原有疾病状况之间的关系。

不属于医疗事故的，医疗机构不承担赔偿责任。

第五十条 医疗事故赔偿，按照下列项目和标准计算：

（一）医疗费：按照医疗事故对患者造成的人身损害进行治疗所发生的医疗费用计算，凭据支付，但不包括原发病医疗费用。结案后确实需要继续治疗的，按照基本医疗费用支付。

（二）误工费：患者有固定收入的，按照本人因误工减少的固定收入计算，对收入高于医疗事故发生地上一年度职工年平均工资3倍以上的，按照3倍计算；无固定收入的，按照医疗事故发生地上一年度职工年平均工资计算。

（三）住院伙食补助费：按照医疗事故发生地国家机关一般工作人员的出差伙食补助标准计算。

（四）陪护费：患者住院期间需要专人陪护的，按照医疗事故发生地上一年度职工年平均工资计算。

（五）残疾生活补助费：根据伤残等级，按照医疗事故发生地居民年平均生活费计算，自定残之月起最长赔偿30年；但是，60周岁以上的，不超过15年；70周岁以上的，不超过5年。

（六）残疾用具费：因残疾需要配置补偿功能器具的，凭医疗机构证明，按照普及型器具的费用计算。

（七）丧葬费：按照医疗事故发生地规定的丧葬费补助标准计算。

（八）被扶养人生活费：以死者生前或者残疾者丧失劳动能力前实际扶养且没有劳动能力的人为限，按照其户籍所在地或者居所地居民最低生活保障标准计算。对不满16周岁的，扶养到16周岁。对年满16周岁但无劳动能力的，扶养20年；但是，60周岁以上的，不超过15年；70周岁以上的，不超过5年。

（九）交通费：按照患者实际必需的交通费用计算，凭据支付。

（十）住宿费：按照医疗事故发生地国家机关一般工作人员的出差住宿补助标准计算，凭据支付。

（十一）精神损害抚慰金：按照医疗事故发生地居民年平均生活费计算。造成患者死亡的，赔偿年限最长不超过6年；造成患者残疾的，赔偿年限最长不超过3年。

第五十一条 参加医疗事故处理的患者近亲属所需交通费、误工费、住宿费，参照本条例第五十条的有关规定计算，计算费用的人数不超过2人。

医疗事故造成患者死亡的，参加丧葬活动的患者的配偶和直系亲属所需交通费、误工费、住宿费，参照本条例第五十条的有关规定计算，计算费用的人数不超过2人。

第五十二条 医疗事故赔偿费用，实行一次性结算，由承担医疗事故责任的医疗机构支付。

第六章 罚 则

第五十三条 卫生行政部门的工作人员在处理医疗事故过程中违反本条例的规定，利用职务上的便利收受他人财物或者其他利益，滥用职权，玩忽职守，或者发现违法行为不予查处，造成严重后果的，依照刑法关于受贿罪、滥用职权罪、玩忽职守罪或者其他有关罪的规定，依法追究刑事责任；尚不够刑事处罚的，依法给予降级或者撤职的行政处分。

第五十四条 卫生行政部门违反本条例的规定，有下列情形之一的，由上级卫生行政部门给予警告并责令限期改正；情节严重的，对负有责任的主管人员和其他直接责任人员依法给予行政处分：

（一）接到医疗机构关于重大医疗过失行为的报告后，未及时组织调查的；

（二）接到医疗事故争议处理申请后，未在规定时间内审查或者移送上一级人民政府卫生行政部门处理的；

（三）未将应当进行医疗事故技术鉴定的重大医疗过失行为或者医疗事故争议移交医学会组织鉴定的；

（四）未按照规定逐级将当地发生的医疗事故以及依法对发生医疗事故的医疗机构和医务人员的行政处理情况上报的；

（五）未依照本条例规定审核医疗事故技术鉴定书的。

第五十五条 医疗机构发生医疗事故的，由卫生行政部门根据医疗事故等级和情节，给予警告；情节严重的，责令限期停业整顿直至由原发证部门吊销执业许可证，对负有责任的医务人员依照刑法关于医疗事故罪的规定，依法追究刑事责任；尚不够刑事处罚的，依法给予行政处分或者纪律处分。

对发生医疗事故的有关医务人员，除依照前款处罚外，卫生行政部门并可以责令暂停6个月以上1年以下执业活动；情节严重的，吊销其执业证书。

第五十六条 医疗机构违反本条例的规定，有下列情形之一的，由卫生行政部门责令改正；情节严重的，对负有责任的主管人员和其他直接责任人员依法给予行政处分或者纪律处分：

（一）未如实告知患者病情、医疗措施和医疗风险的；

（二）没有正当理由，拒绝为患者提供复印或者复制病历资料服务的；

（三）未按照国务院卫生行政部门规定的要求书写和妥善保管病历资料的；

（四）未在规定时间内补记抢救工作病历内容的；

（五）未按照本条例的规定封存、保管和启封病历资料和实物的；

（六）未设置医疗服务质量监控部门或者配备专（兼）职人员的；

（七）未制定有关医疗事故防范和处理预案的；

（八）未在规定时间内向卫生行政部门报告重大医疗过失行为的；

（九）未按照本条例的规定向卫生行政部门报告医疗事故的；

（十）未按照规定进行尸检和保存、处理尸体的。

第五十七条 参加医疗事故技术鉴定工作的人员违反本条例的规定,接受申请鉴定双方或者一方当事人的财物或者其他利益,出具虚假医疗事故技术鉴定书,造成严重后果的,依照刑法关于受贿罪的规定,依法追究刑事责任;尚不够刑事处罚的,由原发证部门吊销其执业证书或者资格证书。

第五十八条 医疗机构或者其他有关机构违反本条例的规定,有下列情形之一的,由卫生行政部门责令改正,给予警告;对负有责任的主管人员和其他直接责任人员依法给予行政处分或者纪律处分;情节严重的,由原发证部门吊销其执业证书或者资格证书:

(一)承担尸检任务的机构没有正当理由,拒绝进行尸检的;

(二)涂改、伪造、隐匿、销毁病历资料的。

第五十九条 以医疗事故为由,寻衅滋事、抢夺病历资料,扰乱医疗机构正常医疗秩序和医疗事故技术鉴定工作,依照刑法关于扰乱社会秩序罪的规定,依法追究刑事责任;尚不够刑事处罚的,依法给予治安管理处罚。

第七章 附 则

第六十条 本条例所称医疗机构,是指依照《医疗机构管理条例》的规定取得《医疗机构执业许可证》的机构。

县级以上城市从事计划生育技术服务的机构依照《计划生育技术服务管理条例》的规定开展与计划生育有关的临床医疗服务,发生的计划生育技术服务事故,依照本条例的有关规定处理;但是,其中不属于医疗机构的县级以上城市从事计划生育技术服务的机构发生的计划生育技术服务事故,由计划生育行政部门行使依照本条例有关规定由卫生行政部门承担的受理、交由负责医疗事故技术鉴定工作的医学会组织鉴定和赔偿调解的职能;对发生计划生育技术服务事故的该机构及其有关责任人员,依法进行处理。

第六十一条 非法行医,造成患者人身损害,不属于医疗事故,触犯刑律的,依法追究刑事责任;有关赔偿,由受害人直接向人民法院提起诉讼。

第六十二条 军队医疗机构的医疗事故处理办法,由中国人民解放军卫生主管部门会同国务院卫生行政部门依据本条例制定。

第六十三条 本条例自2002年9月1日起施行。1987年6月29日国务院发布的《医疗事故处理办法》同时废止。本条例施行前已经处理结案的医疗事故争议,不再重新处理。

三、医疗纠纷预防和处理条例

(2018年6月20日国务院第13次常务会议通过,2018年7月31日中华人民共和国国务院令第701号公布,自2018年10月1日起施行)

第一章 总 则

第一条 为了预防和妥善处理医疗纠纷,保护医患双方的合法权益,维护医疗秩序，保障医疗安全，制定本条例。

第二条 本条例所称医疗纠纷，是指医患双方因诊疗活动引发的争议。

第三条 国家建立医疗质量安全管理体系，深化医药卫生体制改革，规范诊疗活动，改善医疗服务，提高医疗质量，预防、减少医疗纠纷。

在诊疗活动中，医患双方应当互相尊重，维护自身权益应当遵守有关法律、法规的规定。

第四条 处理医疗纠纷，应当遵循公平、公正、及时的原则，实事求是，依法处理。

第五条 县级以上人民政府应当加强对医疗纠纷预防和处理工作的领导、协调，将其纳入社会治安综合治理体系，建立部门分工协作机制，督促部门依法履行职责。

第六条 卫生主管部门负责指导、监督医疗机构做好医疗纠纷的预防和处理工作，引导医患双方依法解决医疗纠纷。

司法行政部门负责指导医疗纠纷人民调解工作。

公安机关依法维护医疗机构治安秩序，查处、打击侵害患者和医务人员合法权益以及扰乱医疗秩序等违法犯罪行为。

财政、民政、保险监督管理等部门和机构按照各自职责做好医疗纠纷预防和处理的有关工作。

第七条 国家建立完善医疗风险分担机制，发挥保险机制在医疗纠纷处理中的第三方赔付和医疗风险社会化分担的作用，鼓励医疗机构参加医疗责任保险，鼓励患者参加医疗意外保险。

第八条 新闻媒体应当加强医疗卫生法律、法规和医疗卫生常识的宣传，引导公众理性对待医疗风险；报道医疗纠纷，应当遵守有关法律、法规的规定，恪守职业道德，做到真实、客观、公正。

第二章　医疗纠纷预防

第九条 医疗机构及其医务人员在诊疗活动中应当以患者为中心，加强人文关怀，严格遵守医疗卫生法律、法规、规章和诊疗相关规范、常规，恪守职业道德。

医疗机构应当对其医务人员进行医疗卫生法律、法规、规章和诊疗相关规范、常规的培训，并加强职业道德教育。

第十条 医疗机构应当制定并实施医疗质量安全管理制度，设置医疗服务质量监控部门或者配备专（兼）职人员，加强对诊断、治疗、护理、药事、检查等工作的规范化管理，优化服务流程，提高服务水平。

医疗机构应当加强医疗风险管理，完善医疗风险的识别、评估和防控措施，定期检查措施落实情况，及时消除隐患。

第十一条 医疗机构应当按照国务院卫生主管部门制定的医疗技术临床应用管理规定，开展与其技术能力相适应的医疗技术服务，保障临床应用安全，降低医疗风险；采用医疗新技术的，应当开展技术评估和伦理审查，确保安全有效、符合伦理。

第十二条　医疗机构应当依照有关法律、法规的规定，严格执行药品、医疗器械、消毒药剂、血液等的进货查验、保管等制度。禁止使用无合格证明文件、过期等不合格的药品、医疗器械、消毒药剂、血液等。

第十三条　医务人员在诊疗活动中应当向患者说明病情和医疗措施。需要实施手术，或者开展临床试验等存在一定危险性、可能产生不良后果的特殊检查、特殊治疗的，医务人员应当及时向患者说明医疗风险、替代医疗方案等情况，并取得其书面同意；在患者处于昏迷等无法自主作出决定的状态或者病情不宜向患者说明等情形下，应当向患者的近亲属说明，并取得其书面同意。

紧急情况下不能取得患者或者其近亲属意见的，经医疗机构负责人或者授权的负责人批准，可以立即实施相应的医疗措施。

第十四条　开展手术、特殊检查、特殊治疗等具有较高医疗风险的诊疗活动，医疗机构应当提前预备应对方案，主动防范突发风险。

第十五条　医疗机构及其医务人员应当按照国务院卫生主管部门的规定，填写并妥善保管病历资料。

因紧急抢救未能及时填写病历的，医务人员应当在抢救结束后6小时内据实补记，并加以注明。

任何单位和个人不得篡改、伪造、隐匿、毁灭或者抢夺病历资料。

第十六条　患者有权查阅、复制其门诊病历、住院志、体温单、医嘱单、化验单（检验报告）、医学影像检查资料、特殊检查同意书、手术同意书、手术及麻醉记录、病理资料、护理记录、医疗费用以及国务院卫生主管部门规定的其他属于病历的全部资料。

患者要求复制病历资料的，医疗机构应当提供复制服务，并在复制的病历资料上加盖证明印记。复制病历资料时，应当有患者或者其近亲属在场。医疗机构应患者的要求为其复制病历资料，可以收取工本费，收费标准应当公开。

患者死亡的，其近亲属可以依照本条例的规定，查阅、复制病历资料。

第十七条　医疗机构应当建立健全医患沟通机制，对患者在诊疗过程中提出的咨询、意见和建议，应当耐心解释、说明，并按照规定进行处理；对患者就诊疗行为提出的疑问，应当及时予以核实、自查，并指定有关人员与患者或者其近亲属沟通，如实说明情况。

第十八条　医疗机构应当建立健全投诉接待制度，设置统一的投诉管理部门或者配备专（兼）职人员，在医疗机构显著位置公布医疗纠纷解决途径、程序和联系方式等，方便患者投诉或者咨询。

第十九条　卫生主管部门应当督促医疗机构落实医疗质量安全管理制度，组织开展医疗质量安全评估，分析医疗质量安全信息，针对发现的风险制定防范措施。

第二十条　患者应当遵守医疗秩序和医疗机构有关就诊、治疗、检查的规定，如实提供与病情有关的信息，配合医务人员开展诊疗活动。

第二十一条 各级人民政府应当加强健康促进与教育工作,普及健康科学知识,提高公众对疾病治疗等医学科学知识的认知水平。

第三章 医疗纠纷处理

第二十二条 发生医疗纠纷,医患双方可以通过下列途径解决:

(一)双方自愿协商;

(二)申请人民调解;

(三)申请行政调解;

(四)向人民法院提起诉讼;

(五)法律、法规规定的其他途径。

第二十三条 发生医疗纠纷,医疗机构应当告知患者或者其近亲属下列事项:

(一)解决医疗纠纷的合法途径;

(二)有关病历资料、现场实物封存和启封的规定;

(三)有关病历资料查阅、复制的规定。

患者死亡的,还应当告知其近亲属有关尸检的规定。

第二十四条 发生医疗纠纷需要封存、启封病历资料的,应当在医患双方在场的情况下进行。封存的病历资料可以是原件,也可以是复印件,由医疗机构保管。病历尚未完成需要封存的,对已完成病历先行封存;病历按照规定完成后,再对后续完成部分进行封存。医疗机构应当对封存的病历开列封存清单,由医患双方签字或者盖章,各执一份。

病历资料封存后医疗纠纷已经解决,或者患者在病历资料封存满3年未再提出解决医疗纠纷要求的,医疗机构可以自行启封。

第二十五条 疑似输液、输血、注射、用药等引起不良后果的,医患双方应当共同对现场实物进行封存、启封,封存的现场实物由医疗机构保管。需要检验的,应当由双方共同委托依法具有检验资格的检验机构进行检验;双方无法共同委托的,由医疗机构所在地县级人民政府卫生主管部门指定。

疑似输血引起不良后果,需要对血液进行封存保留的,医疗机构应当通知提供该血液的血站派员到场。

现场实物封存后医疗纠纷已经解决,或者患者在现场实物封存满3年未再提出解决医疗纠纷要求的,医疗机构可以自行启封。

第二十六条 患者死亡,医患双方对死因有异议的,应当在患者死亡后48小时内进行尸检;具备尸体冰冻条件的,可以延长至7日。尸检应当经死者近亲属同意并签字,拒绝签字的,视为死者近亲属不同意进行尸检。不同意或者拖延尸检,超过规定时间,影响对死因判定的,由不同意或者拖延的一方承担责任。

尸检应当由按照国家有关规定取得相应资格的机构和专业技术人员进行。

医患双方可以委派代表观察尸检过程。

第二十七条 患者在医疗机构内死亡的,尸体应当立即移放太平间或者指定的场所，死者尸体存放时间一般不得超过14日。逾期不处理的尸体，由医疗机构在向所在地县级人民政府卫生主管部门和公安机关报告后，按照规定处理。

第二十八条 发生重大医疗纠纷的，医疗机构应当按照规定向所在地县级以上地方人民政府卫生主管部门报告。卫生主管部门接到报告后，应当及时了解掌握情况，引导医患双方通过合法途径解决纠纷。

第二十九条 医患双方应当依法维护医疗秩序。任何单位和个人不得实施危害患者和医务人员人身安全、扰乱医疗秩序的行为。

医疗纠纷中发生涉嫌违反治安管理行为或者犯罪行为的，医疗机构应当立即向所在地公安机关报案。公安机关应当及时采取措施，依法处置，维护医疗秩序。

第三十条 医患双方选择协商解决医疗纠纷的，应当在专门场所协商，不得影响正常医疗秩序。医患双方人数较多的，应当推举代表进行协商，每方代表人数不超过5人。

协商解决医疗纠纷应当坚持自愿、合法、平等的原则，尊重当事人的权利，尊重客观事实。医患双方应当文明、理性表达意见和要求，不得有违法行为。

协商确定赔付金额应当以事实为依据，防止畸高或者畸低。对分歧较大或者索赔数额较高的医疗纠纷，鼓励医患双方通过人民调解的途径解决。

医患双方经协商达成一致的，应当签署书面和解协议书。

第三十一条 申请医疗纠纷人民调解的，由医患双方共同向医疗纠纷人民调解委员会提出申请；一方申请调解的，医疗纠纷人民调解委员会在征得另一方同意后进行调解。

申请人可以以书面或者口头形式申请调解。书面申请的，申请书应当载明申请人的基本情况、申请调解的争议事项和理由等；口头申请的，医疗纠纷人民调解员应当当场记录申请人的基本情况、申请调解的争议事项和理由等，并经申请人签字确认。

医疗纠纷人民调解委员会获悉医疗机构内发生重大医疗纠纷，可以主动开展工作，引导医患双方申请调解。

当事人已经向人民法院提起诉讼并且已被受理，或者已经申请卫生主管部门调解并且已被受理的，医疗纠纷人民调解委员会不予受理；已经受理的，终止调解。

第三十二条 设立医疗纠纷人民调解委员会，应当遵守《中华人民共和国人民调解法》的规定，并符合本地区实际需要。医疗纠纷人民调解委员会应当自设立之日起30个工作日内向所在地县级以上地方人民政府司法行政部门备案。

医疗纠纷人民调解委员会应当根据具体情况，聘任一定数量的具有医学、法学等专业知识且热心调解工作的人员担任专（兼）职医疗纠纷人民调解员。

医疗纠纷人民调解委员会调解医疗纠纷，不得收取费用。医疗纠纷人民调解工作所需经费按照国务院财政、司法行政部门的有关规定执行。

第三十三条 医疗纠纷人民调解委员会调解医疗纠纷时，可以根据需要咨询专家，并可以从本条例第三十五条规定的专家库中选取专家。

第三十四条 医疗纠纷人民调解委员会调解医疗纠纷，需要进行医疗损害鉴定以明确责任的，由医患双方共同委托医学会或者司法鉴定机构进行鉴定，也可以经医患双方同意，由医疗纠纷人民调解委员会委托鉴定。

医学会或者司法鉴定机构接受委托从事医疗损害鉴定，应当由鉴定事项所涉专业的临床医学、法医学等专业人员进行鉴定；医学会或者司法鉴定机构没有相关专业人员的，应当从本条例第三十五条规定的专家库中抽取相关专业专家进行鉴定。

医学会或者司法鉴定机构开展医疗损害鉴定，应当执行规定的标准和程序，尊重科学，恪守职业道德，对出具的医疗损害鉴定意见负责，不得出具虚假鉴定意见。医疗损害鉴定的具体管理办法由国务院卫生、司法行政部门共同制定。

鉴定费预先向医患双方收取，最终按照责任比例承担。

第三十五条 医疗损害鉴定专家库由设区的市级以上人民政府卫生、司法行政部门共同设立。专家库应当包含医学、法学、法医学等领域的专家。聘请专家进入专家库，不受行政区域的限制。

第三十六条 医学会、司法鉴定机构作出的医疗损害鉴定意见应当载明并详细论述下列内容：

（一）是否存在医疗损害以及损害程度；

（二）是否存在医疗过错；

（三）医疗过错与医疗损害是否存在因果关系；

（四）医疗过错在医疗损害中的责任程度。

第三十七条 咨询专家、鉴定人员有下列情形之一的，应当回避，当事人也可以以口头或者书面形式申请其回避：

（一）是医疗纠纷当事人或者当事人的近亲属；

（二）与医疗纠纷有利害关系；

（三）与医疗纠纷当事人有其他关系，可能影响医疗纠纷公正处理。

第三十八条 医疗纠纷人民调解委员会应当自受理之日起30个工作日内完成调解。需要鉴定的，鉴定时间不计入调解期限。因特殊情况需要延长调解期限的，医疗纠纷人民调解委员会和医患双方可以约定延长调解期限。超过调解期限未达成调解协议的，视为调解不成。

第三十九条 医患双方经人民调解达成一致的，医疗纠纷人民调解委员会应当制作调解协议书。调解协议书经医患双方签字或者盖章，人民调解员签字并加盖医疗纠纷人民调解委员会印章后生效。

达成调解协议的，医疗纠纷人民调解委员会应当告知医患双方可以依法向人民法院申请司法确认。

第四十条 医患双方申请医疗纠纷行政调解的，应当参照本条例第三十一条第一款、第二款的规定向医疗纠纷发生地县级人民政府卫生主管部门提出申请。

卫生主管部门应当自收到申请之日起5个工作日内作出是否受理的决定。当事人已经向人民法院提起诉讼并且已被受理，或者已经申请医疗纠纷人民调解委员会调解并且已被受理的，卫生主管部门不予受理；已经受理的，终止调解。

卫生主管部门应当自受理之日起30个工作日内完成调解。需要鉴定的，鉴定时间不计入调解期限。超过调解期限未达成调解协议的，视为调解不成。

第四十一条 卫生主管部门调解医疗纠纷需要进行专家咨询的，可以从本条例第三十五条规定的专家库中抽取专家；医患双方认为需要进行医疗损害鉴定以明确责任的，参照本条例第三十四条的规定进行鉴定。

医患双方经卫生主管部门调解达成一致的，应当签署调解协议书。

第四十二条 医疗纠纷人民调解委员会及其人民调解员、卫生主管部门及其工作人员应当对医患双方的个人隐私等事项予以保密。

未经医患双方同意，医疗纠纷人民调解委员会、卫生主管部门不得公开进行调解，也不得公开调解协议的内容。

第四十三条 发生医疗纠纷，当事人协商、调解不成的，可以依法向人民法院提起诉讼。当事人也可以直接向人民法院提起诉讼。

第四十四条 发生医疗纠纷，需要赔偿的，赔付金额依照法律的规定确定。

第四章 法律责任

第四十五条 医疗机构篡改、伪造、隐匿、毁灭病历资料的，对直接负责的主管人员和其他直接责任人员，由县级以上人民政府卫生主管部门给予或者责令给予降低岗位等级或者撤职的处分，对有关医务人员责令暂停6个月以上1年以下执业活动；造成严重后果的，对直接负责的主管人员和其他直接责任人员给予或者责令给予开除的处分，对有关医务人员由原发证部门吊销执业证书；构成犯罪的，依法追究刑事责任。

第四十六条 医疗机构将未通过技术评估和伦理审查的医疗新技术应用于临床的，由县级以上人民政府卫生主管部门没收违法所得，并处5万元以上10万元以下罚款，对直接负责的主管人员和其他直接责任人员给予或者责令给予降低岗位等级或者撤职的处分，对有关医务人员责令暂停6个月以上1年以下执业活动；情节严重的，对直接负责的主管人员和其他直接责任人员给予或者责令给予开除的处分，对有关医务人员由原发证部门吊销执业证书；构成犯罪的，依法追究刑事责任。

第四十七条 医疗机构及其医务人员有下列情形之一的，由县级以上人民政府卫生主管部门责令改正，给予警告，并处1万元以上5万元以下罚款；情节严重的，对直接负责的主管人员和其他直接责任人员给予或者责令给予降低岗位等级或者撤职的处分，对有关医务人员可以责令暂停1个月以上6个月以下执业活动；构成犯罪的，依法追究刑事责任：

（一）未按规定制定和实施医疗质量安全管理制度；

（二）未按规定告知患者病情、医疗措施、医疗风险、替代医疗方案等；

（三）开展具有较高医疗风险的诊疗活动，未提前预备应对方案防范突发风险；

（四）未按规定填写、保管病历资料，或者未按规定补记抢救病历；

（五）拒绝为患者提供查阅、复制病历资料服务；

（六）未建立投诉接待制度、设置统一投诉管理部门或者配备专（兼）职人员；

（七）未按规定封存、保管、启封病历资料和现场实物；

（八）未按规定向卫生主管部门报告重大医疗纠纷；

（九）其他未履行本条例规定义务的情形。

第四十八条 医学会、司法鉴定机构出具虚假医疗损害鉴定意见的，由县级以上人民政府卫生、司法行政部门依据职责没收违法所得，并处5万元以上10万元以下罚款，对该医学会、司法鉴定机构和有关鉴定人员责令暂停3个月以上1年以下医疗损害鉴定业务，对直接负责的主管人员和其他直接责任人员给予或者责令给予降低岗位等级或者撤职的处分；情节严重的，该医学会、司法鉴定机构和有关鉴定人员5年内不得从事医疗损害鉴定业务或者撤销登记，对直接负责的主管人员和其他直接责任人员给予或者责令给予开除的处分；构成犯罪的，依法追究刑事责任。

第四十九条 尸检机构出具虚假尸检报告的，由县级以上人民政府卫生、司法行政部门依据职责没收违法所得，并处5万元以上10万元以下罚款，对该尸检机构和有关尸检专业技术人员责令暂停3个月以上1年以下尸检业务，对直接负责的主管人员和其他直接责任人员给予或者责令给予降低岗位等级或者撤职的处分；情节严重的，撤销该尸检机构和有关尸检专业技术人员的尸检资格，对直接负责的主管人员和其他直接责任人员给予或者责令给予开除的处分；构成犯罪的，依法追究刑事责任。

第五十条 医疗纠纷人民调解员有下列行为之一的，由医疗纠纷人民调解委员会给予批评教育、责令改正；情节严重的，依法予以解聘：

（一）偏袒一方当事人；

（二）侮辱当事人；

（三）索取、收受财物或者牟取其他不正当利益；

（四）泄露医患双方个人隐私等事项。

第五十一条 新闻媒体编造、散布虚假医疗纠纷信息的，由有关主管部门依法给予处罚；给公民、法人或者其他组织的合法权益造成损害的，依法承担消除影响、恢复名誉、赔偿损失、赔礼道歉等民事责任。

第五十二条 县级以上人民政府卫生主管部门和其他有关部门及其工作人员在医疗纠纷预防和处理工作中，不履行职责或者滥用职权、玩忽职守、徇私舞弊的，由上级人民政府卫生等有关部门或者监察机关责令改正；依法对直接负责的主管人员和其他直接责任人员给予处分；构成犯罪的，依法追究刑事责任。

第五十三条 医患双方在医疗纠纷处理中，造成人身、财产或者其他损害的，依法承担民事责任；构成违反治安管理行为的，由公安机关依法给予治安管理处罚；构成犯罪的，依法追究刑事责任。

第五章 附 则

第五十四条 军队医疗机构的医疗纠纷预防和处理办法，由中央军委机关有关部门会同国务院卫生主管部门依据本条例制定。

第五十五条 对诊疗活动中医疗事故的行政调查处理，依照《医疗事故处理条例》的相关规定执行。

第五十六条 本条例自2018年10月1日起施行。

四、医疗机构管理条例

（1994年2月26日中华人民共和国国务院令第149号发布，根据2016年2月6日《国务院关于修改部分行政法规的决定》第一次修订，根据2022年3月29日《国务院关于修改和废止部分行政法规的决定》第二次修订）

第一章 总 则

第一条 为了加强对医疗机构的管理，促进医疗卫生事业的发展，保障公民健康，制定本条例。

第二条 本条例适用于从事疾病诊断、治疗活动的医院、卫生院、疗养院、门诊部、诊所、卫生所(室)以及急救站等医疗机构。

第三条 医疗机构以救死扶伤，防病治病，为公民的健康服务为宗旨。

第四条 国家扶持医疗机构的发展，鼓励多种形式兴办医疗机构。

第五条 国务院卫生行政部门负责全国医疗机构的监督管理工作。

县级以上地方人民政府卫生行政部门负责本行政区域内医疗机构的监督管理工作。

中国人民解放军卫生主管部门依照本条例和国家有关规定，对军队的医疗机构实施监督管理。

第二章 规划布局和设置审批

第六条 县级以上地方人民政府卫生行政部门应当根据本行政区域内的人口、医疗资源、医疗需求和现有医疗机构的分布状况，制定本行政区域医疗机构设置规划。

机关、企业和事业单位可以根据需要设置医疗机构，并纳入当地医疗机构的设置规划。

第七条 县级以上地方人民政府应当把医疗机构设置规划纳入当地的区域卫生发展规划和城乡建设发展总体规划。

第八条 设置医疗机构应当符合医疗机构设置规划和医疗机构基本标准。

医疗机构基本标准由国务院卫生行政部门制定。

第九条 单位或者个人设置医疗机构，按照国务院的规定应当办理设置医疗机构批准书的，应当经县级以上地方人民政府卫生行政部门审查批准，并取得设置医疗机构批准书。

第十条 申请设置医疗机构，应当提交下列文件：

（一）设置申请书；

（二）设置可行性研究报告；

(三)选址报告和建筑设计平面图。

第十一条　单位或者个人设置医疗机构,应当按照以下规定提出设置申请:

(一)不设床位或者床位不满100张的医疗机构,向所在地的县级人民政府卫生行政部门申请;

(二)床位在100张以上的医疗机构和专科医院按照省级人民政府卫生行政部门的规定申请。

第十二条　县级以上地方人民政府卫生行政部门应当自受理设置申请之日起30日内,作出批准或者不批准的书面答复;批准设置的,发给设置医疗机构批准书。

第十三条　国家统一规划的医疗机构的设置,由国务院卫生行政部门决定。

第三章　登　记

第十四条　医疗机构执业,必须进行登记,领取《医疗机构执业许可证》;诊所按照国务院卫生行政部门的规定向所在地的县级人民政府卫生行政部门备案后,可以执业。

第十五条　申请医疗机构执业登记,应当具备下列条件:

(一)按照规定应当办理设置医疗机构批准书的,已取得设置医疗机构批准书;

(二)符合医疗机构的基本标准;

(三)有适合的名称、组织机构和场所;

(四)有与其开展的业务相适应的经费、设施、设备和专业卫生技术人员;

(五)有相应的规章制度;

(六)能够独立承担民事责任。

第十六条　医疗机构的执业登记,由批准其设置的人民政府卫生行政部门办理;不需要办理设置医疗机构批准书的医疗机构的执业登记,由所在地的县级以上地方人民政府卫生行政部门办理。

按照本条例第十三条规定设置的医疗机构的执业登记,由所在地的省、自治区、直辖市人民政府卫生行政部门办理。

机关、企业和事业单位设置的为内部职工服务的门诊部、卫生所(室)、诊所的执业登记或者备案,由所在地的县级人民政府卫生行政部门办理。

第十七条　医疗机构执业登记的主要事项:

(一)名称、地址、主要负责人;

(二)所有制形式;

(三)诊疗科目、床位;

(四)注册资金。

第十八条　县级以上地方人民政府卫生行政部门自受理执业登记申请之日起45日内,根据本条例和医疗机构基本标准进行审核。审核合格的,予以登记,发给《医疗机构执业许可证》;审核不合格的,将审核结果以书面形式通知申请人。

第十九条　医疗机构改变名称、场所、主要负责人、诊疗科目、床位,必须向原登记机关办理变更登记或者向原备案机关备案。

第二十条 医疗机构歇业，必须向原登记机关办理注销登记或者向原备案机关备案。经登记机关核准后，收缴《医疗机构执业许可证》。

医疗机构非因改建、扩建、迁建原因停业超过1年的，视为歇业。

第二十一条 床位不满100张的医疗机构，其《医疗机构执业许可证》每年校验1次；床位在100张以上的医疗机构，其《医疗机构执业许可证》每3年校验1次。校验由原登记机关办理。

第二十二条 《医疗机构执业许可证》不得伪造、涂改、出卖、转让、出借。

《医疗机构执业许可证》遗失的，应当及时申明，并向原登记机关申请补发。

第四章 执 业

第二十三条 任何单位或者个人，未取得《医疗机构执业许可证》或者未经备案，不得开展诊疗活动。

第二十四条 医疗机构执业，必须遵守有关法律、法规和医疗技术规范。

第二十五条 医疗机构必须将《医疗机构执业许可证》诊疗科目、诊疗时间和收费标准悬挂于明显处所。

第二十六条 医疗机构必须按照核准登记或者备案的诊疗科目开展诊疗活动。

第二十七条 医疗机构不得使用非卫生技术人员从事医疗卫生技术工作。

第二十八条 医疗机构应当加强对医务人员的医德教育。

第二十九条 医疗机构工作人员上岗工作，必须佩带载有本人姓名、职务或者职称的标牌。

第三十条 医疗机构对危重患者应当立即抢救。对限于设备或者技术条件不能诊治的患者，应当及时转诊。

第三十一条 未经医师（士）亲自诊查患者，医疗机构不得出具疾病诊断书、健康证明书或者死亡证明书等证明文件；未经医师（士）、助产人员亲自接产，医疗机构不得出具出生证明书或者死产报告书。

第三十二条 医务人员在诊疗活动中应当向患者说明病情和医疗措施。需要实施手术、特殊检查、特殊治疗的，医务人员应当及时向患者具体说明医疗风险、替代医疗方案等情况，并取得其明确同意；不能或者不宜向患者说明的，应当向患者的近亲属说明，并取得其明确同意。因抢救生命垂危的患者等紧急情况，不能取得患者或者其近亲属意见的，经医疗机构负责人或者授权的负责人批准，可以立即实施相应的医疗措施。

第三十三条 医疗机构发生医疗事故，按照国家有关规定处理。

第三十四条 医疗机构对传染病、精神病、职业病等患者的特殊诊治和处理，应当按照国家有关法律、法规的规定办理。

第三十五条 医疗机构必须按照有关药品管理的法律、法规，加强药品管理。

第三十六条 医疗机构必须按照人民政府或者物价部门的有关规定收取医疗费用，详列细项，并出具收据。

第三十七条 医疗机构必须承担相应的预防保健工作,承担县级以上人民政府卫生行政部门委托的支援农村、指导基层医疗卫生工作等任务。

第三十八条 发生重大灾害、事故、疾病流行或者其他意外情况时,医疗机构及其卫生技术人员必须服从县级以上人民政府卫生行政部门的调遣。

第五章 监督管理

第三十九条 县级以上人民政府卫生行政部门行使下列监督管理职权:

(一)负责医疗机构的设置审批、执业登记、备案和校验;

(二)对医疗机构的执业活动进行检查指导;

(三)负责组织对医疗机构的评审;

(四)对违反本条例的行为给予处罚。

第四十条 国家实行医疗机构评审制度,由专家组成的评审委员会按照医疗机构评审办法和评审标准,对医疗机构的执业活动、医疗服务质量等进行综合评价。

医疗机构评审办法和评审标准由国务院卫生行政部门制定。

第四十一条 县级以上地方人民政府卫生行政部门负责组织本行政区域医疗机构评审委员会。

医疗机构评审委员会由医院管理、医学教育、医疗、医技、护理和财务等有关专家组成。评审委员会成员由县级以上地方人民政府卫生行政部门聘任。

第四十二条 县级以上地方人民政府卫生行政部门根据评审委员会的评审意见,对达到评审标准的医疗机构,发给评审合格证书;对未达到评审标准的医疗机构,提出处理意见。

第六章 罚 则

第四十三条 违反本条例第二十三条规定,未取得《医疗机构执业许可证》擅自执业的,依照《中华人民共和国基本医疗卫生与健康促进法》的规定予以处罚。

违反本条例第二十三条规定,诊所未经备案执业的,由县级以上人民政府卫生行政部门责令其改正,没收违法所得,并处3万元以下罚款;拒不改正的,责令其停止执业活动。

第四十四条 违反本条例第二十一条规定,逾期不校验《医疗机构执业许可证》仍从事诊疗活动的,由县级以上人民政府卫生行政部门责令其限期补办校验手续;拒不校验的,吊销其《医疗机构执业许可证》。

第四十五条 违反本条例第二十二条规定,出卖、转让、出借《医疗机构执业许可证》的,依照《中华人民共和国基本医疗卫生与健康促进法》的规定予以处罚。

第四十六条 违反本条例第二十六条规定,诊疗活动超出登记或者备案范围的,由县级以上人民政府卫生行政部门予以警告、责令其改正,没收违法所得,并可以根据情节处以1万元以上10万元以下的罚款;情节严重的,吊销其《医疗机构执业许可证》或者责令其停止执业活动。

第四十七条　违反本条例第二十七条规定，使用非卫生技术人员从事医疗卫生技术工作的，由县级以上人民政府卫生行政部门责令其限期改正，并可以处以1万元以上10万元以下的罚款；情节严重的，吊销其《医疗机构执业许可证》或者责令其停止执业活动。

第四十八条　违反本条例第三十一条规定，出具虚假证明文件的，由县级以上人民政府卫生行政部门予以警告；对造成危害后果的，可以处以1万元以上10万元以下的罚款；对直接责任人员由所在单位或者上级机关给予行政处分。

第四十九条　没收的财物和罚款全部上交国库。

第五十条　当事人对行政处罚决定不服的，可以依照国家法律、法规的规定申请行政复议或者提起行政诉讼。当事人对罚款及没收药品、器械的处罚决定未在法定期限内申请复议或者提起诉讼又不履行的，县级以上人民政府卫生行政部门可以申请人民法院强制执行。

第七章　附　则

第五十一条　本条例实施前已经执业的医疗机构，应当在条例实施后的6个月内，按照本条例第三章的规定，补办登记手续，领取《医疗机构执业许可证》。

第五十二条　外国人在中华人民共和国境内开设医疗机构及香港、澳门、台湾居民在内地开设医疗机构的管理办法，由国务院卫生行政部门另行制定。

第五十三条　本条例自1994年9月1日起施行。1951年政务院批准发布的《医院诊所管理暂行条例》同时废止。

五、中华人民共和国民法典（医疗部分）

（2020年5月28日第十三届全国人民代表大会第三次会议通过，自2021年1月1日起施行）

第六章　医疗损害责任

第一千二百一十八条　患者在诊疗活动中受到损害，医疗机构或者其医务人员有过错的，由医疗机构承担赔偿责任。

第一千二百一十九条　医务人员在诊疗活动中应当向患者说明病情和医疗措施。需要实施手术、特殊检查、特殊治疗的，医务人员应当及时向患者具体说明医疗风险、替代医疗方案等情况，并取得其明确同意；不能或者不宜向患者说明的，应当向患者的近亲属说明，并取得其明确同意。

医务人员未尽到前款义务，造成患者损害的，医疗机构应当承担赔偿责任。

第一千二百二十条　因抢救生命垂危的患者等紧急情况，不能取得患者或者其近亲属意见的，经医疗机构负责人或者授权的负责人批准，可以立即实施相应的医疗措施。

第一千二百二十一条　医务人员在诊疗活动中未尽到与当时的医疗水平相应的诊疗义务，造成患者损害的，医疗机构应当承担赔偿责任。

第一千二百二十二条 患者在诊疗活动中受到损害，有下列情形之一的，推定医疗机构有过错：

（一）违反法律、行政法规、规章以及其他有关诊疗规范的规定；

（二）隐匿或者拒绝提供与纠纷有关的病历资料；

（三）遗失、伪造、篡改或者违法销毁病历资料。

第一千二百二十三条 因药品、消毒产品、医疗器械的缺陷，或者输入不合格的血液造成患者损害的，患者可以向药品上市许可持有人、生产者、血液提供机构请求赔偿，也可以向医疗机构请求赔偿。患者向医疗机构请求赔偿的，医疗机构赔偿后，有权向负有责任的药品上市许可持有人、生产者、血液提供机构追偿。

第一千二百二十四条 患者在诊疗活动中受到损害，有下列情形之一的，医疗机构不承担赔偿责任：

（一）患者或者其近亲属不配合医疗机构进行符合诊疗规范的诊疗；

（二）医务人员在抢救生命垂危的患者等紧急情况下已经尽到合理诊疗义务；

（三）限于当时的医疗水平难以诊疗。

前款第一项情形中，医疗机构或者其医务人员也有过错的，应当承担相应的赔偿责任。

第一千二百二十五条 医疗机构及其医务人员应当按照规定填写并妥善保管住院志、医嘱单、检验报告、手术及麻醉记录、病理资料、护理记录等病历资料。

患者要求查阅、复制前款规定的病历资料的，医疗机构应当及时提供。

第一千二百二十六条 医疗机构及其医务人员应当对患者的隐私和个人信息保密。泄露患者的隐私和个人信息，或者未经患者同意公开其病历资料的，应当承担侵权责任。

第一千二百二十七条 医疗机构及其医务人员不得违反诊疗规范实施不必要的检查。

第一千二百二十八条 医疗机构及其医务人员的合法权益受法律保护。

干扰医疗秩序，妨碍医务人员工作、生活，侵害医务人员合法权益的，应当依法承担法律责任。

参考文献

[1] 周毅.人际交往与医患沟通[M].北京:人民卫生出版社,2017.
[2] 辛勇.大学生心理健康教育[M].北京:科学出版社,2017.
[3] 罗伯特·费尔德曼.发展心理学(第六版)[M].苏彦捷、邹丹等译.北京:世界图书出版公司,2013.
[4] 丹尼尔·格尔曼.情商[M].杨春晓译.北京:中信出版集团,2018.
[5] 王锦帆.医患沟通(第二版)[M].北京:人民卫生出版社,2018.
[6] 王保捷.法医学(第七版)[M].北京:人民卫生出版社,2018.
[7] 覃鑫渊,代玉启."内卷""佛系"到"躺平"——从社会心态变迁看青年奋斗精神培育[J].中国青年研究,2022(02):5-13.